沈不安 著

《伤寒论》

学术思想阐释

甘肃文化出版社

甘肃·兰州

图书在版编目（CIP）数据

《伤寒论》学术思想阐释 / 沈丕安著. -- 兰州：
甘肃文化出版社，2024.6
ISBN 978-7-5490-2914-3

Ⅰ. ①伤… Ⅱ. ①沈… Ⅲ. ①《伤寒论》－研究
Ⅳ. ①R222.29

中国国家版本馆CIP数据核字(2024)第072986号

《伤寒论》学术思想阐释
《SHANGHANLUN》XUESHU SIXIANG CHANSHI

沈丕安 ｜ 著

责任编辑 ｜ 周桂珍
封面设计 ｜ 史春燕

出版发行 ｜ 甘肃文化出版社
网　　址 ｜ http://www.gswenhua.cn
投稿邮箱 ｜ gswenhuapress@163.com
地　　址 ｜ 兰州市城关区曹家巷1号｜730030(邮编)

营销中心 ｜ 贾　莉　王　俊
电　　话 ｜ 0931-2131306

印　　刷 ｜ 甘肃浩天印刷有限公司
开　　本 ｜ 710毫米×1092毫米　1/16
字　　数 ｜ 244千
印　　张 ｜ 16.25
版　　次 ｜ 2024年6月第1版
印　　次 ｜ 2024年6月第1次
书　　号 ｜ ISBN 978-7-5490-2914-3
定　　价 ｜ 88.00元

序

　　中医中药发展源远流长，自神农尝百草的传说起，至今已有五千年之久。《史记·扁鹊仓公列传》就记载了仓公的许多医案和医话，书中使用针灸和中草药治病，救活了许多危重病人。这是世界上最早的病史记录。

　　《黄帝内经》（简称《内经》）与《神农本草经》奠定了我国系统的医学理论和中药治病的基础。自此以后，针灸与中药并列成为中医的两大治病方法。这反映了我国的医学水平在汉朝时就已经达到了很高的水平。

　　汉朝末年，三国战乱，民不聊生，疾病丛生，尤其是流行病的死亡率很高。《伤寒论》原序说："建安纪年以来，犹未十稔，其死亡者，三分有二，伤寒十居其七。"张仲景就生活在那个时代。于是他放弃了长沙太守的官职，使用中药治病救人，并将自己的治病经验总结为医学理论，编著了《伤寒杂病论》一书，后世将其分为《伤寒论》和《金匮要略》两部分。

　　《伤寒论》是我国第一部临床医学著作，并且是我国第一部以中药复方治病的著作，张仲景最先创立了伤寒热病理论，用以治疗感染性疾病之发热。自《伤寒论》113方以后，中药复方治病成为中医治病的主流。《伤寒论》既是第一部内科学著作，又是第一部系统性的方剂学著作，指导中医临床近两千年，历朝历代医家都非常重视它。因张仲景对中医学的贡献至关重要，后世尊称他为"医圣"。

　　自宋朝成无己《注解伤寒论》起，直至今日，注解诠释《伤寒论》者据说有300多家。那么还有必要阐释吗？俱往矣，一个时代有一个时代的理解和认识水平。笔者生活在21世纪，只有中医药一门医学的时代早已经过去。现今是西医与中医，西药学与中药学并存的时代，而且西医学的应用广度和深度远远大于中医学，因为全世界都在研究和推广西医学，而中医是"孤军奋战"，力量薄弱。中医必须面对这样的现实处境以谋求发展。

前辈的阐释大多是以方剂为纲,以方论证,如麻黄汤证、桂枝汤证等。这种倒过来的阐释方法比较容易编写,但这并不符合《伤寒论》辨证论治的方法,何况笔者在编写的过程中发现前辈的一些阐释是错的,而且错误不止一处,如五苓散证,有人竟然编了一个《伤寒论》上并不存在的蓄水证病名。古今病名可以变化,但《伤寒论》的内容只可以阐释,绝不可以更改,更不可以编造杜撰。

《伤寒论》是一千八百余年前的著作,我国的语言文字已经发生了许多变化。民国初年已经将文言文改成了白话文。因而阐释古代的医学著作,必须要有四个基础,即古文理解基础、医学理论基础、中医临床基础、写作表达基础,四者缺一不可,否则就可能会出错。对于《伤寒论》的内容,我们必须跟上时代,结合时代的特点,采用现代观点重新认识并重新阐释它。

《伤寒论》第一章的题目为辨太阳病脉证并治,六经每一章节都是如此,开创了中医辨病论治、辨证论治与辨脉论治三者相结合的理论。有一些中医强调辨证论治是中医的,辨病论治是西医的,说明他们没有读懂《伤寒论》。

《伤寒论》三阳病、三阴病六经辨证传承了《黄帝内经》的理论。什么是三阳病和三阴病? 很不容易理解,也难以解释清楚。因此,唐朝以后的中医书上,除了一些专门解释《伤寒论》的著作以外,有的只是从历史的角度提出这一说法,并不予以展开来讲,或者只保留了六经病的名称,在无形之中将六经辨证理论淡化了。《伤寒论》六经病中的许多具体病名,绝大多数在《黄帝内经》中都有记载。《伤寒论》113个方剂,被称为经方,绝大多数为后世各家、温病学说和时方学派所传承,并在此基础上有所创新。

记得1956年9月笔者进入上海中医学院(现上海中医药大学)读书时,第一学期就学习了《伤寒论》,也曾背过许多条文。那时像小和尚念经一样,有口无心,囫囵吞枣,并不理解,过后大多数条文都忘了,仅仅记住了少许条文和一些重要的方剂。现今阐释《伤寒论》,重新阅读时却记忆犹新。从事了一辈子中医,从年轻时学习《伤寒论》开始,到晚年时阐释《伤寒论》结束,也算是一种巧合吧。

笔者是从事风湿病免疫病临床治疗的。风湿病是《金匮要略》上提出来的病名。但中医没有免疫病的概念,更没有免疫理论。许多自身免疫病自古以来中医没有记载，也没有治疗方法。笔者于2006年出版了一部《现代中医免疫病学》的著作，许多内容传承了古代中医的经典理论和历代的中医著作，并在免疫病中医理论和中医治疗方面提出个人的见解和一系列创新的方剂，后被英国人发现，翻译成了英文在伦敦出版，中文翻译名为《沈氏免疫病中医治疗学》。中医学术性著作第一次被西方发达国家接受、认可和传播。笔者先后被邀请去了美国旧金山、英国伦敦和德国慕尼黑讲学和会诊。他们说中国的西医学是他们传授的，中国最早的西医师是他们培养的，医学水平最高超不过他们，但中医学是你们中国的，现今由中国的中医师传授给我们，用以治疗西医西药解决不了的疾病，包括风湿病、免疫病等。德国两位医学专家于2018年3月来上海跟随笔者在门诊抄方。笔者被美国、英国、德国的医学专家称为免疫病中医治疗学的创始人、奠基人，说明中医免疫病的临床治疗在国际上已经被认可。

我国中医发展史主要包括两大阶段。第一阶段，汉朝后期产生了中医伤寒学说、经方学派，主要治疗感染性发热疾病和内科疾病。第二阶段，明清时期产生了中医温病学说、时方学派，以治疗流行性传染病和各种内科疾病。笔者引进了现代西医的免疫学说，主要以中医中药为主治疗自身免疫性疾病。笔者2018年出版了《风湿病免疫病学术思想与临床》，系统性地阐述了笔者的学术思想，创制了一系列新型方剂。至于是否能够形成中医风湿免疫理论为中医界所公认，尚需时间的考验和广泛的传播。

总结笔者的成就，第一是出版了22部著作，可分为四类，每一类举两三部著作。一是阐释中医的经典著作，有《〈黄帝内经〉学术思想阐释》和《中医新思想》等。二是有关风湿病免疫病方面的著作，有《红斑狼疮中医临床研究》《类风湿关节炎中医临床诊疗》《现代中医免疫病学》等。三是中医科普著作，有《虚弱的药补与食补》《五高五低与健康长寿》《科普新说》等。四是中草药著作，有《中药药理与临床运用》《中药不良反应》等，为普及中医中药知识做出了贡献。第二是录制音像制品100集，并出版光盘，在国内100多家、国外10多家电视台播放，为普及中医中药知识做出了努力。第三是开发产品多，有茶类、酒类、药膳食疗类、保健品类、制剂类、新药类；治疗脂肪肝的舒肝脂胶囊，目前正在做新药开发三期临床试验；治疗男性病的宗筋酒，正在多家医院做临床试验。第四是获奖多，曾获得各种一等奖、二等奖、三等奖、科普奖、著作奖。这是政府和人民给予我的鼓励，我必须要回报人民。

笔者是一个一辈子默默无闻、勤勤恳恳从事临床医疗工作的中医工作者。由于我勤于写作、勤于讲课、勤于研究，因此在中医风湿病界和民间有了一定的影响力。笔者已经到了晚年，除了延年益寿以外，已别无他求，早就把人生看淡。向张仲景、孙思邈、李时珍、叶天士和吴鞠通等先贤学习，像古人那样，不求名、不求利、不求功，为中医中药事业奉献一辈子是我的追求。

沈丕安

目 录

第一章　总论

第一节　《内经》六气致病理论与六经辨证理论

张仲景在传承《内经》的基础上,对于外感病证的辨证和治疗做出了创新性的发展,伤寒成为一门系统的辨病论治和辨证论治理论。

一、《内经》最先提出六气感邪致病发热理论

(一)《内经》的论述

1.人体会适应气候的变化

《内经》是《黄帝内经》的简称,包含《素问》和《灵枢》二书,是我国第一部医学著作。

《内经》最先提出了外感六气致病理论。六气为风、寒、暑、湿、燥、火。六气是自然现象,存在于天地之中,人体之外。人体被风吹了、被火烤了,在一定程度上会感到舒适,潮湿、干燥、寒冷、暑热怎么才会致病呢? 人体会适应四季气候的变化,一般情况下,六气都不会致病。

2.六气发生了变异才会致病

《内经》进一步提出,只有在特殊情况下,五运六气太过或不及,六气的性质发生了变异,变成了非正常之气,或者是六气自身感受了邪气,变成了六邪、六淫,变成了致病的邪气,侵害了体表或五脏六腑才会致病。说明在环境发生重大变异时,人体来不及适应外界天气变化才会受邪而致病,并非五运六气直接致病。这就回答了笔者年轻时学习《伤寒论》的疑问,有些人受到了一点风寒怎么就会生病呢? 老师说人体缺乏抵抗力,这是人体方面的问题,而不是六气方面的问题。他们没有直接答复,笔者学习了《内经》才明白。

《素问·至真要大论》:"夫百病之生也,皆生于风寒暑湿燥火,以之化之变也。"

《素问·六元正纪大论》:"帝曰:请问其所谓也?岐伯曰:五常之气,太过不及,其发异也。帝曰:愿卒闻之。岐伯曰:太过者暴,不及者徐。暴者为病甚,徐者为病持。"

王冰注:"持,谓相执持也。"

3.主要是风寒之邪,病变是发热

六气变化是《内经》论述的内容。《内经》提出,六气发生变异,便成了含邪含毒之气,容易侵害人体而致病;或者人体由于种种原因,身体变得衰弱,经不起六气的侵袭而致病,俗称弱不禁风。其主要表现是发热以及其他一系列的病变。六气变化,伤于风寒暑湿燥火都能够致病。其中以伤于风邪、寒邪致病而发热最为常见,成为外感实热证,因而在汉朝末年引起张仲景的重视而著述《伤寒论》。

《素问·至真要大论》:"风淫所胜……民病洒洒振寒。"

《素问·气交变大论》:"岁木太过,风气流行,脾土受邪。民病飧泄食减……""岁火太过,炎暑流行,肺金受邪。民病疟……""岁土太过,雨湿流行,肾水受邪。民病腹痛清厥……""岁金太过,燥气流行,肝木受邪。民病两胁下少腹痛……""岁水太过,寒气流行,邪害心火。民病身热烦心躁悸……"

(二)《内经》专论发热

1.外感发热计有12篇

《内经》专论发热类疾病计有8篇,《素问》有热论篇、刺热篇、评热病论、逆调论、水热穴论,计5篇;《灵枢》有寒热病、热病、寒热,计3篇。专论疟病发热的有2篇;附篇专论疫病发热的有2篇,为刺法论、本病论。分散在各论各篇中的论及发热的非常多,难以统计。这些论述的发热都是外感发热疾病。

2.提出内伤发热和劳倦发热

《内经》提出,饮食、痰饮、水液、气血、积聚等,滞留于体内,不能流通,成为致病的邪气,体内发生了病变而发热,化毒而发热,成为内伤实热证。此外,《内经》还提出劳倦内伤,也可以致人体发热而患热病。

3.这是一种理论的假设

六气致病是一种理论的假设。六气必须受邪后变成有毒有害的邪气才能致病。中国人的这一假设,直到英国人发明了显微镜,发现了细菌,以后又发现了病毒,环境中的微生物致病理论才得到证实。

二、《内经》最先提出伤寒六经辨病辨证理论

六经理论与伤寒六经辨病辨证理论都是最先由《内经》提出来的。《内经》提出发热皆是伤寒之类。寒邪从太阳经侵入,一日一经,由表入里,第六日到达厥阴,因而第六七日可能会病愈,也可能会死亡。如第二次感于寒邪,则必然难免于死亡。《内经》还提出病伤寒后,春天可发生温病,夏天可发生暑病。《内经》伤寒发热的治疗方法是针灸,没有提出中草药的治疗方法。

《素问·热论》:"今夫热病者,皆伤寒之类也,或愈或死,其死皆以六七日之间,其愈皆以十日以上者,何也?""人之伤于寒也,则为病热,热虽甚不死,其两感于寒而病者,必不免于死。"

《素问·热论》:"伤寒一日,巨阳受之,以其经脉头项循腰脊,故头项痛,腰脊强。二日,阳明受之,阳明主肌肉,其脉夹鼻络于目,故身热目痛而鼻干,不得卧也。三日,少阳受之,少阳主胆,其脉循胁络于耳,故胸胁痛而耳聋。三阳经络皆受其病,而未入于腑者,故可汗而已。四日,太阴受之……五日,少阴受之……六日,厥阴受之……"

《素问·热论》:"阳明者,十二经脉之长也,其血气盛……凡病伤寒而成温者,先夏至日为病温,后夏至日为病暑。"

三、《内经》三阴三阳的字义解释

《伤寒论》提出六经病,六经和六经病是什么意思?

(一)六经阴阳之气的盛少

1.太阳、阳明、少阳、厥阴是经气正气的盛少

《内经》六经为手足十二条经脉。经脉有经气脉气,阳经为阳气、阴经为阴气在经脉中循行。这是经络学说的内容。发热疾病分六经辨病辨证,这也是《内经》提出来的。十二经脉为什么取名为太阳、阳明、少阳、太阴、少阴、厥阴?唐朝

王冰做出了回答。

三阳之太阳、阳明、少阳,三阴之太阴、少阴、厥阴是什么意思?究竟阳气阴气哪个盛哪个少?王冰据《内经》的内容做出了注解,提出太阳为阳气盛大,阳气最盛;阳明为两阳合明,阳气最明而温热。少阳阳气未盛而较少,说明三阳之中太阳之阳气最盛,少阳之阳气最少,阳明为阳气最明而最热,这既是指一日之中气温的变化,也是指人体的经气正气和体温的变化。太阴之阴气最盛,少阴之阴气较少,厥阴之阴气已尽,这也是指人的经气正气。厥为尽之意。

2.关于一阳、二阳、三阳

《内经》提出一阳为少阳,二阳为阳明,三阳为太阳。有人解释一阳、二阳、三阳是表示阳气的盛少。为什么二阳为阳明?有人解释这是手足阳明,有人解释这是左右阳明,那么一阳、三阳也有左右手足,就不好解释。王冰阳气盛少之解释较为合理。

《素问·至真要大论》:"帝曰:阳明何谓也?岐伯曰:两阳合明也。帝曰:厥阴何也?岐伯曰:两阴交尽也。"

《素问·阴阳类论》:"所谓三阳者,太阳也……所谓二阳者,阳明也……一阳者,少阳也。"

3.太阳、阳明、少阳、厥阴是指寒邪的病气盛少

在《灵枢》上有一段"故足之十二经脉,以应十二月……手之十指,以应十日",对于三阴三阳与日月均有相应的论述。其中提出两阳合于前为阳明,两火并合为阳明,因而阳明火邪最盛,病气最盛,发热则最高。两阴交尽为厥阴,厥阴则病气最为寒冷。阴尽则阳始,阴阳胜复,并有寒热错杂。太阳、太阴、少阳、少阴为阴阳病寒气之盛少。太阳病较少阳病的寒邪少而阳气盛,少阴病较太阴病之寒邪重,阴之正气少而寒冷。

《灵枢·阴阳系日月》:"故足之十二经脉,以应十二月。月生于水,故在下者为阴。手之十指,以应十日,日主火,故在上者为阳。黄帝曰:合之于脉奈何……辰者三月,主左足之阳明;巳者四月,主右足之阳明,此两阳合于前,故曰阳明……戌者九月,主右足之厥阴;亥者十月,主左足之厥阴,此两阴交尽,故曰

厥阴……丙主左手之阳明，丁主右手之阳明，此两火并合，故为阳明。"

4.笔者的认识

手足三阳三阴十二经脉是《内经》提出的经络理论。三阳病三阴病是《内经》提出的病变理论。《伤寒论》的三阳病三阴病及其治疗方药是张仲景提出的辨病论治辨证论治理论。

张仲景在传承《内经》理论的基础上，结合丰富的临床经验，做出了创新性的发展。《伤寒论》三阳病论述的是感染性发热疾病及其一系列临床表现和并发症，并分为经证和腑证两类。三阴病论述的是感染性腹泻疾病的临床表现及其严重并发症。张仲景对此都提出了相应的治疗方药。

将六经经脉阴阳二气的盛少理论，运用于疾病状态时阴阳二气的盛少病情分析，而判断寒邪入侵部位的浅深，病之轻重缓急，这是《伤寒论》的理论基础。

伤寒太阳病发热，并有恶风、恶寒症状；阳明病是大热，热度最高；少阳病寒热往来。这三阳之气应是指病气。太阳病病气初起最轻。阳明病阳气最盛，病气最盛。少阳病病气寒热最为错杂。三阴病也是如此，太阴病病气最轻，少阴病病气最重，厥阴病病气最为复杂。因此，三阴病三阳病难以采用阴阳之气的多少和盛衰来进行衡量分析，很难讲得清楚。后世三阴病三阳病的概念就逐渐淡出了临床。

笔者认为三阳病和三阴病是一种分类方法，是古代中医对于疾病认识的一个阶段，张仲景将临床疾病诊治与《内经》的三阴三阳理论相结合。对于疾病认识水平从感性认识阶段提高到理性认识阶段，既有实践，又有理论，反映了那个时代的医学知识的最高水平。

四、《内经》提出传经理论

关于病邪侵入人体的途径，《内经》提出由皮毛而入，明清时期提出由口鼻而入。现代来看，病邪究竟能否从皮毛侵入？只有感染性皮肤病是从皮毛而入的。皮肤为人体的防御器官，具有免疫功能。如果皮肤破损，能发生创口感染，成为脓疡。细菌、病毒就会从创口之脓疡向内传入，顺着皮肤肌肉血管逐渐深入，成为菌血症，或并发内脏感染，中医称之为疔疮走黄。如果皮肤没有破损，在绝大多数情况下是不会发生感染的,由于六经传变理论是《内经》提出来的重要理论,而且临床上中医也是按照这一理论进行治疗的,因此必须予以系统的阐述。至于叶天士等人提出的外感从口鼻而入的观点是正确的,这是后世中医的发展。

(一)传入传变

传有传送、传递、传输的意思,传入有输入、输送的意思。

1.外邪由孙脉、络脉、经脉传入腑脏

《内经》提出外邪从皮毛而入,留而不去,向内传入孙脉,再传入络脉,留而不去,再传入于经,留而不去,再传入于腑脏,积于肠胃。外邪从表传里,部位逐渐深入,最后损伤六腑和五脏。

《素问·缪刺论》:"夫邪之客于形也,必先舍于皮毛,留而不去,入舍于孙脉,留而不去,入舍于络脉,留而不去,入舍于经脉,内连五藏,散于肠胃,阴阳俱感,五藏乃伤。此邪之从皮毛而入极于五藏之次也,如此则治其经焉。"

《素问·皮部论》:"故百病之始生也,必先于皮也,邪中之则腠理开,开则入客于络脉,留而不去,传入于经,留而不去,传入于腑,禀于肠胃。"

王冰注:"禀,积也,聚也。"

2.一经一经相传

《伤寒论》的传经内容发生了很大的变化,张仲景在传承《内经》的基础上,做出了创新性的发展。《伤寒论》提出,三阳病,由太阳经传入阳明经,再传入少阳经。三阴病,由太阴经传入少阴经,再传入厥阴经。

3.一脏一脏相传

《内经》提出,邪气入脏,有病先发于心者,有病先发于肺者,有病先发于肝者,有病先发于脾者,有病先发于肾者,并且会一脏一脏相传,多脏发病,皆有死期。

《灵枢·病传》:"愿闻病之变化,淫传绝败而不可治者,可得闻乎……黄帝曰:大气入藏,奈何? 岐伯曰:病先发于心,一日而之肺,三日而之肝,五日而之脾,三日不已,死……病先发于肺,三日而之肝,一日而之脾,五日而之胃,十日不已,死……诸病以次相传,如是者,皆有死期,不可刺也。"

《伤寒论》也有内脏相传的观点,并与《内经》不同。

4.传变

《内经》提出病邪在传入时病情会发生变化,称为传变。病久则传化,因而又称为传化。《伤寒论》也有传变的观点,如太阳病结胸证传变为脏结证。

《素问·痿论》:"大经空虚,发为肌痹,传为脉痿。"

王冰注:"脉空则热内薄,卫气盛,荣气虚,故发为肌痹也。先见肌痹,后见脉痿,故曰传为脉痿也。"

《素问·生气通天论》:"故病久则传化,上下不并,良医弗为。"

5.一些体会

关于疾病传变的认识,《内经》提出的一些内容都是客观存在的,西医使用现代的语言来表达,较容易使人们理解。

传变最常见的疾病是呼吸道疾病,感冒一般从鼻塞喷嚏开始,未愈则传变为咽喉炎、上呼吸道感染;逐渐向下传入,则容易成为急性支气管炎、急性肺炎,老年人还可能会成为慢性支气管炎、慢性支气管扩张、肺气肿、肺功能减退、呼吸衰竭、肺源性心脏病、慢性心功能减退,以及肺脑综合征等重病。病变逐渐向深部传入,变得逐渐严重。笔者年轻时,病房中经常会收到这种病人。现今病人就诊治疗及时,这种情况已经很少发生了。

(二)传经

1.传经的概念

病邪在同一个病人身上通过经脉系统一经一经地相传称为传经。伤寒在传经的过程中由太阳经传阳明经传少阳经,再由阳证传变成为阴证,由三阳证传变成为三阴证。

2.《内经》提出伤寒三阳证和三阴证

《内经》对于三阴三阳一日一日之间的病变,说是经脉的病变,但没有明说是传变。伤寒一日太阳受之,有头痛、项背腰脊强的症状;二日阳明受之,有发热、目痛、鼻干等症状;三日少阳受之,有胸胁痛、耳聋等症状;四日太阴受之,五日少阴受之,六日厥阴受之。三阴三阳,五脏六腑皆受病,则死亡。但接下去第七日至第十二日,三阴三阳病变也可能会衰退,病情好转,大邪之气已去而病愈。

感染后有三种结果,一是好转痊愈,二是死亡,三是向慢性病演变。在古代,感染性疾病死亡率是很高的,有可能会一日一日地加重,其重症患者在一星期内死亡也是有可能的。体质健壮、抵抗力强的人自然而然地好转痊愈了,可能性也是有的。但《伤寒论》没有论及向慢性病演变的可能。现今即使治疗及时,感冒后传变为上呼吸道感染,快的为一个星期,慢的咳嗽不止,一个月左右也是常有的情况,如果传变为肺炎,感染控制后不断的咳嗽还会拖长一段时间。

《素问·热论》:"伤寒一日,巨阳受之,故头项痛,腰脊强。二日阳明受之……故身热目痛而鼻干,不得卧也。三日少阳受之,故……胸胁痛而耳聋。三阳经络皆受其病,而未入于腑者,故可汗而已。四日太阴受之……故腹满而嗌干。五日少阴受之……故口燥舌干而渴。六日厥阴受之……故烦满而囊缩。三阴三阳,五脏六腑皆受病,荣卫不行,五脏不通,则死矣。七日巨阳病衰,头痛少愈……十二日厥阴病衰,囊纵少腹微下,大气皆去,病日已矣。"

王冰注:"大气,谓大邪之气也。是故其愈皆病十日已上者,以此也。"

3.《伤寒论》发展了传经理论

《内经》的三阴三阳六经传变理论为张仲景的《伤寒论》奠定了理论基础。张仲景则将该理论发展并形成了系统的伤寒六经传变辨证论治理论,简称为伤寒六经理论。《伤寒论》中三阳证的症状表现与《内经》记载的有相似之处,而三阴证的内容则完全不同。《内经》对于三阳证、三阴证都没有提出治疗方法,但《伤寒论》则提出了系统的治疗方药。《伤寒论》的伤寒发热病的六经辨证论治理论成了中医的经典理论。

五、《内经》提出祛邪外出理论

1.外邪、内邪祛除的方法不同

《内经》对于热病的治疗,提出祛邪的治疗法则。邪气有外邪和内邪之分。从外而来的六淫邪气是不会自动向外排出的,它在人体内作祟,会引起许多疾病,必须通过相关治疗将外邪祛除出体外。内邪是由人体内的病变所形成,如湿热、痰饮、水瘀、积毒等。内邪难以祛除出去,必须通过清热化痰、化瘀解毒、逐水蠲饮、消积等方法治疗,对于发热病人,还需要与清热泻火相结合。《伤寒论》的绝大多数方药用这种治疗方法。

《内经》还提出毒药治病,补药调理,食物养生的原则,并通过药物和各种养生治疗方法,不断地增强人体的抵抗力。这些原则指导了中医两千多年,直到现今。但《内经》只有治则,没有方药。张仲景著述《伤寒论》之后,中医论治才有了系统性的治疗方药。

2.《伤寒论》方剂被尊为经方

张仲景在《内经》理论的基础上,既有传承,但并不拘泥于《内经》的理论,在疾病理论和治疗方面做出了重大创新,为后世做出了示范。《伤寒论》与《内经》同样被尊为经典著作。《伤寒论》的理论和治疗方剂被尊为经方,即经典方剂,传承至今。

3.古代中医都是门诊看病

古时候中医只有门诊,没有病房。《伤寒论》总结的医学经验以门诊病例居多,大多是急性病人和危重病人。现代各地的中医医院都是在中华人民共和国成立以后才开办的。不论病房还是门诊,中医对于发热病人首先想到的君药必然是《伤寒论》中的生石膏或者是柴胡,知母、黄芩也是必用之药。金银花、连翘也能清热降温,这是后世温病学派才使用的,但不及生石膏、柴胡。

4.现代发热病人都是住院的

现代各家医院绝大多数发热病人都是以住院医治为主,急性腹泻病人会留院观察,都是以西药治疗为主。西医的优势是病房和急诊,中医中药起辅助作用。中医的优势是门诊,内科门诊上看到的都是一些慢性病、轻症病人和病后康复病人。老中医在门诊上尚可看到一些上呼吸道感染发热病人和西医久治不愈的疑难杂症病人,其中也有慢性发热病人,或者是癌症晚期病人。临床上最先考虑使用的还是《伤寒论》的方药。

第二节 《伤寒论》学术思想的主要内容

汉朝末年属战乱年代,民不聊生,热病流行。张仲景看到热病以伤于寒邪者居多,死亡率很高。他依据《黄帝内经》理论和《神农本草经》中所记载的药物,创新性地把中药组成复方,救治了许多病人,在临床实践的基础上,著成《伤寒论》一书,指导中医临床将近两千年,至今仍在临床工作中发挥着重要作用。

一、《伤寒论》总的内容

(一)伤寒是指伤于寒邪的疾病

1.《伤寒论》论述的是感染性疾病

《伤寒论》究竟论述和医治什么病? 伤寒是伤于寒邪之意,所患疾病是人类最常见、对人类危害最大的感染性疾病。

寒冷是许多疾病的诱发因素,尤其是老人和小孩,冷了就会生病。轻的引起感冒发热、腹泻,重的高热昏迷。在衣不蔽体、食不果腹的汉末战乱时期,疾病流行,因而寒冷成为发热、腹泻等疾病最常见的病因,受到张仲景的重视。

温病是流行性传染病,虽然其与伤寒都是外感发热性疾病,但是二者不同,温病是感受疫邪而引起的发热。

2.《伤寒论》是辨病、辨证与辨脉等结合的全面性的论治

《伤寒论》每一节的题目都是"辨某某病脉证并治",说明张仲景早已系统性地提出感染性疾病及其并发症的辨病、辨证和辨脉相结合的治疗方法。对同一种病不同的症状所使用的药物也不完全一样。服用桂枝汤时可以吃一碗热粥,这是在使用药膳治疗普通感冒。这些都说明《伤寒论》是辨病论治、辨证论治与辨脉论治结合的,而不是单一的辨证论治。

3.《伤寒论》方剂治疗杂病,《金匮要略》做出了示范

《伤寒论》的方剂并非仅仅治疗伤于寒邪的发热疾病。《伤寒论》中三阳病与三阴病的基本用方,如麻黄汤、桂枝汤、大小青龙汤、大小建中汤、大小柴胡汤、大小承气汤、白虎汤、泻心汤、五苓散、猪苓汤、麻子仁丸、四逆汤、通脉四逆汤、吴茱

黄汤、白头翁汤和乌梅丸等，张仲景在《金匮要略》中都将其用于治疗内科杂病，这为后世做出了示范。元明以后使用伤寒方剂治疗内科杂病的方法逐渐得到了普及。《金匮要略》也创制了大量《伤寒论》中所没有的方剂。

4. 隋唐《诸病源候论》以《内经》和《伤寒论》为基础

隋朝太医巢元方奉旨主编《诸病源候论》（简称《病源论》），以《内经》《难经》《伤寒论》和《金匮要略》为基础，内容更广泛、更全面，并更系统地阐述了各科的各种病名和病因病机，对于疾病的认识更广泛、更深入。但是治疗方法主要是针灸治疗，没有方药。唐朝将《病源集结》作为教科书，考核及格者才能行医。自此以后，中医对于疾病的认识长期停留在《病源论》的水平，发展非常缓慢。在《病源论》以后，我国古代数百年间只有方书和药书，没有一部像样的内科学著作。

5. 晋唐重视中草药和方剂的发展

张仲景之后，名医渐多。晋朝葛洪编著《肘后备急方》，南北朝的陶弘景编著《本草经集注》，载有中草药730种。隋末唐初孙思邈编著《千金方》，创制了许多新的著名方剂。

唐朝官方组织编写的《新修本草》共有中草药844种。孙思邈弟子孟诜编写的《食疗本草》是我国第一部食疗著作。唐朝尚有《外台秘要》。北宋有《太平圣惠方》和《和剂局方》，南宋有《仁斋直指方》等，这些都冠以方书之名，即以方剂为纲的著作。书中记载了许多有效的方剂，用于治疗各种疾病。

晋隋唐宋的医生在传承《伤寒论》和《金匮要略》的理法方药的同时，并不局限于前朝张仲景的方药，创制了许多名方，如《肘后备急方》之青蒿饮，《千金方》之苇茎汤、犀角地黄汤等；宋朝钱仲阳的六味地黄丸，以及四物汤、四君子汤、十全大补汤、逍遥散等，都成了传世名方，也被后世尊为经方，用以治疗各种内伤虚弱病。说明自《病源论》以后的数百年间，世人对于中草药和方剂的认识发展得较快，而中医理论发展得较慢。

6. 后世对于《伤寒论》的认识

宋朝发明了印刷术，林亿等奉旨修订《伤寒论》，《伤寒论》才被重视和推广，并有了成无己的《注解伤寒论》，成为阐述《伤寒论》的第一本专著。

到了元明清时期,对于《伤寒论》的认识发生了分歧,分成两派。一派专门学习研究《伤寒论》,临床只使用《伤寒论》和《金匮要略》的方剂治病,称为经方派。另一派从元朝朱丹溪开始,书中没有提及伤寒六经辨证,只是引用了《伤寒论》的部分方剂,并自制了一系列方剂,如左金丸、越鞠丸、六郁汤等。他又将太阳病中风改称为外感和伤风,伤风感冒的概念沿用至今。朱丹溪第一次质疑古方能否治今病,这一观点对于后世的影响很大。

元朝王安道《医经溯洄集》,将《伤寒论》的方剂用于治疗各科疾病,传承了《金匮要略》治疗杂病的观点,说明金元时期对于《伤寒论》理论已经开始有了争论。明清以后在南方的争论更大,并提出古方不能治今病的观点,产生了一系列新方剂,形成了时方学派,并产生了温病学说。

(二)笔者的认识

1.关于经证和腑证

《内经》提出手足三阳、三阴的理论。张仲景在传承《内经》三阳病三阴病理论的基础上,结合临床,做出了创新性的贡献。《伤寒论》中三阳病论述的是感染性发热疾病及其一系列并发症,并分为经证和腑证两类。所谓经证为邪气侵害经络所发生的病,所谓腑证为邪气侵害六腑所发生的病。

2.关于三阳病的发热

伤寒太阳病发热,有恶风恶寒症状;阳明病发热,热度最高,而不恶寒;少阳病寒热往来。在三阳病中,太阳病发热是疾病初起,病气最轻;阳明病阳气和病气最盛,发热最盛;少阳病寒热往来,阴阳之病气错杂。

3.关于三阴病的腹泻

三阴病论述的是急性感染性腹泻及其严重的并发症。太阴病正气最盛,病气最轻,少阴病正气衰弱,病气最重,厥阴病阴尽阳生,病气最为复杂。

4.三阳病、三阴病的名称后世基本不用

由于三阴三阳难以用阴阳之气的盛少来衡量、分析,因此,三阳病、三阴病的疾病名称在后世就逐渐淡出了临床视野,基本上不用了。《伤寒论》中具体的病名,凡是《内经》中有记载的,后世绝大多数都继续采用;《伤寒论》中只有极少数

《内经》中没有记载的病名。

二、伤寒三阳三阴病

(一)太阳病

1.太阳病经证

太阳病经证发生在经络之中,主要在手足太阳之经脉,分为中风证和伤寒证,伤于风邪和寒邪。临床表现有发热、恶风恶寒、头痛、咳嗽、气喘、痰多、关节痛、全身疼痛,以及胃痛、恶心、呕吐、腹痛、腹泻、黄疸等症状,这些都称为太阳病经证,可蔓延传变至其他经脉和脏腑。

太阳病所论述的疾病,涉及普通感冒、上呼吸道感染、急性支气管炎、哮喘性支气管炎、急性肺炎、肺脓疡、胸膜炎,以及消化道感染、胃炎、肠炎、肝炎、胰腺炎等一系列疾病。至今麻黄汤、麻杏石甘汤、大小青龙汤等仍然是治疗肺支气管炎引起的发热、咳嗽、气喘、痰多最主要的方药。泻心汤系列是治疗胃炎最主要的方药。葛根汤、葛根芩连汤是治疗急性胃肠炎最主要的方药。茵陈蒿汤是治疗黄疸型肝炎最主要的方药。大小陷胸汤是治疗急性胸膜炎、腹膜炎最主要的方药。栀子豉汤是治疗热退后,余热未净,心中烦躁最主要的方药。

2.太阳病腑证

手足太阳之腑证,《伤寒论》记载为水逆证等。而《伤寒论》没有提出蓄水证的证名,笔者不主张将蓄血证作为太阳病腑证的称谓。

(1)水逆证:《伤寒论》太阳病中只有水逆证、消渴证和小便不利证的证名,使用五苓散治疗。这与《金匮要略》的水逆证、消渴证和小便不利证是一致的。膀胱为肾之腑,津液之腑,这些病都与水液、津液有关,与膀胱有关,因而将此作为太阳病腑证。

《素问·灵兰秘典论》:"膀胱者,州都之官,津液藏焉,气化则能出矣。"

(2)《伤寒论》中没有蓄水证:前辈注家提出一个蓄水证的证名,但是《伤寒论》《金匮要略》和历代注家都没有提出蓄水证的证名。蓄水证是前辈注家想象而编造出来的,并不符合张仲景的原意。因而笔者恢复《伤寒论》原来的证名,否定蓄水证。

(3)关于蓄血证:前辈诠注者将蓄血证作为太阳病腑证,有瘀热在里、下血的症状。下血为大便出血或小便出血,蓄血为积血之意。瘀血的概念最早记载在《神农本草经》上。《伤寒论》提出蓄血证为瘀血性疾病,将瘀血作为病因病机。后世将瘀血既作为病因病机,又作为病名。

《伤寒论》提出抵当汤与桃核承气汤为治疗太阳病腑证最主要的方药。

(4)笔者的观点:笔者总感到将蓄血证作为太阳病腑证有些勉强。对于蓄血的部位,《伤寒论》提出主要在胃肠和膀胱。而《伤寒论》化瘀之二方可以治疗肠血,但不治疗尿血。因而笔者不主张将蓄血证作为太阳病腑证。

(二)阳明病

阳明病,《伤寒论》称为"胃家实",说明病变在阳明胃经和胃腑。阳明病分为阳明病经证和阳明病腑证两类。阳明病经证病变在经脉,为高热一类疾病;阳明病腑证病变在胃肠与三焦,为急腹症一类疾病。

1.阳明病经证

阳阴病经证有四大症状,身大热、口大渴、汗大出和脉洪大。发生这四大症状的疾病较多,现代共有四类疾病。第一类为感染性疾病,主要是病毒感染性高热,如流感性高热、早期腮腺炎高热、病毒性脑炎高热和早期乙脑高热等。第二类为免疫性疾病,如成人斯蒂尔病高热、儿童风湿病高热、儿童类风湿关节炎高热、早期系统性红斑狼疮高热、早期系统性硬皮病高热和脂膜炎高热等。第三类为物理性疾病,如中暑高热和烧伤高热等。第四类为肿瘤性疾病,如肺癌高热、肝癌发热、白血病高热和恶性淋巴瘤高热等。这四类疾病高热,笔者在病房中都曾医治过。白虎汤加减退热效果非常好。细菌感染、真菌感染或混合感染,在使用抗生素和抗真菌药的基础上,加用白虎汤,也有助于退热。说明所有的发热疾病,都可以使用白虎汤。有的可以单独使用,有的可以配合使用。有人说白虎汤用于治疗高热、实热,低热、内热、虚热,是否可以使用? 张景岳的玉女煎就是白虎汤加减变化之方,生石膏、知母与熟地、麦冬同用,用于治疗肾虚低热、内热或虚热,清热效果非常好。说明白虎汤退热具有普遍性,只是配伍和剂量不同。

白虎汤以生石膏为君药,生石膏的剂量《伤寒论》记载为半斤至一斤。笔者的临床经验是：生石膏在高热时宜用90g～120g，低热时宜用30g～60g，内热时宜用15g～30g。现已证实，生石膏具有抑制体温中枢的作用，知母与之同用能增效。

2.阳明病腑证

阳明病腑证有发热、腹痛、腹硬、不大便和口干等症状，出现这些症状，似为急腹症及其并发症，包括急性单纯性胰腺炎、坏死性胰腺炎、急性腹膜炎或肠梗阻等，并出现失水、血容量不足、电解质紊乱、中毒性休克等严重并发症，在以前，这些病的死亡率很高。三种承气汤，大黄、芒硝泻下；枳实、厚朴解痉止痛，轻症病人服用后可能会存活下来。现代急腹症属于西医外科病。失水、血容量不足、电解质紊乱和中毒性休克都可以得到及时纠正，死亡率已显著下降。中医中药可以配合西医治疗，也适用于康复阶段调理。

(三)少阳病经证和腑证

少阳病论述的是肝胆、胰腺和胃肠一类疾病，分为经证和腑证。经证有寒热往来、口苦咽干和目眩等症状。腑证有呕吐、胁痛和腹满腹硬等表现。出现这些症状似为肝胆、胰腺急性炎症性疾病及其并发症。经证病情较轻，尚可内科保守治疗。腑证较重，属急腹症，现代应立即采用外科手术治疗，急腹症在古代死亡率很高。

治疗急性慢性胆囊炎、急性慢性胰腺炎、急性慢性胃肠炎、慢性肝炎、免疫性肝炎和溃疡性结肠炎等，大小柴胡汤加减，至今仍然是常用的方药。柴胡既能退热，又能疏泄肝胆，调节肠胃功能，是治疗这类疾病的主要中药。黄芩、黄连和大黄清热解毒，消除炎症；大黄兼以泻下，加速排泄。

笔者在多年的临床工作中，曾收治了各种各样的病人，其中有大量的发热病人。当时上海中医界提倡以中医中药为主治疗，笔者坚持以中药为主，重症则用中西医结合方法治疗。退热的主要方药就是白虎汤和柴胡注射液。

(四)太阴病

太阴病病变在太阴脾，脾胃虚寒引起的腹泻较轻。《伤寒论》论述的是慢性肠炎急性发作。《伤寒论》只有桂枝汤和桂枝加芍药汤两方。桂枝、芍药、老姜，以及理中汤、建中汤至今仍然是治疗中焦脾胃虚寒所引起的慢性腹泻腹痛的主要方药，也是治疗中药滑肠所引起的腹痛腹泻的主要方约。

（五）少阴病

少阴病论述的急性腹泻，以"下利清谷"为主，这是急性肠炎和食物中毒及其并发症的临床表现，包括脱水、虚脱、休克、电解质紊乱等。四逆汤、吴茱萸汤所使用的附子、人参和吴茱萸，是中医升高血压、强心和增快心率的主要方药，其效果都得到了证实。

腹泻的并发症是脱水、血容量不足、休克和电解质紊乱等，现在都能得到及时纠正解决，绝大多数已不是严重性问题。

（六）厥阴病

厥阴病论述得比较复杂，一些引起手足厥逆的病都可称为厥阴病。

厥阴病的主要临床表现有发热、腹泻、大便脓血、呕吐脓血、手足逆冷和口渴等，这些症状为急性细菌性痢疾并发中毒、菌血症和毒血症的表现。

急性细菌性痢疾属于肠道传染病，近几年发病率显著下降。笔者在三十多年前曾使用清热解毒、通因通用的治法治疗急性细菌性痢疾，白头翁汤加小承气汤效果显著，药后当天腹泻次数增多，当天热退，第二天腹泻停止，较单用抗生素效果显著且快。腹泻症状重一些的可用中西医结合方法治疗，并发症都可以及时处理，没有死亡率。

引起手足逆冷的疾病较多，急性病、慢性病都可能引发。《伤寒论》的蛔厥病在我国绝大多数地区现在已经见不到了。

此外，正常妇女冬天手足发冷是很多见的，这不是厥阴病，这是阳气内郁不达四肢，阴阳二气失调所引起。《伤寒论》的当归四逆汤、四逆散以及后世的逍遥散，用于疏通经脉，调节气血，效果是很好的。

三、关于对《伤寒论》的阐释

（一）前辈阐释的贡献和缺憾

1.《伤寒论》前辈的注解和阐释

《伤寒论》在近两千年中，自宋朝《注解伤寒论》起，对其研究发扬的中医专家很多,据说达300多家,尤其是清朝最多。清朝中医受考据学盛行的影响,对《伤寒论》进行考据、注解、释疑、归纳和分类的书籍较多,大都是从原著条文出发,一条一条、一方一药、逐字逐句、旁征博引地进行分析解释。如柯韵伯在自序中说:"逐条细勘,逐句研审""与讹字衍文,须一一指破"。

2.自圆其说

柯韵伯《伤寒来苏集》、尤在泾《伤寒贯珠集》以及《伤寒论释义》等,一直到近代南京中医学院编著的《伤寒论教学参考资料》(1959年版)等,他们有的按照条文重新归纳分析,有的按照方剂重新归纳分析,有的是从中药角度入手来分析所治之病。文字工作非常细致,以做到能够自圆其说。这些工作是需要的,是有贡献的,可以作为理论上、文字上的教学研究之用,但由于很少结合临床,并且与现今时代差距很大,因此,对于现今的临床指导的意义不大,但为现代研究《伤寒论》打下了坚实的理论基础。

3.《伤寒论》以病证为纲

《伤寒论》原著是以六经病及其各种症状、各种临床表现为纲的,如"辨太阳病脉证并治"和"辨太阴病脉证并治"。然后提出不同的治疗方法和方剂,以及加工方法和服药方法,必须与《金匮要略》结合起来。《伤寒论》的许多病名和方剂在《金匮要略》中也有,这样才能更深入地理解《伤寒论》,因此阐释《伤寒论》应以病证为纲。

(二)以方剂为纲认识的缺憾

1.过去阐释《伤寒论》都是以方剂为纲

近代影响最大的是《伤寒论教学参考资料》,是笔者读书时老师所写的教材。清朝的《伤寒来苏集》与《伤寒贯珠集》是当时老师介绍的学习参考资料。但这些著作都是以方剂为纲编著的。虽然阐释《伤寒论》有缺憾、有误区,但反映了过去那个时代的学术水平。本书则以上述这几本著作作为参考,而以病证为纲另行阐释编写。

为什么以方为纲?这与中医的传统有关,晋唐宋年间的许多著名中医著作都是方书,如《肘后备急方》《千金方》《和剂局方》等,这些方书的影响很大。至金元时期有了四大家之后,理论和病证的阐述才得到了重视。明清时期,中医的理论、病证和方药才得以全面发展。但阐释《伤寒论》都是以方剂为纲,一是受到历史的影响,二是阐释起来方便。

2.前辈以方剂为纲的认识方法

许多中医前辈以方剂为纲,用以分析《伤寒论》,如麻黄汤证、桂枝汤证、白虎汤证、承气汤证、柴胡汤证和四逆汤证等,这样就会将《伤寒论》变成方剂学著作,在无形之中降低了《伤寒论》的学术价值,并在无形之中成了废医存方的开端。

3.以方剂为纲不是辨证论治

前辈医家以方为纲,以方药论证,而不是以病证为纲,以病证论治疗。这不是辨证论治,这样就背离了张仲景的原意,并且出现了许多对《伤寒论》错误的解释,如对五苓散的阐释就是错误的。虽然按照著作原貌的编写方法难度高,但今人的阐释必须依据《伤寒论》的原貌。展示《伤寒论》的学术水平,必须在传承《伤寒论》原貌的基础上,进行发挥创新。离开了《伤寒论》原貌的阐释,只能反映过去一个时期的认识水平的局限性,并且是有误区的。

4.以方剂为纲,辨治论证是错误的

前辈医家以方药为纲,以方论证,以药论证。他们根据五苓散提出一个蓄水证的证名,认为五苓散的猪苓、泽泻等五味药都有利水功效,就将《伤寒论》原文的小便不利解释为膀胱蓄水。可是原文中记载发热出汗,胃中干,处于伤津脱液状态。这是由于膀胱中没有尿液潴留而小便不利,哪来的膀胱蓄水。这就是以方为纲,辨证论治,以药论证所造成的理解错误。《温病条辨》就提出温病小便不利者,不可使用五苓、八正以利尿。

《温病条辨》:"温病小便不利者,淡渗不可与也,忌五苓、八正辈。"

5.以方剂为纲,编造蓄水证的证名

笔者翻遍了《伤寒论》和《金匮要略》,没有查阅到蓄水的概念,没有蓄水证的证名。原来这是个别中医前辈编造出来的,他们是从《伤寒论》蓄血证推理过来的,这种推理是不恰当的。笔者在编写初稿提纲时,也有蓄水证。后来在解释时才发现了问题。

对于古代的著作,可以传承,可以阐释,但必须尊重原著,绝不能篡改原著,将自己的观点、自己编造的证名或创新的内容,冒充古人加到古人书中。前辈中医出现这种情况是可以理解的,我们这一代出现这种情况就不可原谅,这是一个学术态度是否端正的问题。自己的学术观点、编撰的病证名称或临床经验等,可以写,也可以阐述,但必须与古人古书的内容分开,绝不可混淆。

6.以方剂为纲,成了方剂学

前辈医家虽然阐述了三阳病三阴病的总纲和主证,但忽略了尚有一系列的具体病证和并发症。尤其是三阳病,有30多个具体病证和并发症,绝大多数有治疗方药。有的一证一方,有的一证多方。但以方剂为纲,成了一方一证,一方多证。这是内科学与方剂学的区别,绝不可将《伤寒论》当作方剂学。古代虽然没有方剂学的名称,但有许多方书。

《伤寒论》的方剂,后世称为经方,历朝历代的医家已经使用了将近两千年,效果显著。因而对于《伤寒论》的方剂,也必须重视,必须阐述。本书对于每一个经方和加减用药,及其煎法、服法、不良反应、适应证都做了详细分析。

7.许多《伤寒论》目录,以方为纲

张仲景自己是否编有《伤寒论》目录?没有人考查清楚过。各种版本《伤寒论》的目录都不一样。笔者读书时用的是新辑宋本《伤寒论》,重庆中医学会编著。本书参考的《伤寒论》原书就是这一本,由高保衡、孙奇、林亿三位大臣奉旨校正,书内有宋刻《伤寒论》序:"国家诏儒臣校正医书,臣奇续被其选。以为百病之急,无急于伤寒,今先后校定张仲景《伤寒论》十卷,总二十二篇,证外合三百九十七法,除复重,定有一百一十二方。今请颁行。"

书中首页为"总目",辨太阳病脉证并治至"辨阴阳易差后劳复病脉证并治"等十条目。这个"总目"是谁定的?清朝阐释的著作中都没有写,说明这是近代专家制定的。总目之下有方药目次,书中所有的方剂一一列出,但查阅其他《伤寒论》著作,各书的目录都不一样。可见这个总目和方药目次是后人编辑加入的,并非张仲景本人所著。

有了总目和方药目次,查阅非常方便,但方药目次的目录是以方为纲,无意中将《伤寒论》变成了方书。

8.以方为纲,只会调理

中医自古以来重视治疗方药的发现和创新,对于疾病的认识一直停留在古代的水平上,提高得非常缓慢。这与长期以来以方药为纲的认识方法有关。辨证论治以认识证为主,强调落实在治疗上,即用药上,而不是以认识疾病为纲,因此,对于疾病的认识远较西医落后。现代临床中医如果不学习西医知识,就会误诊误治,被时代所淘汰。但临床中医当以治病为其专业,如果停留在调理的水平,即使不被淘汰,也会逐渐从治病的临床中退出。

(三)笔者对于阐释《伤寒论》的认识

1.《伤寒论》必须阐释,必须传承

我国自古以来,乱世批经毁经,盛世读经阐经。当今盛世,古代经典文献众多,中医经典必须由中医人自己去传承,去阐释,以服务于当今临床。不但要在我国传承下去,还必须走出国门,让西方国家的医生也能够学习,能够看懂,能够应用。

现在在大学里,《伤寒论》是选修课,年轻中医没有系统学习过,他们说看不懂原著,因而有必要结合现代临床应用系统性地分析介绍《伤寒论》的内容,并借此机会将《伤寒论》复习一遍,做一番整理和阐述,自己也可以在中医学理论方面得到一定程度的提高。

2.阐释《伤寒论》要有四个条件

《伤寒论》398条,内容和文字看似重复,其实并不重复,但枯燥乏味,缺少实用性。这是1800年前张仲景的医疗实践,与当今时代、当今临床是脱节的。阐释《伤寒论》是一件吃力不讨好的事情,那为什么还要阐释呢?《伤寒论》是中医的经典,内容重要,必须传承,必须要有人去做这件事情,并且必须做好。做这件事情的人要有四个条件:一是必须懂中医,系统地学习过《伤寒论》和中医传统理论;二是必须有丰富的现代临床知识和经验;三是必须有古文功底;四是必须有悟性,能够领悟理解。四者缺一不可,才不会一知半解,才不会出错。

3.笔者结合现代临床分析《伤寒论》

民国之前的中医教学方法,脱胎于私塾。我学习的那个时代也受此教学方法影响,课堂上老师逐条逐句进行解释,学生以能背诵条文为荣,笔者也曾经背诵过《伤寒论》原著的条文。从事临床工作后,最后只记住六经的病名、少量主要的条文和一些主要方剂。但读书时打下的基础很扎实,数十年中,《伤寒论》的方剂常应用于临床,我有了感性认识,今天才有能力写作。既然前辈已经做了大量研究阐释,现代还有必要再阐述吗? 笔者在前辈的基础上,使用现代观点,结合临床,与前辈不同,从另一个角度进行理解阐释,以病为纲进行归纳和分析。

4.结合免疫病、风湿病的临床阐释

现代阐释《伤寒论》的中医专家很多,著作也多,各人有各人的优势。笔者的优势是具备上述四个条件。笔者从事免疫病、风湿病治疗多年,中医有风湿和风湿病的论述和治疗,没有免疫和免疫病的概念和治疗,但风湿性疾病和免疫性疾病也会有发热、咳嗽、痰多、气喘、腹泻、水肿、积液、干燥和关节痛等临床表现。笔者在医治的过程中常采用《伤寒论》的方药加减,取得很好的效果,并在此基础上研制出新的方剂。

四、关于经方派

(一)明清时期的两大学派

1.明清时期的经方学派

自宋朝成无己《注解伤寒论》以来,明清二朝的中医非常重视《伤寒论》的学习、阐释和临床应用,逐渐形成了一个学派,后世称之为经方学派。元明以来南方一带有的中医提出古方不能治今病,不能泥古而不化的观点,被经方学派指责为离经叛道,违反圣意。古方就是指经方,圣意就是张仲景之意。

2.明清时期江南的时方学派

有了否定才能前进,才有创新,因而明清时期的中医学术有了重大发展,出现了理论创新。以清初叶天士为代表,发展并创建了温病学说,并在江南一带逐渐形成了时方学派,创制了一系列新型方剂。理论上形成了伤寒和温病两大学说,伤寒为感染性疾病,六经辨证;温病为流行性传染病,卫气营血辨证。中医界形成了经方和时方两大学派。张仲景被尊为医圣,叶天士被尊为亚圣。一北一南两座顶峰,将中医推向了学术发展的高潮。

(二)民国以后的经方派

清末至民国年间的中医学术,传承有余,创新不足,重视临床,轻视科研。医者普遍学习过《伤寒论》和《金匮要略》。在西医的挤压之下,中医生存极其困难,但顽强地传承了下来,并培养了一大批中医中药人才,直到中华人民共和国成立,在党的中医政策的贯彻下才获得了新生。其中陆渊雷的《伤寒论今释》影响最大,是当初我的老师学医时的教材,是给我们讲课的重要参考资料。

对于《伤寒论》和《金匮要略》两书:一是不仅要熟读两书,而且能够系统地阐释其理论和方药;二是临床使用经方能够治疗一些难度大的疾病;三是有相关实验研究以阐明经方的药理机制;四是熟知历朝历代的中医发展及《伤寒论》和《金匮要略》的理论思想;五是对于历朝历代的名方也能全面性地当作经方使用。这才是高水平经方派中医,而不是临床上仅仅使用一些经方就自封经方派中医,借以抬高自己的身价。

现代方剂学教科书就选用了张仲景绝大多数的经方,以及历朝历代的名方,实际上这些名方也可作为经方,都是非常实用的。现代中医临床上所开的方药绝大多数是在此基础上加减得来的。

(三)笔者阐释的观点

1.阐释《伤寒论》要结合时代

清末民初我国已经出现了中西医汇通学派,提倡中西医结合治疗。科学没有边界,相互渗透,发展永无止境。现代中医必须不断地提高中医的理论水平和医疗水平,引进现代科学知识,引进西医知识,提高中西医结合水平。中医只有自身发展壮大,才不会落后于时代。因而笔者尝试采用中西医结合的方式来阐释、探讨《伤寒论》的内容。

阐释《伤寒论》,一代人有一代人的理解,一代人有一代人的观点。当今我国中医、西医并存,并驾齐驱,必然会相互影响。当今西医发展迅速,全世界的科学家和医学家都在研究。中医主要是由中医人在传承,在研究,研究力量薄弱,阐释研究《伤寒论》的思维方法常常停留在以前的水平,必须要有所改变才能发展。

现在广泛使用抗生素和激素,在医治感染性疾病时,经方等中医中药还能有所作为吗?笔者的回答是肯定的。但现代中医决不能撇开西医,现代纯中医道路是走不通的,会被时代淘汰。因此,阐释《伤寒论》必然要结合西医知识,许多内容才能讲得清楚。

2.疾病谱发生了变化

21世纪,人们的生活水平、健康状况和免疫功能已显著提高,寿命也已显著延长。现代的疾病谱发生了重大变化。细菌性感染已经能够迅速被控制,死亡率已经显著下降,许多流行性传染病已经消失。但病毒感染,每隔几年就会有一次大的流行,仍有一定的死亡率。自身免疫病、血液病、心血管疾病、脑神经疾病、肿瘤和老年性疾病不断增多,发病率显著提高。自身免疫病、血液病、老年病和脑病成为难治性疾病;心血管疾病与晚期肿瘤成为死亡率最高的疾病。

3.笔者提出辨查论治的观点

现代中医医院都配有检验科、功能科,能收集大量的检查数据,而中医过去没有这些记载。现代临床中医决不能视而不见,充耳不闻,或者不懂装懂。因而笔者提出辨查论治的观点,对于不正常的检查数据,如尿蛋白阳性、血小板减少、肝肾功能不正常、抗体数据异常、心电图异常或CT肺间质性炎症性改变等,中医必须提出治疗方药,并非仅仅改善症状,调理而已。中医必须跟上时代的步伐,在传承经方和时方的基础上,创新发展,创建新型方剂,建立现代学派、时代学派,为中医现代化和科学化做出努力、做出贡献。

第三节 《伤寒论》论述的具体内容

《伤寒论》论述的是什么内容?这是西医和青年中医经常提出来的问题。能将《伤寒论》的内容高度概括,总结为几句话,就让人听懂,虽然很难,但必须要做。

一、《伤寒论》论述的是感染性疾病

《伤寒论》整篇的内容论述的是人类最常见的也是危害性最大的疾病——感染性疾病。三阳病为感染性发热类疾病及其并发症。三阴病为感染性腹泻类疾病及其并发症。

(一)关于三阳病与三阴病

1.提出两大类感染性疾病

《伤寒论》系统地论述了三阳病和三阴病这两大类感染性疾病,不仅对这两大类疾病的临床表现与病名进行了论述,而且提出了一系列的治法和方药。

在古代卫生条件很差的情况下,呼吸道感染和胃肠道感染是发病率最高、最常见的疾病,因此近两千年来一直受到医家的重视。

2.六经病的意思

六经病指邪气侵犯六条经脉所患的疾病。经络学说是《内经》提出来的。经脉左右手足共十二条。十二经脉内联五脏六腑,外络四肢体表,经脉分布于全身,因而疾病也散布于全身。病邪的部位在十二条经脉中,因而称为经病经证,可由体表的经脉一经一经地逐渐传入,侵入腑脏,称为腑病腑证与脏病脏证。

3.六经病相当于六大系统病

《伤寒论》三阳病与三阴病,笔者原欲采用六个综合征来概括,但分析三阳病、三阴病以后,感到非常复杂,三阳病还分经证和腑证,综合征尚不能全部概括,必须采用六大系统的病来概括。

太阳病系统经证有中风证、伤寒证、咳证和喘证等。腑证有风湿证、水逆证、蓄血证、痞证、结胸证、脏结证和里虚证等。

阳明病系统有阳明经证之壮热证和阳明腑证有胃家实证,以及心中懊侬证、黄疸证、衄血证、蓄血证、热入血室证、亡津证和谵语证等。

少阳病系统经证有寒热往来证、呕吐证、胸胁满闷证、腹痛证和下利证等。

太阴病系统经证有脾胃虚寒证。腑证有腹泻证、腹满腹痛证和湿滞发黄证等。

少阴病系统有下利清谷证、下利脓血证、干呕证、里寒外热证、四肢厥冷证、厥逆无脉证、烦躁欲死证和发热尿血证等。

厥阴病系统有寒热错杂证、寒厥证、热厥证、下利不止证、下利脓血证、手足逆冷证、谵语证、虚烦证、下虚戴阳证、冷结关元证、哕证、饥不欲食证、除中证、血虚逆冷证、心下悸证和蛔厥证等。

4.六经病只有急性损害，没有慢性虚损

由于伤寒为急性病，只有急性损害，并且病邪在五脏六腑的十二经脉之中，只有六腑疾病的急性实证，没有五脏疾病的慢性损害。因此，《伤寒论》没有论及五脏的慢性虚损，但是部分方剂可以运用到五脏六腑的慢性病中。

5.病、证、症和征的意思

中医证和症的概念较难分清。《内经》有病、疾、证、状的概念。《伤寒论》中有病字、证字，但没有症字。如辨太阳病脉证并治，太阳病是疾病的名称，太阳病中风证、伤寒证是太阳病之下的第二级分类的概念。辨太阳病是辨病，辨中风、辨伤寒是辨证，还需要辨脉，这是检查。发热、恶寒、咳嗽，这是症状，《内经》称为状，至明朝才称为症状。

在汉唐时期尚没有症这个字，到了明朝的著作中才出现了症字，如秦景明著《症因脉治》。西医有疾字、病字、症字、征字，但没有证字。病是疾病，证是病证，症是症状，中医书上都有记载；征是体征、征兆的意思，中医书上没有记载。癥为癥瘕积聚，《金匮要略》疟病篇有"癥瘕"的记载[①]。

我国早期西医将英文Diseases借用中医疾、病的概念翻译为疾病。后来有人认为疾病的概念是西医的，病证的概念是中医的，这是认识上的误区。

6.古今中外医学名称不同，分类方法不同

《伤寒论》的病名，大多数是依据《内经》的记载，少数是张仲景自己提出来的。绝大多数病名是按照临床表现提出的。

西医的病名基本上是翻译过来的。只有少数是参照了中医的名称，如痢疾、疟疾等。中医和西医是两门不同的医学，历史发展不同，思维方法不同，理论不同，分类方法不同，病名也不同。因此不能用现代西医的分类方法来理解中医、

---

①癥：现代汉语词典简写作"症"（编者注）。

衡量中医。

7.中医病证名称有乱象

中医病证名称绝大多数来源于《内经》《伤寒论》《金匮要略》《诸病源候论》等中医著作。历朝历代名人辈出,既有传承,也有创新,推动了中医的发展。中医医师自古以来基本上都是个体的,缺少集体性。对于病证名称,各人有各人的观点,各人提出各人的证名,如关节痛是症状,《内经》称为痹病,分为行痹、痛痹、着痹;《伤寒论》称为风湿证,《金匮要略》称为风湿病、历节病。这已经得到历朝历代中医的公认,后世可以补充古代没有的记载、缺漏的内容,但只限于补充过去所没有的,绝不能撇开古代早已存在的,另起新名。可是有的中医书上随意提出证名,这会引起证名的混乱。

(二)《伤寒论》提出辨病辨脉辨证并治理论

1.为辨病论治和辨证论治做出了示范

《伤寒论》的篇名,如辨太阳病脉证并治和辨阳明病脉证并治等,传承了《内经》病脉证的理论,既提出了辨病论治,又提出了辨证论治,还提出了辨脉论治,为中医辨病论治理论、辨证论治理论奠定了基础。有人认为辨证论治是中医的传统,辨病论治是西医的,这种观点是片面的且错误的。病名可以变化,但辨病辨证的理论观点没有变。说明他们没有理解《伤寒论》和《金匮要略》的基本内容。《伤寒论》的某一病证使用某一方剂,在这些方剂之后尚有加减,是针对症状的,说明除了辨病、辨证外,在对症治疗方面,张仲景也做出了示范。

2.《伤寒论》没有分型论治

张仲景、孙思邈、朱丹溪、王纶、张景岳、陈实功、叶天士、吴鞠通,还有更多的中医大家,他们的著作中都没有分型论治的记载。分型论治不是中医的传统,是现代中医专家受了西医的影响提出来的。

(三)六经的特殊性

1.六经辨证是一种历史现象

六经辨证及其治疗方药,在古代是较先进的医学理论和医疗技术。《伤寒论》六经辨证只能作为一种历史现象来认识,代表1800年前人类对于疾病的认识。

《伤寒论》的113方和用药,历朝历代都在使用,对临床有着重要的指导意义。

2.六经辨证是一种分类方法

《内经》和《伤寒论》提出的六经辨证,是古代对疾病认识的一种分类方法,用于阐述《伤寒论》的内容,现已很少使用。

3.《伤寒论》为八纲辨证做出了示范

阴阳、表里、寒热、虚实,是《灵枢》提出来的。《伤寒论》对于阴证阳证、表证里证、寒证热证、虚证实证的辨证方法,为后世医家做出了示范。八纲辨证的概念是明朝张景岳归纳概括的。

中医辨证方法很多,伤寒六经辨证、金匮杂病辨证、内科八纲辨证和温病卫气营血辨证,都是中医临床基本的辨证方法。

4.伤寒与温病成为并列的中医两大理论

温病的概念和卫气营血理论是《内经》提出来的。温病学说是清朝初年创立的,叶天士、吴又可、薛雪和吴鞠通等一批医家提出卫气营血四个阶段的辨证论治理论,并研制创新了一系列新型方剂,为中医药治疗流行性传染病奠定了基础。温病学说与伤寒学说成为并列的中医两大理论。

《伤寒论》提及温病,但没有展开。《伤寒论》太阳病外感表证,调和营卫以解表;阳明病之壮热,清气分之热以泻火退热;阳明病、少阳病热入血室之神昏谵语,以及阳明病蓄血证之瘀血,包含了温病卫气营血辨证的部分内容。《伤寒论》白虎汤为温病所传承。

5.《伤寒论》确立了治病八法

《伤寒论》的麻黄汤发汗解表,瓜蒂散引吐痰食,承气汤泻下攻邪,小柴胡汤和解退热,四逆汤温阳救逆,白虎汤清热降温,理中丸健脾补气,蜜煎导类消导润肠等。《伤寒论》的许多方剂,为中医方剂学之汗、吐、下、和、温、清、补、消八种治病方法做出了示范。

6.《伤寒杂病论》为中医治法奠定了临床应用基础

除八法之外,《伤寒论》尚有抵当丸和桃核承气汤,《金匮要略》有下瘀血汤、泻心汤和白头翁汤等方剂,为后世活血化瘀和清热解毒的治疗方法奠定了基础。

《伤寒论》的小柴胡汤和白虎加人参汤,为后世提出的祛邪扶正的治疗方法奠定了基础。建中汤和理中丸为后世提出的温补中气的治疗方法奠定了基础。

为了祛邪外出,《伤寒论》太阳病用发汗的方法以退热,阳明病用下法以攻邪,但吐法仅有第166条一条,使用瓜蒂散以吐出寒痰。《伤寒论》还记载了当时的医生滥用汗、吐、下三法发生了许多不良反应,《伤寒论》称之为坏证,尤其是吐法,必须谨慎使用,因而《伤寒论》记载的吐法只有一条一方,使用得极少。

二、《伤寒论》方剂

1.《伤寒论》有多少方剂

宋刻本《伤寒论》高保衡的序中说《伤寒论》有112方。现代许多书都说有113方,也有的说114方、115方。究竟有多少方剂?笔者在电脑中全部列出,去掉复出方,实际上为113方。其中抵当汤和抵当丸的四味药水蛭、虻虫、桃仁与大黄完全相同,只是剂量不同,加工方法不同。提出112方者,可能将二方算作一方。笔者认为以现代公认的113方为宜。

113方可分为四类,将同类加减方归并后是30多张方剂。这些方剂绝大多数临床上还在使用。

2.基本方剂

《伤寒论》的基本方剂分为二十类:桂枝汤类、麻黄汤类、葛根汤类、柴胡汤类、青龙汤类、白虎汤类、承气汤类、栀子豉汤类、建中汤类、五苓散类、抵当汤类、陷胸汤类、泻心汤类、黄芩汤类、黄连汤类、茵陈蒿汤类、麻黄附子汤类、吴茱萸汤类、四逆汤类和蜜煎导类。在这些主方的基础上加减,再立一方名,就成了另一个方剂。

3.著名方剂

麻杏甘石汤、苓桂术甘汤、芍药甘草汤、葛根芩连汤、栀子柏皮汤、附子汤、白通汤和猪苓汤等,这一类方剂是在基本方剂基础上加减化裁而来的,治病效果好,为后人所推崇,至今仍在使用。

4.独立一证一方

这类方剂为独立的一证一方。如真武汤、四逆散、文蛤散、白散、十枣汤、赤石脂禹余粮汤、桃花汤、抵当汤、抵当丸、桃核承气汤、旋覆代赭汤、炙甘草汤、黄连阿胶汤、麻子仁丸、瓜蒂散、桔梗汤、麻黄升麻汤、麻黄连翘赤小豆汤、白头翁汤、乌梅丸、理中丸、牡蛎泽泻散和竹叶石膏汤等。

5.加减方

《伤寒论》的方剂是有加减的,并有两种加减方法。

第一种是主要方剂加减后,取了一个新的方名,这种加减方法较多。如桂枝汤的加减方最多,有桂枝加葛根汤、桂枝加附子汤、桂枝去芍药汤、桂枝去芍药加附子汤和桂枝加桂汤等。各篇中尚有栀子豉汤加减、泻心汤加减和四逆汤加减等。

第二种是附在一个方剂之后进行加减。如少阴病篇中的真武汤方就有加减。"若咳者,加五味子半升,细辛一两,干姜一两;若小便利者,去茯苓;若下利者,去芍药,加干姜二两;若呕者,去附子,加生姜,足前为半斤"。但在太阳病篇中的真武汤方没有加减。

6.淘汰的方剂

有猪肤汤和烧裈散等,这些仅仅是个别的、极少的被淘汰的方剂。

(二)药物分析

《伤寒论》共有95味中药,其中包括许多食物,如粳米、粥、饭、蜂蜜、葱、姜(生姜、干姜)、粉、酒、醋、鸡子白、鸡子黄、赤小豆和豆豉等,它们作为药物可用于治病。这符合《内经》药食同源的理论。其他尚有麻子仁,我国一些地区也将其作为食物。此外尚有乌梅(梅子制品)和蜀椒(调味品)等。

(三)方剂类型

1.张仲景为复方治病做出了示范

《内经》最先提出治病有单方、小复方、中复方和大复方。但《内经》只有14个方剂,部分是单方,部分是4味药以下的小复方,没有4味药以上的中复方或大复方。《神农本草经》讲了365味药物,没有方剂。

《伤寒论》有113方,《金匮要略》有248方,两书去掉重复方,约有300方。小、中、大复方全有,也有少数单方。张仲景作为中医复方治病的第一人,并且做出了成功的示范,至今影响深远。

为什么用中医复方治病? 一是病情复杂,临床表现多,需要顾及方方面面,如小青龙汤;二是使用同类药或不同类药以增效,如五苓散;三是为了消除主药的不良反应,如调胃承气汤;四是照顾到虚实两个方面,如白虎加人参汤。

2.《伤寒杂病论》以小复方、中复方为多

《伤寒论》一味药的单方有甘草汤、文蛤散、食蜜方、猪肤汤、烧裈散五方。虽然民间有"单方一味,气死名医"之说,但单方的局限性很大。《伤寒论》绝大多数使用复方,其中以10味药以下的小复方和中复方为多;10味药以上的仅有三方,乌梅丸有10味药,柴胡加龙骨牡蛎汤有12味药,麻黄升麻汤有14味药。《金匮要略》最大的复方为薯蓣丸,有21味药,鳖甲煎丸有23味药。

3.《伤寒论》以汤剂为多

《伤寒论》的方剂类型最多的是汤剂,113方中有100方是汤剂,占了绝大多数,这为中药煎汤服用奠定了基础,传承至今。并且在长期的临床实践中观察到,以煎汤用药的疗效最佳。因为在煎汤的过程中,中草药的有效成分绝大多数能够逐渐溶解于沸水之中。

其他的剂型尚有丸剂和散剂。古人说"丸者缓也"。说明丸剂效果缓慢,药力较弱。散剂大多数为含有挥发油一类的中草药,容易挥发,不耐煎煮,因而制成散剂以吞服。这也是古人在长期临床实践中积累的宝贵经验。

《金匮要略》中也是汤剂最多,尚有丸剂、散剂,以及洗剂、熏剂、粉剂、膏剂、酒剂等。说明张仲景基本上传承了《黄帝内经》14个方剂的各种剂型,并有所发展。

4.中草药的成分复杂

草木是有生命的,中草药的成分非常复杂,如生物碱类、皂苷类、黄酮苷类和有机酸类等,现知有10多类,分为数百种单体。一味中草药就含有好多种成分,至今已对200多种中草药的成分做了初步的测定。中药的复方更加复杂,研究进展较慢。

据说已有人将《伤寒论》的方剂制成了颗粒剂,并具有主要有效成分和主要药理作用。要将《伤寒论》的方剂全部研究清楚,还需要相当长的时间。

三、《伤寒论》的药物剂量和服法

现代教科书的中药剂量绝大多数是明清时期著名中医留下的著作和医案中的常用剂量,适用于病情较轻的患者,或者只有虚弱症状,没有器质性疾病的病人。现今临床上不论疾病轻重缓急,或是调理身体,都使用教科书中的常规剂量,如果病重药轻,患者好不了也坏不了。对于发热疾病和重症疾病,以及顽固性疾病的用药,有必要参考《伤寒论》的用药和剂量。因此阐述《伤寒论》的药物剂量和服法至今仍有现实意义。

(一)《伤寒论》的剂量

1.古今度量衡的变化

《温病条辨》下焦篇寒湿四十六记载,征按:"李东垣云:古之方剂分量,与今不同,云一升,即今之大白盏也;曰字,二分半也;铢,四分也;四字曰钱,十分也。二十四铢为一两;云三两,即今之二两;云一两,即今之六钱半也。云一升,即今之二合半也。古之一两,今用六钱可也。以上所用古方,俱可类推。"

现代计量单位的换算,一斤为十两,500g;半斤为250g;一两为50g,一钱为5g。这是市场上通行的计算方法,说明古今度量衡的计算方法发生了很大变化。

古代中草药的计量方法与现代单位换算不同。古之旧制,一斤为十六两。一两为十钱,为30g;一钱为十分,为3g;一分为十厘,为0.3g。一斗为十升,一升为十合(gě),一合约为一两,为30g。

《伤寒论》剂量换算,李东垣提出需打6~6.5折。现以6折计算,即古之一两,现今不是30g,而是18g。《伤寒论》的一升,打2.5折,即今之二合半。

古代一铢钱,李东垣提出一铢为四分,一字为二分半,四字为一钱,即十分。二十四铢为一两。

2.《伤寒论》方剂大多数药味数少而剂量重

《伤寒论》的大多数方剂药味数少而剂量重。其长处是疗效好,短处是可能会发生不良反应。《伤寒论》所用药物的剂量有大也有小,是以临床疗效为基础选用的,对于重病重症,有效而无毒的中药使用大剂量,有不良反应的中药使用小剂量。

（二）《伤寒论》剂量的分析

按照《温病条辨》记载，李东垣提出《伤寒论》的剂量应打6～6.5折，现以6折计算。

1.大剂量方剂

例如，白虎汤各药的剂量，生石膏一斤，知母六两，甘草二两，粳米六合。总量为1斤8两（24两）＋6合。打6折后为14.4两＋1.5合，换算后为432g。较现代大了约2倍，笔者用白虎汤时，这四味药的剂量为150g～180g。如果病情复杂，使用15味左右的中药，总量约为300g，《伤寒论》的剂量不算太大。笔者治病，主药用量也较大，调理身体，用量一般不大。

2.次大剂量方剂

例如，当归四逆汤各药的剂量，当归三两，桂枝三两，芍药三两，细辛三两，甘草二两，通草二两，大枣25枚。总量为16两＋25枚。16两的6折相当于288g。枚数古今相同，现中药房红枣一枚算3g，25枚为75g。整方折算下来为363g，较现代的常用剂量稍稍大了一些。

黄芩汤各药的剂量，黄芩三两，芍药二两，甘草二两，大枣12枚。总量为7两＋12枚。整方折算下来为246g，与现代相比，治病的剂量差不多，用作调理的话，剂量就太大了。

3.中等剂量方剂

例如，五苓散各药的剂量，猪苓十八铢，白术十八铢，泽泻一两六钱，茯苓十八铢，桂枝半两，总量为54铢（216分）＋160分＋50分=426分=4两2钱6分。整方折算下来为127.8g，与现代的常用剂量差不多。

一铢为四分，十铢为四钱。一钱为五铢，一两为25铢。《伤寒论》十八铢为72分，即七钱二分。铢现在已经不用了。

4.特殊方剂

例如，抵当汤各药的剂量，水蛭、虻虫各30个，大黄三两，桃仁20个。水蛭、虻虫、大黄三药的剂量，现在不可能用那么大。

个数古今是一致的。大枣10~12个,古今差不多。水蛭、虻虫各30个,现今来说太大了。但对于瘀血重症,这点剂量还是适合的。

5.小剂量方剂

例如,白散各药的剂量,桔梗三分,巴豆一分,贝母三分。十枣汤各药的剂量,芫花、甘遂、大戟等分,研散,另大枣十枚,煮后取汤,强者药末服一钱匕,羸人服半钱。

巴豆的剂量打六折为六厘(0.18g),芫花、甘遂、大戟研末吞服用六分(1.8g),剂量和毒性都太大了,可能为重病之所需,现今绝不可以这样使用。笔者以前治疗肿瘤腹水时,芫花、甘遂、大戟研末吞服的剂量是3分(0.9g)。对于肿瘤病人之腹水加胀气,使用巴豆壳3钱(9g)煎汤,或巴豆原粒,壳不破的,煎汤也用3钱。巴豆的有毒成分巴豆油含在豆粒中,绝不可使用巴豆粒。

6.匕和方寸匕

匕是小匙,很小的调羹,不是刀具之匕首。如十枣汤,芫花、甘遂、大戟等分,研散,"强人服一钱匕",将一钱药末放入小调羹中,用以吞服。方寸是一寸见方。方寸匕,指的是将药末放入一寸见方的小调羹中,如第318条四逆散"服方寸匕,日三服"。

(三)笔者使用的中草药剂量

1.中草药剂量要适合临床需要

现代中草药教科书中的剂量是比较保守的,因为学生尚没有临床的感性知识,在学习阶段,起步时宜保守一些是正确的。但临床上疾病有轻重缓急的不同,为了有效,并且为了避免不良反应,剂量宜像《伤寒论》那样有大有小,以适合临床病情的需要。不管病情轻重缓急,不管是治病还是调理,不考虑中草药的毒副作用和不良反应,都用常规剂量,疗效不可能会提高。

2.治疗免疫病的中草药用量很大

笔者治疗免疫病的用药剂量是很大的。其依据一是《伤寒论》,并在临床中取得了经验。二是免疫病的病情复杂而严重,不是调理,而是治病。三是许多病人已经使用了西药,并且剂量很大。中西药物有交叉耐药的情况,因而必须较常规剂量要大，而且是以质重而体积小的根茎类、果实类的中药为主，较少使用质轻而体积大的叶类和全草类中药。但是笔者所使用的中草药一定是安全的，是不会引起中毒反应的，胃肠道反应是可以克服的。因而患者服药一段日子，笔者就让其复查血常规、尿常规、肝肾功能和心电图，以证实没有毒性损害，让大家放心。临床上服药时间长达二三十年的慢性系统性红斑狼疮病人有30多例，每年都会做系统性的检验，以了解病情情况，并证实长期服用的中草药没有出现不良反应。

3.免疫病的中草药剂量

为了清退免疫病发热，笔者使用生石膏的剂量是很大的，为60g～90g，有时甚至为120g；其他的中药剂量也较大。

例如治疗成人斯蒂尔病的经验方石膏退热汤：生地黄30g～60g，生石膏60g～120g，黄芩30g，青蒿30g，金银花30g，滑石30g，陈皮6g，半夏9g，生甘草6g等，总量达231~321g。治疗系统性红斑狼疮的经验方红斑汤加减方：生地黄30g，生石膏30g，黄芩30g，水牛角30g，莪术30g，赤芍30g，金雀根30g，羊蹄根30g，秦皮30g，忍冬藤30g等，总量达300g以上。治疗类风湿关节炎的经验方羌活地黄汤加减方：羌活30g，生地黄30g，黄芩30g，忍冬藤30g，金雀根30g，制川乌9g，白附子18g，莪术30g，姜黄30g，葶苈子30g，白芥子9g，甘草3g等，总量达275g以上。

为了预防药重伤胃，在方中还需要加入和胃药和调味药3～7味，但都是常规剂量，如半夏9g，陈皮6g，佛手6g，香橼9g，香附9g，藿香9g，白豆蔻3g，刀豆子30g等。

4.无病调理用常规剂量

笔者对于无病调理者的处方，使用常规剂量，决不使用大剂量。治病与调理，二者必须区别对待。

5.对于毒药

古代没有血、尿、肝肾功能等检验，对于毒性的认识主要是服药后引起急性的吐泻、腹痛、麻木、抽搐、昏厥，甚至死亡。对于慢性的内脏损害是不知道的，因而有较重的胃肠道反应的中草药有毒。有慢性肝肾功能损害的中草药无毒或小毒。现代认识决不能停留在古代的水平上。

笔者对于毒性确实很大的中药,如马钱子、斑蝥和砒霜等,为了治病,所用的剂量是很小的。有肝肾毒性的中草药,如马兜铃、汉防己、木防己、黄药子、寻骨风、青风藤和铁树叶等,决不使用,甚至不用有毒性的蛇虫类药,有肾毒性的黄柏也极少使用,以保证慢性病人长期服用中药而没有任何不良反应,连胃肠不舒服反应也很少发生。

笔者对于毒性有争论的中药,先查阅相关资料,如生南星、生半夏,其有毒成分并不溶解于水,30g水煎服,患者一点反应也没有。商陆,有些医书归入大毒类,笔者通过观察,发现只是部分病人有胃肠道反应。但笔者治疗血小板减少症,用商陆30g,患者一点反应也没有。山豆根也会引起吐泻,笔者治疗狼疮性肾炎,用30g,胃肠道反应很轻,是很容易克服的。这种情况就是古代中医所说的"有病则病受之,无病则损伤正气"。古代没有检验医学,认为吐泻就是中毒,现代慢性的内脏中毒反应都是检查出来的。服药引起轻微吐泻,是胃肠道反应,不是中毒,是可以克服的。

笔者请上海医药工业研究院做了动物实验,山豆根用120g无毒,商陆用30g无毒。但商陆用60g以上有毒,除了吐泻外,会出现阿托品样中毒反应。

《伤寒论》113方的用药,绝大多数是无毒无害的,其中只有白散的巴豆,十枣汤的芫花、甘遂、大戟,为大毒药,笔者都使用过,必须控制剂量和服药方法,并且必须药证相符。有的中医一辈子没有使用过,确实没有必要冒此风险,因这些毒药临床上是偶尔使用的。肝硬化大量腹水,肿瘤大量腹水,并有大量胀气,腹胀难以忍受,这种情况只有巴豆能够解除胀气,

完整的巴豆或巴豆壳3g~9g,水煎服,能够让病人腹胀很快解除。巴豆的毒性成分含在豆粒的巴豆油中,能引起严重的水泻,使人脱水而死亡。决不可使用巴豆的豆粒。豆壳完整的巴豆,其豆粒的巴豆油是不会漏出来的。必须说明巴豆壳排除不了严重的腹水。

制甘遂3g~9g,水煎服,泻下的药力不强。生甘遂研末吞服3g,能够引起严

重的水泻和腹痛。芫花3g～9g,大戟3g～9g,水煎服,能泻下,药力不是很强,但消除不了严重的腹水,毒性反应也不明显。

四、《伤寒论》的煎法和服法

有一些研究《伤寒论》的书籍,条文阐述得很清楚,可是常常忽略了对方剂的煎法和服法的分析。

(一)煎法

1.中草药的煎煮

《伤寒论》每一方剂的下面都有煎药方法,在本书中,笔者都记录下来了。中草药全部是水煎,个别药有先煮,有后下,去滓,倒出汤汁待温。虽然记载了放入水量和服用汤量,但中药都是自己煎煮,因而煎煮的水量、汤量并无严格标准。书中没有记载煎药的时间,可能与古代以滴漏计时有关,绝大多数家庭做不到。

中草药的煎煮,水量和汤量是以碗或杯来计算的,如中国人烧粥饭、煮菜汤、冲茶水那样,杯碗所盛之水量和汤量是凭经验的,多喝一两口少喝一两口是无所谓的。这种方法从古代流传至今,习惯成自然,为民间所公认。

2.关于附子的煎法

《伤寒论》附子泻心汤,附子是单独煎的,煎汁后,将附子汁再纳入总汤药中,分温再服。说明中草药的煎煮,并非全部放在一起煎煮。有分煮,有先煮,有后下,最后合并在一起,一起喝下。

3.关于现代的中药颗粒剂

现今的颗粒剂,为中草药的改革剂型,有的老中医认为一味药一味药地分开单独煎,有可能会影响疗效。笔者提出,中国人的单炒鸡块和混炒鸡块营养成分是同样的。什锦汤是混在一起煮的,味道很鲜美,但营养成分与单味菜肴是同样的。

《伤寒论》中大量的方药是整方混在一起煎煮的,也有单独煎药的例子,如上述的附子泻心汤,这不但为颗粒剂的煎药方式找到了经方的依据,而且这种煎法与先煮、后下不同。

4.关于代煎

煎中药是一件麻烦事,许多病人都是自己在家里慢火煎煮的。每天煎一帖,煎两次,临床中医讲明煎煮40～60分钟,病人反映药汁很浓,服用了马上会有效果,一天天在好转。这是传统的,符合《伤寒论》的煎药方法。

现在住院病人所服中药都是代煎的。门诊上有许多病人提出代煎。上海的做法是由病人住地附近的中药店代配代煎,代送上门。本来这是一件对于大家都有利的好事,但病人普遍反映药汁很淡,服用了不起效果,远不及自己煎的。据说,中药店煎药,14帖中药一起倒入锅里,放入水,不分先煮后下,15～20分钟急火煎药完成,分成28袋,每袋150毫升,分14天服用。虽然这种煎法看似达到了规范化、标准化,但忽视了煎药的质量。因而笔者常常告诉病人,感冒胃痛等是可以代煎的,大病、难病、重病必须自己在家里煎,必须慢火煎。

(二)服法

《伤寒论》的汤剂有多种服法。其中以服用一次、两次、三次为基本服法。

1.服一次

如桂枝加葛根汤,"煮取三升,去滓,温服一升"。一日只服一次的条文较多。

2.服两次

如桂枝二麻黄一汤,"煮取二升,去滓,温服一升,日再服"。一日服两次的条文也较多。这种每帖中药一日用两次的服法,为后世的基本服法,传承至今。

3.服三次

如白虎加人参汤,"汤成去滓,温服一升,日三服"。一日服用三次的条文也较多。

4.服四次以上

如桂枝汤,"煮取三升,去滓,适寒温,服一升……半日许,令三服尽……服一剂尽。病证犹在者,更作服。若汗不出,乃服至二三剂"。

原著条文中没有讲清楚二三剂药是一日服的,还是分二三日服的。书中明确提出半日许一帖药分三次服,病证犹在者,再次煎服二三帖药,直到汗出热退。笔者理解二三帖药是一天服完的,那么,一天就服用4～6次,甚至更多。

因此,一天中煎熬1～3帖中药,分1～6次服用,这也是中医的传统。不要以为中药的服法只有一种,每日一帖,煎服两次。

如中国人吃粥饭、喝茶水那样,服用一碗或一杯,数量多一些少一些是无所谓的,是凭需要和感觉的,不像西药的剂量那样严格。

5.餐前还是餐后服用

病人常会问中药餐前还是餐后服用? 现今中医让病人餐前餐后服用的都有,并且提出是餐前餐后半小时左右。

《伤寒论》大部分方剂没有写明餐前还是餐后,少数有记载。桂枝汤服已须臾,啜热粥一升余,以助药力,说明中药与热粥是先后服用的。白虎汤,米熟汤成,温服。粳米煮在汤内,成了药粥汤,说明也是与粥同时服用的,并且《伤寒论》记载都是温服的。

由于中草药成分复杂,如生物碱、皂苷或树脂等,对胃有刺激作用,并且很苦。短期内服用问题不大,如果长期服用,会引起病人胃不舒服,甚至胃痛、恶心、食欲减退,有的病人甚至再也不想服用中药。因此笔者主张餐后半小时服用中药,不要空腹服用。

6.关于忌口

《伤寒论》第一方桂枝汤治疗太阳病中风发热,提出"禁生冷黏滑肉面五辛酒酪臭恶等物"。在感染发热时,食欲减退,身体虚弱,禁食生冷黏滑的食品、肉类奶酪类食品、酒类、臭恶变质食品等,都是正确的。至今仍然主张吃清淡一些,要忌口。但这是在发热期间,是短期内忌口,如果病愈后仍然长期忌口,不吃肉类、奶酪类食物,那就可能会发生营养不良,尤其是青少年长身体期间,必须进食营养丰富的食品。

至于五辛食品,如花椒、胡椒等,对于发热患者来说是不适宜吃的,但是必须一分为二对待,桂枝汤中的桂枝、生姜也是辛味的,能够治病。黏滑的食品是指莼菜、线粉、磨腐、黄鳝、鳗鱼、内脏等,是否要忌口,这很难说得清楚。

笔者主张大多数慢性病不需要忌口。笔者年轻时常常听到前辈中医老师说,生冷食品要忌口,烟酒要忌口,这是传承《伤寒论》,是正确的。但酸辣食品要忌口,海鲜食品要忌口,这要看情况。过敏性疾病、代谢性疾病是需要忌口的,但并非都必须忌口,要考虑营养平衡的问题。至于面食类,是不需要忌口的。

7.六经病欲解时

三阳病和三阴病都有欲解的时辰。一天有十二个时辰。我国自古以来长期使用十二时辰计时。疾病是否真的按照这一规律治疗得以缓解,很难说,这是受到儒家天人合一理论的影响。但重病人的死亡常常在后半夜,从子时至寅时,这时阴气、寒气最重,重病人最难受,常常过不了这一关就死亡。但病情好转热退,常常在后半夜至天明。

太阳病欲解时,从巳至未时,为9点—15点,包含了巳午未三个时辰。阳明病欲解时,从申至戌时,为15点—21点,包含了申酉戌三个时辰。少阳病欲解时,从寅至辰时,为3点—9点,包含了寅卯辰三个时辰。太阴病欲解时,从亥至丑时,为21点—3点,包含了亥子丑三个时辰。少阴病欲解时,从子至寅,为23点—5点,包含了子丑寅三个时辰。厥阴病欲解时,从丑至卯上,为1点—7点,包含了丑寅卯三个时辰。

书中只有十个时辰,少了午时和酉时两个时辰。但书中太阳病欲解时,从巳至未时,包含了午时。阳明病欲解时,从申至戌时,包含了酉时。

子时为半夜23点—1点,丑时为半夜1点—3点,寅时为3点—5点,卯时为5点—7点,辰时为7点—9点,巳时为9点—11点,午时为11点—13点,未时为13点—15点,申时为15点—17点,酉时为17点—19点,戌时为19点—21点,亥时为21点—23点。

太阳病欲解时,从巳至未上。(第9条)

阳明病欲解时,从申至戌上。(第193条)

少阳病欲解时,从寅至辰上。(第272条)

太阴病欲解时,从亥至丑上。(第275条)

少阴病欲解时,从子至寅上。(第291条)

厥阴病欲解时,从丑至卯上。(第328条)

五、创新应用

(一)古代的变化创新

1.变化和淘汰

六经辨证经长期的变化发展,太阳病等六经的病名就不再使用了。许多具体的病证名称,部分换了证名,如中风、伤寒换成感冒、外感,下利换成腹泻等;部分已经淘汰,如结胸、脏结、水逆证、蓄血证等。只有部分病名证名还在使用,如痢疾、疟疾、黄疸、衄证等,但这些都是《内经》中提出来的病证名称。说明古时中医病证名称取自《内经》,治疗方药取自《伤寒论》和《金匮要略》。

2.经方派和时方派

从元朝朱丹溪起,至清初约三百年,对于《伤寒论》的理论和方剂的运用,以及后世创新的理论和方剂的运用,逐渐形成两大学派。对于发热疾病的理法方药的运用,称为伤寒学派与温病学派;对于内科疾病的理法方药的运用,称为经方学派与时方学派。经方学派认为时方学派缺少经典理论基础,常常不合经意,属于离经叛道。时方学派认为经方学派泥古不化,故步自封,并提出古方不能治今病的观点。两大学派医家的争论,促进了中医学术的发展。从而在明末清初创立了温病学说,盛行于江南一带。

3.温病学派的创新

《伤寒论》和《金匮要略》的方剂,称为经方。金元时期的中医已将《伤寒论》的辨证和经方移植到了内科的治疗中来,如王安道《医经溯洄集》。清初温病学派又将《伤寒论》的经方移植到了温病的治疗中来。从吴又可、叶天士、薛雪和吴鞠通的著作中可以看到温病学派大量地吸取了《伤寒论》的精华和方药,融入温病的辨证论治中,在传承的基础上进行了创新。

许多中医前辈经过长期临床观察发现,不论是治疗内科病还是温疫,经方绝大多数是有效的。

(二)笔者运用经方的体会

1.临床疾病谱发生了变化

医学在发展,疾病谱在变化。《伤寒论》《金匮要略》,甚至温病学说,尚不能涵盖所有的临床问题,如现代的一些理化检查的指标,免疫病的绝大多数病种及其一些临床表现,古代是没有记载的,今人必须在传承的基础上发展。因而笔者提出辨查论治的观点。

2.运用经方治疗风湿病、免疫病的体会

对于风湿病、免疫病的临床表现,如发热、口干、咳嗽、气喘、腹痛、腹泻、便血、关节痛、手足清冷、泡沫尿和泡沫便等,笔者将《伤寒论》的30多张主方,如麻黄汤、麻杏甘石汤、大小青龙汤、大小柴胡汤、白虎汤、竹叶石膏汤、四逆散、旋覆代赭汤、茵陈蒿汤、炙甘草汤、白头翁汤、理中丸、黄连阿胶汤、吴茱萸汤、四逆散、当归四逆汤等,应用到了风湿病、免疫病的治疗中,取得了显著的效果。

3.古代没有化验

临床上免疫病患者出现血小板减少、白细胞升高或减少、血沉增速、尿蛋白增多、尿红细胞增多、肝肾功能异常、类风湿因子阳性、C反应蛋白升高、铁蛋白升高、免疫球蛋白升高或降低、抗原抗体发生异常等表现。病人提出治疗,中医不能说这不是自己专业范围内的,中医也要进一步学习提高,运用中药调整,使病人的异常指标达到正常。

4.免疫学是新兴学科

古代虽然有风湿病及其治疗方药的记载,但古代没有免疫和免疫病的概念。免疫学是新兴学科。中医没有系统性红斑狼疮、干燥综合征、皮肌炎、雷诺现象、成人斯蒂尔病、抗心磷脂抗体综合征、间质性肺炎、克罗恩病等免疫性疾病的记载,也没有留下这些疾病的治疗方法。现代中医要有所作为,在传承的基础上一定要有所创新,提出新的治疗方法。

5.笔者创新了一系列的经验方

笔者参照《伤寒论》,在部分经方的基础上进行了加减变化,创新了一系列的经验方剂,如红斑汤、清肾汤、羌活地黄汤、地黄润燥汤、石膏退热汤、化瘀汤、芩连土茯苓汤、新咳汤及其合剂、疏肝去脂胶囊、固泻汤、白头翁金樱子汤等。笔者在本书中系统论述了《伤寒论》对于风湿病、免疫病的临床指导作用。已有中医专家评论说笔者继伤寒学说、温病学说、内伤杂病学说之后,创建了免疫病的中医理论观点和治疗方药。

6.关于经方的剂量

张仲景的《伤寒论》是依据自己的临床经验,依据病情的轻重缓急而编写的,因而有的中药剂量很大,有的剂量很小。现代初学《伤寒论》的中医使用经方,剂量宜保守一些。青年中医成长起来后,结合病情和临床经验,才可以突破常规而加大剂量。

7.较常用剂量增大

笔者效仿古人先贤,在风湿病、免疫病的临床实践中,创新了一批经验方剂。对于剂量问题,参照《伤寒论》,在有效而安全的基础上,较现代《中药学》著作中的常用剂量大。尤其是君药、臣药,大多为30g,甚至更大。一帖药15～20味,总量常达到200g～400g。绝大多数的饮片使用根茎类、果实类,质重而体小;较少使用质轻而体大的全草类和叶类。煎药时间也较长,为一小时以上。

8.关于服法

在服法方面,参照《伤寒论》,绝大多数患者一日服用2次;少数重病、急病的病人,一日服用2帖4次,用重剂治疗,加强疗效。有的病人喝2次后,第三次可以多煎一些汤泡脚。轻症和缓解期康复阶段的病人,一帖中药服用2～3天,一个月服用7～14帖,灵活运用,用轻剂治疗,巩固疗效。

(三)笔者的见解

1.过去是西学东渐

自从清朝末年以来,我国中医与西医并存。西医在世界范围内的应用和研究发展迅速,我们可以拿来就用,因而大量西医学知识和技能传入我国。中医传承多,创新少,发展得非常缓慢,基本上停留在清朝后期的水平。近三十年来,依靠政府的支持,加大了投入,中医才有了较大的发展。

2.现代出现东学西渐

近三十年以来,中医中药在欧美国家逐渐传播流行开来,尤其针灸疗法在海外备受推崇,中医内科疗法渐被外国人接受。

笔者曾说,世界上70%～80%的慢性病可以通过服用无毒无害的中草药恢复健康。因为中草药是有生命的,利用植物的健康和生命以增强人体的健康,延长人们的生命。

3.中医治疗感染性发热处于弱势地位

对于感染性疾病的发热,现今使用抗生素。即使来中医医院看急诊,也与西医院的处理方法相同,无非再用一些中草药或中成药。对于病毒性感染等发热疾病,西医西药无效时,患者会来看中医,服用中草药。这说明治疗感染性疾病发热,中医中药处于弱势地位。

4.现代中医必须更新观念

《伤寒论》以后的近两千年中,疾病谱已经发生了很大的变化。中医理论、理法方药、方剂组成和药用剂量也都有很大的变化。

那么《伤寒论》现在还有使用价值吗?当然有。但中医必须更新观念,一是对于抗生素耐药、效果不明显的病人,可采用中西医结合方法治疗;二是移用至别的疾病,而这些疾病西医效果不理想,如病毒感染、风湿病、免疫病、血液病、内分泌疾病、肿瘤等;三是许多临床表现,如内火、怕冷、头晕、头痛、耳鸣、腰酸、尿频、关节酸疼等,西医没有好的治疗方法,中医却有好的方药。对于分别使用西药、中药效果都不明显的病人,西药、中药同时使用,有时会起到意想不到的效果。

5.中草药的质量发生了变化

由于时代变迁,现今只有部分药材是野生的。许多野生植物药材转变为种植药材,种植过程中使用化肥,中草药生长快速,产量增多了,质量却下降了。但绝大多数种植药材,其药性没有出现重大变异。在多数情况下,《伤寒论》的方药和剂量仍有参考价值。由于药物质量下降,现代临床上中医治病,中草药的剂量较过去加大了很多。如为调理,仍然使用常规剂量即可。

第二章 《伤寒论》三阳病

第一节 关于三阳病

伤寒三阳病为太阳病、阳明病、少阳病三者,这是《内经》提出来的,是对发热疾病的一种分类方法。

一、三阳病发热证概说

伤寒三阳病为伤于寒邪而外感发热的疾病,分为太阳病、阳明病、少阳病。临床表现的共同特点是发热,称为三阳病发热证,但三阳病发热的性质是有区别的。太阳病、阳明病、少阳病又分为经证和腑证,正证和变证,这也是传承了《内经》的理论。

(一)三阳病经证和腑证

1.什么是经证和腑证

经证是经络证,外感风寒之邪侵袭了手足三阳之经络,邪在经脉之中。三阳病腑证为六腑证,病邪由表传里,由四肢经脉传向六腑,邪在六腑之中。

2.太阳病之经证和腑证

太阳病经证为外感风寒之邪侵袭了手足太阳之经络,病变在体表经脉之中,又称表证。太阳病腑证为病邪在手太阳小肠之腑或足太阳膀胱之腑,病变发生在小肠和膀胱部位。小肠主液,膀胱蓄津,病在小肠则伤津液,病在膀胱则小便不利。

3.阳明病之经证和腑证

阳明病经证为外感风寒之邪侵袭了手足阳明之经络,在体内,又称里证。阳明病腑证为病邪在手阳明大肠之腑或足阳明胃之腑。大肠主液,胃主多气多血,主热,邪客阳明胃经则大热,邪客阳明胃腑为胃家实证。邪客大肠之经则失液,邪客大肠之腑则大便不利,便秘或腹泻。

《素问·阳明脉解篇》:"阳明主肉,其脉血气盛,邪客之则热,热盛则恶火。"

4.少阳病之经证和腑证

手少阳经证为外感风寒之邪侵袭手足少阳之经络,外邪在体表、体内之间,称邪在半表半里。半表半里是一个模糊的概念,不是具体的解剖部位。发病既有表证,又有里证,外邪既不完全在体表,又不完全在体内,后世中医就称为半表半里之证。

少阳病的部位在手少阳三焦经或足少阳胆经,少阳之腑为三焦和胆。三焦为决渎之官,具有气化水道的作用,病则水肿,小便不利。胆为中精之府,具有排泄胆汁的作用,病则发热、胁痛、口苦、头痛。因而《伤寒论》少阳病经证有发热恶寒、口苦和头痛等症状。腑证有呕吐和胁满胁痛等症状。

(二)三阳病正证和变证

1.三阳病有正证和变证

前辈有的将此称为本证和外证,有的称为正局和变局,有的称为正治和变治。笔者依据《伤寒论》原文"有正阳阳明"之意,故而将此称为正证正治和变证变治。

2.太阳病正证和变证

太阳病上篇中风和伤寒,称为太阳病正证,包含一些常见的感染性疾病,主要是上呼吸道感染及其并发症,后世将此称为太阳病经证表证。太阳病下篇包括了更多的疾病及其并发症,其中水逆证和蓄血证,后世又称为太阳病腑证里证。

太阳病中风典型的表现见第2条和13条:"发热,汗出,恶风,脉缓者,名为中风",使用桂枝汤,伤寒典型的表现见第3条和35条:"头痛发热,身疼腰痛,骨节疼痛,恶风,无汗而喘者",使用麻黄汤,这称为正治。

中风和伤寒都有变化,这称为变证。治疗方法和方剂也同时变化,这称为变治和变方。三阳病都有变证变治,但并非在传经时发生传变之证。

太阳病的变证和变方,见14条:"太阳病,项背强几几,反汗出恶风者,桂枝加葛根汤主之"。43条:"太阳病,下之微喘者,表未解故也。桂枝加厚朴杏子汤主之"。23条:"脉微而恶寒者,此阴阳俱虚……宜桂枝麻黄各半汤。"25条:"若形似疟,一日再发者,汗出必解,宜桂枝二麻黄一汤。"27条:"发热恶寒,热多寒少……宜桂枝二越婢一汤"。

3.阳明病正证和变证

阳明病的正证为胃家实。正治使用白虎汤和承气汤。变证和变治有二:一为太阳阳明脾约证,使用麻子仁丸。二为少阳阳明证,胃中燥,大便难,使用蜜煎导或猪胆汁。

> 问曰:病有太阳阳明,有正阳阳明,有少阳阳明,何谓也? 答曰:太阳阳明者,脾约是也;正阳阳明者,胃家实是也;少阳阳明者,发汗利小便已,胃中燥烦实,大便难是也。(第179条)

4.少阳病正证和变证

少阳病的正证为寒热往来,休作有时,胸胁苦满,胁下痞硬,正治为小柴胡汤和大柴胡汤。少阳病的变证和变治,如146条:外证未去者,使用柴胡桂枝汤;147条:往来寒热者,使用柴胡桂枝干姜汤;104条:潮热者,使用柴胡加芒硝汤等。

> 伤寒六七日,发热,微恶寒,支节烦疼,微呕,心下支结,外证未去者,柴胡桂枝汤主之。(第146条)

> 伤寒五六日,已发汗而复下之,胸胁满微结,小便不利,渴而不呕,但头汗出,往来寒热心烦者,此为未解也,柴胡桂枝干姜汤主之。(第147条)

> 伤寒十三日不解,胸胁满而呕,日晡所发潮热,已而微利,此本柴胡证,下之以不得利,今反利者,知医以丸药下之,此非其治也。潮热者,实也,先宜服小柴胡汤以解外,后以柴胡加芒硝汤主之。(第104条)

第二节　辨太阳病脉证并治

《伤寒论》太阳病上篇说有四大发热病:中风、伤寒、温病和风温,但书中只论述了中风、伤寒之发热,温病和风温没有论述。《伤寒论》的中风、伤寒论述的是感染性疾病的发热,不是后世说的脑梗死、中风和传染病伤寒、副伤寒引起的发热。

《伤寒论》太阳病下篇论述了一系列的疾病及其并发症。本书对现今临床尚有指导意义的疾病进行介绍。至于当时误诊误治后的并发症,时过境迁,已经没有现实意义,仅是提一下,不再进行阐述。

一、太阳病经证之一,外感表证发热

(一)概说

《伤寒论》太阳病论述的是外感风寒之邪侵袭太阳经脉,手足太阳经络分布于体表,从头至足的阳面。太阳经脉之病,因而名太阳病。

太阳病中风伤寒是外感风寒之邪,侵袭太阳经络而发热的病,并有恶风恶寒的症状,为太阳病的经证。相当于现代的普通感冒和上呼吸道感染。

太阳之为病,脉浮,头项强痛而恶寒。(第1条)

太阳病,发热,汗出,恶风,脉缓者,名为中风。(第2条)

太阳病,或已发热,或未发热,必恶寒,体痛,呕逆,脉阴阳俱紧者,名为伤寒。(第3条)

(二)病因病机

1.关于中于风寒之邪

《伤寒论》依据《内经》外感六气致病理论,提出了太阳病是由于太阳经中于风邪而发热称为中风,伤于寒邪而发热称为伤寒。其中外感表证发热,以风邪和寒邪引起最为常见。《伤寒论》主要论述伤于寒邪而发热的疾病和治疗。

2.关于荣卫失和

《伤寒论》提出人体荣卫二气失于和谐,一强一弱,不能卫外,风寒入侵而引起发热。《内经》有荣卫理论,荣行脉中,卫行脉外,相向而行,荣卫二气调和而不致病。荣卫二气强弱不和就会患病,古人营养不足者多,故常有营血不足、卫气不和的情况。营血不足之人,卫气虚弱则卫外功能衰退,容易外感。

脉浮紧者,法当身疼痛,宜以汗解之,假令尺中迟者,不可发汗。何以知然?以荣气不足,血少故也。(第50条)

　　病常自汗出者,此为荣气和。荣气和者,外不谐,以卫气不共荣气谐和故耳。以荣行脉中,卫行脉外。复发其汗,荣卫和则愈。宜桂枝汤。(第53条)

　　病人藏无他病,时发热,自汗出,而不愈者,此卫气不和也。先其时发汗则愈,宜桂枝汤。(第54条)

　　太阳病,发热汗出者,此为荣弱卫强,故使汗出,欲救邪风者,宜桂枝汤。(第95条)

(三)临床表现

1.中风发热及其治疗

(1)临床表现:《伤寒论》提出中风的临床表现有二:一是有恶风、头痛,脉浮;二是有发热、出汗。中医都称为外感表证。外感有汗称为表虚证,外感无汗称为表实证。这些显然是普通感冒的症状,后世中医和民间都称为伤风感冒,直到如今依旧沿用。

　　太阳病,头痛发热,身疼腰痛,骨节疼痛,恶风,无汗而喘者,麻黄汤主之。(第35条)

(2)治疗:外感表证的治法为解表。表虚有汗证,其解表方法是调和营卫,方用桂枝汤治疗,微微发汗,以祛邪外出,或者针刺风池、风府穴助祛邪外出。

12条:"太阳中风,阳浮而阴弱。阳浮者,热自发,阴弱者,汗自出。啬啬恶寒,淅淅恶风,翕翕发热,鼻鸣干呕者,桂枝汤主之。"

　　太阳病,头痛,发热,汗出,恶风,桂枝汤主之。(第13条)

　　太阳病,初服桂枝汤,反烦不解者,先刺风池、风府,却与桂枝汤则愈。(第24条)

　　太阳病,外证未解,脉浮弱者,当以汗解,宜桂枝汤。(第42条)

　　太阳病,外证未解,不可下也,下之为逆,欲解外者,宜桂枝汤。(第44条)

　　太阳病,先发汗不解,而复下之,脉浮者不愈。浮为在外,而反下之,故令不愈。今脉浮,故在外,当须解外则愈,宜桂枝汤。(第45条)

阳明病,脉迟,汗出多,微恶寒者,表未解也,可发汗,宜桂枝汤。(第234条)

2.伤寒发热

《伤寒论》提出伤寒的表现有二:一是有发热、恶寒、体痛、呕逆,脉数;二是有欲吐、躁烦。这些都是上呼吸道感染或流行性感冒的症状,这也是表证,可能为病毒与细菌的混合性感染,并发了轻的中毒性症状。伤寒表实证外感无汗,治法为发汗解表,《伤寒论》提出方用麻黄汤治疗。

太阳与阳明合病,喘而胸满者,不可下,宜麻黄汤。(第36条)

脉浮者,病在表,可发汗,宜麻黄汤。(第51条)

脉浮而数者,可发汗,宜麻黄汤。(第52条)

伤寒脉浮紧,不发汗,因致衄者,麻黄汤主之。(第55条)

伤寒发汗已解,半日许复烦,脉浮数者,可更发汗,宜桂枝汤。(第57条)

(四)鉴别

1.与温病鉴别

《伤寒论》提出温病和风温也有太阳病发热症状。有口渴,不恶寒者,为温病。如果发汗后仍然身灼热,名风温。风温为病,严重者会抽搐,如果误治,使用火熏的方法,会促使患者死亡。温病和风温都是《内经》提出来的概念,后世发展成为系统性的温病学说,相当于现代的流行性传染病。《伤寒论》仅是提了一下温病,没有展开讲。

太阳病,发热而渴,不恶寒者,为温病。若发汗已,身灼热者,名风温。风温为病,脉阴阳俱浮,自汗出,身重,多眠睡,鼻息必鼾,语音难出。若被下者,小便不利,直视失溲,若被火者,微发黄色,剧则如惊痫,时瘈疭,若火熏之。一逆尚引日,再逆促命期。(第6条)

2.邪气表里鉴别

《伤寒论》提出伤寒病人其小便清者,知热仍在表,不在里,当须发汗,宜桂枝汤。伤寒病人头痛有热,不大便六七日,热已传里,胃肠有热,宜用承气汤以通便。

伤寒不大便六七日,头痛有热者,与承气汤。其小便清者,知不在里,仍在表也,当须发汗。若头痛者,必衄,宜桂枝汤。(第56条)

3.寒热部位鉴别

《内经》有邪气从皮肤通过经络传入腑脏而逐渐加重的传变理论。《伤寒论》提出病人身大热,反欲得衣者,热在皮肤,寒在骨髓。身大寒,反不欲近衣者,寒在皮肤,热在骨髓。病人感染后一般先恶寒,欲穿衣;后发热,要脱衣。身大热者,热在皮肤,寒在骨髓。身大寒者,寒在皮肤,热在骨髓。

病人身大热,反欲得衣者,热在皮肤,寒在骨髓也。身大寒反不欲近衣者,寒在皮肤,热在骨髓也。(第11条)

这种情况临床上是有的,大叶性肺炎就是先寒战后高热,皮肤先发烫后发凉,体内先发凉后发烫。这种寒热变化,常与感染中毒的严重程度有关,若并发骨髓中毒,症状则更为严重。

(五)治疗方药

《伤寒论》提出太阳病中风发热使用桂枝汤,太阳病伤寒发热使用麻黄汤。

1.桂枝汤方

桂枝三两(去皮),芍药三两,甘草二两(炙),生姜二两(切),大枣十二枚(擘)。

上五味,哎咀三味,以水七升,微火煮取三升,去滓,适寒温,服一升。服已,须臾啜热稀粥一升余,以助药力。温覆令一时许,遍身漐漐,微似有汗者益佳。不可令如水流漓,病必不除。若一服汗出病差,停后服,不必尽剂。若不汗,更服依前法。又不汗,后服小促其间,半日许,令三服尽。若病重者,一日一夜服,周时观之。服一剂尽,病证犹在者,更作服。若汗不出,乃服至二三剂。禁生冷、黏滑、肉、面、五辛、酒酪、臭恶等物。

按:哎咀为嚼碎之意,引申为捣啐。李杲云:"哎咀,以口咬细也。"

2.麻黄汤

麻黄三两(去节),桂枝二两(去皮),甘草一两(炙),杏仁七十个(去皮尖)。

上四味,以水九升,先煮麻黄,减二升,去上沫,内诸药,煮取二升半,去滓,温服八合。覆取微似汗,不须啜粥,余如桂枝法将息。

(六)转归和预后

1.七日愈和六日愈

《伤寒论》提出病人发热恶寒者,为发于阳,七日愈;病人无热恶寒者,为发于阴,六日愈。因阳数七,阴数六之故。这是传承《内经》的传经理论,在古代广为流传,有这种可能性,但并非完全如此,今人不能用现代理论来评述。

病有发热恶寒者,发于阳也;无热恶寒者,发于阴也。发于阳,七日愈;发于阴,六日愈。以阳数七,阴数六故也。(第7条)

太阳病,头痛至七日以上自愈者,以行其经尽故也。若欲作再经者,针足阳明,使经不传则愈。(第8条)

2.十二日愈

太阳病如果不治疗,中风病人也会表解而不了了之,十二日愈。现代感冒病人若身体强壮,休息得好,1~2个星期感冒是能够自愈的。

风家,表解而不了了者,十二日愈。(第10条)

3.欲解时

太阳病,欲解时,从巳至未上,相当于上午9时至下午3时,这时阳气最盛。

太阳病欲解时,从巳至未上。(第9条)

4.表里俱实,津液自和者也能自愈

《伤寒论》提出有的医生不仅滥用发汗药,而且同时或先后使用下法,这是治疗失误,会引起里虚,亡血亡津液,不可再发汗治之。只有表里俱实,津液自和,阴阳自和的患病者,才能汗出而愈。

脉浮数者,法当汗出而愈。若下之,身重心悸者,不可发汗,当自汗出乃解。所以然者,尺中脉微,此里虚,须表里实,津液自和,便自汗出愈。(第49条)

凡病若发汗、若吐、若下、若亡血、亡津液、阴阳自和者,必自愈。(第

58条）

大下之后，复发汗，小便不利者，亡津液故也。勿治之。得小便利，必自愈。（第59条）

本发汗，而复下之，此为逆也；若先发汗，治不为逆。本先下之，而反汗之，为逆；若先下之，治不为逆。（第90条）

（七）发汗禁忌

1.不可发汗

《伤寒论》提出有许多病人不可发汗，如荣血不足者、咽喉干燥者、淋家、疮家、衄家、亡血家和汗家等，都不可发汗。如果误发了汗，会发生不良反应，如淋家会小便出血，疮家会项背强直，衄家会直视不得瞬眼，亡血家会寒栗而振，汗家重发汗会心乱恍惚，小便阴疼，有的人会出现胃冷吐蛔。说明当时的医生滥用发汗药治病，发生了许多不良反应。

实际上这是指用麻黄汤和桂枝汤两方发汗后的不良反应。这两方虽能发汗，但退不了热，或者是发汗后暂时热退。发汗太过，可能会引起虚脱等并发症，况且这两方本身使用不当有不良反应。因而从明朝起，已经有人指出这两方不宜用于发热疾病。

……假令尺中迟者，不可发汗。何以知然？以荣气不足，血少故也。（第50条）

咽喉干燥者，不可发汗。（第83条）

淋家，不可发汗，汗出必便血。（第84条）

疮家虽身疼痛，不可发汗，汗出则痉。（第85条）

衄家不可发汗，汗出必额上陷，脉急紧，直视不能眴，不得眠。（第86条）

亡血家不可发汗，发汗则寒栗而振。（第87条）

汗家重发汗，必恍惚心乱，小便已阴疼，与禹余粮丸。（第88条）

病人有寒，复发汗，胃中冷，必吐蛔。（第89条）

2.汗、下的不良反应

《伤寒论》提出医生使用汗、下二法和烧针不当,会发生许多不良反应。一是损伤津液,致使胃中水竭,小便不得,甚至烦躁谵语,这是发生了电解质紊乱。二是表里俱虚,阴阳气竭,发热恶寒,心下痞,胸烦,皮肤跳动,面色青黄者,为难治之证。这是并发了衰竭之证。

太阳病,二日反躁,凡熨其背,而大汗出,大热入胃,胃中水竭,躁烦必发谵语。十余日振栗自下利者,此为欲解也。故其汗从腰以下不得汗,欲小便不得,反呕,欲失溲,足下恶风,大便鞕,小便当数,而反不数及不多,大便已,头卓然而痛,其人足心必热,谷气下流故也。(第110条)

太阳病,医发汗,遂发热恶寒,因复下之,心下痞,表里俱虚,阴阳气并竭。无阳则阴独,复加烧针,因胸烦,面色青黄,肤𥆧者,难治;今色微黄,手足温者,易愈。(第153条)

3.汗下后恶寒使用附子为主治疗

对于太阳病汗、下之后,恶寒振寒,烦躁不得眠,内外俱虚,使用四逆汤加减治疗,共有三方,都是以附子为主。

下之后,复发汗,昼日烦躁不得眠,夜而安静,不呕,不渴,无表证,脉沉微,身无大热者,干姜附子汤主之。

干姜附子汤方:干姜一两,附子一枚(生用,去皮,切八片)。上二味,以水三升,煮取一升,去滓,顿服。(第61条)

发汗,病不解,反恶寒者,虚故也,芍药甘草附子汤主之。

芍药甘草附子汤方:芍药、甘草各三两(炙),附子一枚(炮,去皮,破八片)。

上三味,以水五升,煮取一升五合,去滓,分温三服。疑非仲景方。(第68条)

发汗,若下之,病仍不解,烦躁者,茯苓四逆汤主之。

茯苓四逆汤方:茯苓四两,人参一两,附子一枚(生用,去皮,破八片),甘草二两(炙),干姜一两半。

上五味,以水五升,煮取三升,去滓,温服七合,日二服。(第69条)

4.桂枝汤禁忌和不良反应

桂枝药性温热,错用可能会发生不良反应,引起病灶部位的出血。《伤寒论》提出下面三种情况不可使用桂枝汤:一是已经使用了汗、吐、下和温针方法被治坏的坏病;二是酒客发热患病;三是吐脓血的病人。实际上这些都是桂枝的不良反应和禁忌证。现知桂枝具有扩张血管、加速血流的作用,可能会引起局部出血。因而桂枝只宜用于寒证,不宜用于热证。

麻桂二方都使用桂枝,麻黄也有一些不良反应,而芍药、生姜、大枣、杏仁与甘草是没有这些不良反应的。

《伤寒论》说"吐脓血",说明病人有肺部感染,有黄痰,似脓一样,有脓有血,因而为"吐脓血"。

太阳病三日,已发汗,若吐,若下,若温针,仍不解者,此为坏病。桂枝不中与之也。观其脉证,知犯何逆,随证治之。桂枝本为解肌。若其人脉浮紧,发热汗不出者,不可与之也。常须识此,勿令误也。(第16条)

若酒客病,不可与桂枝汤,得之则呕,以酒客不喜甘故也。(第17条)

凡服桂枝汤吐者,其后必吐脓血也。(第19条)

(八)临床体会

1.关于感冒

普通感冒至今仍是最常见的疾病,人们从小到老,没有一个人没有得过感冒。虽然很容易治愈,但短期会影响健康。尤其抵抗力较弱的小孩和老人最容易感冒。患有慢性病的人,感冒常常会诱发和加重一些原有的慢性疾病。因此,感冒的治疗从古到今受到人们的重视。

2.什么是调和营卫

《内经》有营卫理论,提出营在脉内,卫在脉外,协调运行的观点;又提出外感风寒之邪气从皮毛而入,束于体表,则营卫失调,卫气滞逆。营卫失调,抵抗力下降,不能祛邪外出,于是发生感冒。卫分为风寒之邪所中伤,与阳气交争而发热。营卫失调,治宜调和营卫,使用桂枝汤;发汗以祛邪外出,促使风寒之邪从皮毛而出。由于调和营卫不容易理解,后世称为解表发汗退热。

3.桂枝汤与麻黄汤的治疗对象

桂枝药性辛热,《药性赋》:"桂枝上行而发表,气厚则发热。"《本草纲目》:"桂枝,透达营卫,故能解肌而风邪去。"桂枝发表解肌,调和营卫,温阳散寒。冬天受到风寒后,对于普通感冒的轻症——鼻塞,怕冷咳嗽,不发热,用桂枝汤、麻黄汤发汗是有效的。喝一杯红糖姜汤,出了汗就痊愈了。对于感冒咳嗽,麻黄汤治疗是效果最佳的方子。对于上呼吸道感染引起的发热咽痛,咳嗽有痰,桂枝汤和麻黄汤则无效。

发汗仅仅是退热的一种方法,在过去很长一段时期内,西医也普遍用阿司匹林或吲哚美辛(消炎痛)发汗退热。治疗一些顽固性的发热,至今仍在使用发汗的方法。

4.组成桂枝汤的药可作调味品

桂枝、肉桂和桂皮,香气浓烈,做红烧肉、红烧蹄髈、辣子鸡、糖醋桂鱼,以及火锅时,放入少量的桂枝或肉桂,可以改善口味,增加食欲。组成桂枝汤的其他四味药,生姜、大枣本身就是食物,芍药味淡性平,略带酸味,甘草味甘,都可以作为调味品,增加菜肴、汤肴的鲜味。因此,桂枝汤也是药膳第一方,可用于防治感冒。

5.后世发展

《伤寒论》桂枝汤与麻黄汤,调和营卫,发汗退热,理论上是正确的,符合《内经》理论,实际桂枝汤和麻黄汤均退不了热。这一观点最先是由明朝王纶提出的。后世许多医家治疗普通感冒和外感发热,创新了许多解表退热方药,如荆防败毒散和银翘散等。

6.桂枝汤、麻黄汤另有所用

目前上呼吸道感染发热的患者,采用发汗解表、降温退热的治法,基本上不用桂枝汤或麻黄汤,两方在临床上另有所用。《伤寒论》中有许多桂枝汤加减方。

现代桂枝汤加味治疗关节炎肿胀积液和慢性胃病;麻黄汤加味治疗上呼吸道感染咳嗽、慢性支气管炎咳嗽,以及间质性肺炎咳嗽气急。

7.所谓的桂枝汤证、麻黄汤证

前辈诠释《伤寒论》这一节时用桂枝汤证和麻黄汤证表述,似乎没错,但这不符合《伤寒论》以病为纲的主体思想。这局限了桂枝汤和麻黄汤的应用范围,将两方仅限于治疗太阳病中风和伤寒。因而过去有一些青年中医始终没有搞清楚什么是太阳病,什么是中风和伤寒,不知道桂枝汤和麻黄汤治疗什么病什么证。

实际上桂枝汤与麻黄汤的使用范围远不止是治疗太阳病中风和伤寒。这种以方剂为纲的诠释,反映了当时一些中医的认识水平,现代中医不能停留在这个认识水平上,因而笔者恢复了《伤寒论》以病为纲,病脉证并治的顺序。

(九)桂枝汤加减

桂枝汤是《伤寒论》第一方。《伤寒论》使用桂枝的方剂最多。桂枝汤及其许多加减方,在《伤寒论》中使用得非常广泛,有30多方,其中有一些方剂中桂枝是君药,必须使用,即使是臣药、佐药,也很重要,临床针对性强。方剂中有一些药,如芍药、茯苓、白术和大枣等,可根据病情加减,不是必不可少的。

1.关于桂枝汤去芍药

《伤寒论》提出脉促胸满者,桂枝汤去芍药。芍药有宽胸功效,临床治疗胸满胸闷有效,而且无关胸阳虚实,即使是气滞、痰饮和瘀滞等引起的胸满胸闷。芍药药性平和,不论实证虚证都可以使用。

有前辈认为使用下法,损伤胸中阳气,因而不宜使用芍药。临床上使用芍药剂量太大,个别病人出现水泻的不良反应,可以减去芍药,或者减少芍药剂量。

太阳病,下之后,脉促胸满者,桂枝去芍药汤主之。

桂枝去芍药汤方:桂枝三两(去皮),甘草二两(炙),生姜三两(切),大枣十二枚(擘)。

上四味,以水七升,煮取三升,去滓,温服一升。本云:桂枝汤,今去芍药。将息如前法。(第21条)

2.关于桂枝汤加附子

《伤寒论》提出太阳病,发汗后汗出不止,恶风小便难,四肢微急,难以屈伸者,这是风湿之邪阻滞于经络关节,桂附同用以温经散寒,祛风通络,这是有效的。笔者一般将白附子与桂枝同用,效果会更好。附子与白附子都具有抗炎镇痛消肿的作用,白附子作用更强一些。白附子又名关白附。附子具有强心作用,主要用于治疗心脏病。

太阳病,发汗,遂漏不止,其人恶风,小便难,四肢微急,难以屈伸者,桂枝加附子汤主之。

桂枝加附子汤方:桂枝三两(去皮),芍药三两,甘草三两(炙),生姜三两(切),大枣十二枚(擘),附子一枚(炮,去皮,破八片)。

上六味,以水七升,煮取三升,去滓,温服一升。本云:桂枝汤,今加附子。将息如前法。(第20条)

3.关于桂枝汤去芍药加附子

《伤寒论》提出微寒,去芍药加附子。桂附同用温经散寒,不论恶寒轻重都有效。是否去掉芍药,根据病情判断。

若微寒者,桂枝去芍药加附子汤主之。

桂枝去芍药加附子汤方:桂枝三两(去皮),甘草二两(炙),生姜三两(切),大枣十二枚(擘),附子一枚(炮,去皮,破八片)。

上五味,以水七升,煮取三升,去滓,温服一升。本云:桂枝汤,今去芍药,加附子。将息如前法。(第22条)

4.关于桂枝加芍药汤

《伤寒论》提出太阳病误用下法,腹满自痛者,转化为太阴病,使用桂枝加芍药汤治疗。在临床中,因使用中草药导致大便稀薄,甚至水泻,这是常有的情况,一般使用温中固肠药很容易消除不良反应,芍药可缓解腹痛。

现代研究,芍药主要含芍药苷和少量丹皮酚。单体成药芍药总苷片,名帕夫林,具有解痉镇痛作用,剂量大了会引起水泻。中药单体与中药饮片药性差别很大,二者不可替代。

芍药有赤、白两种,据查阅,赤芍药至宋朝才有,汉唐时期使用的都是白芍药。

本太阳病,医反下之,因而腹满自痛者,属太阴也,桂枝加芍药汤主之。

桂枝加芍药汤方:桂枝三两(去皮),芍药六两,甘草二两(炙),大枣十二枚(擘),生姜三两(切)。

上五味,以水七升,煮取三升,去滓,温分三服。本云:桂枝汤,今加芍药。(第279条)

5.关于桂枝汤加大黄

《伤寒论》提出太阳病误用下法,腹痛而未泻下,为了促使大便通畅,可加用大黄。大便干结不通,笔者一般使用虎杖与羊蹄,泻下之力可以缓和一些,而且没有腹痛反应。

大实痛者,桂枝加大黄汤主之。

桂枝加大黄汤方:桂枝三两(去皮),大黄二两,芍药六两,生姜三两(切),甘草二两(炙),大枣十二枚(擘)。

上六味,以水七升,煮取三升,去滓。温服一升,日三服。(第279条)

6.关于桂枝新加汤

本方实际上就是桂枝汤加人参。在《伤寒论》中人参使用得非常广泛。三阳病三阴病都有使用人参的方剂。三阴病是虚证,当然可以使用人参。三阳病,人参只用于经证,因经证外邪在经脉,邪实而正虚。汉末三国战乱时期,医疗条件较差,许多病人得不到及时治疗,病情越来越重,体质越来越虚,因而张仲景使用人参非常普遍,用量很大,以便起到扶正祛邪的效果。

腑证,外邪在腑,必须攻邪。对于实邪,不宜使用人参,以免补药滞留了邪气。到了后世,人参只用于益气扶正,治疗危重病人时才使用。古时候都是野生人参,产于吉林长白山,经历朝历代长期采挖,野山参已经越来越少。现代用的都是种植的,以4~18年的人参为多。

发汗后,身疼痛,脉沉迟者,桂枝加芍药、生姜各一两,人参三两,新加汤主之。

桂枝新加汤方:桂枝三两(去皮),芍药四两,甘草二两(炙),人参三两,大枣十二枚(擘),生姜四两。

上六味,以水一斗二升,煮取三升,去滓,温服一升。本云:桂枝汤,

今加芍药、生姜、人参。(第62条)

7.桂枝人参汤

本方与上方桂枝汤加人参,用药略有区别,上方用白芍、生姜,本方用白术、干姜,去了大枣。上方治疗太阳病发汗后,身疼痛;本方治疗利下不止,心下痞硬。前辈随文意诠释,以自圆其说。笔者认为两方合在一起使用也是可以的,对于身疼痛和利下不止、心下痞硬者,桂枝可能会有效,一般不用人参,《伤寒论》上有更有效的方药。

太阳病,外证未除,而数下之,遂协热而利,利下不止,心下痞硬,表里不解者,桂枝人参汤主之。

桂枝人参汤方:桂枝四两(别切),甘草四两(炙),白术三两,人参三两,干姜三两。

上五味,以水九升,先煮四味,取五升,内桂,更煮取三升,去滓,温服一升,日再,夜一服。(第163条)

8.桂枝去桂加茯苓白术汤

太阳病服桂枝汤后,仍然发热,无汗,小便不利者,使用本方治疗。桂枝汤去了君药桂枝,《伤寒论》虽然提出属于桂枝汤加减,但实际上方剂的性质已经变了。本方说明,张仲景自己已经发现桂枝汤发汗退热的效果并不好。后人提出桂枝汤既发不了汗,也退不了热,从明朝起,治疗上呼吸道感染已不用桂枝。桂枝有利小便的作用,五苓散中的桂枝用以利尿。

服桂枝汤,或下之,仍头项强痛,翕翕发热,无汗,心下满微痛,小便不利者,桂枝去桂加茯苓白术汤主之。

桂枝去桂加茯苓白术汤方:芍药三两,甘草二两(炙),生姜(切)、茯苓、白术各三两,大枣十二枚(擘)。

上六味,以水八升,煮取三升,去滓,温服一升,小便利则愈。本云:桂枝汤,今去桂枝,加茯苓、白术。(第28条)

9.加减方

《伤寒论》中尚有桂枝汤加减的方剂,如桂枝加葛根汤治疗项背强几几,桂枝加桂汤治疗奔豚,桂枝加厚朴杏子汤治疗气喘,小建中汤加饴糖治疗腹痛,桂枝去芍药加蜀漆牡蛎龙骨汤治疗惊狂等,这些桂枝汤加减的方剂,本书将放入三阳病一段中阐述。

(十)麻黄汤加减

麻黄与桂枝两药同用,《伤寒论》共有六方,麻黄汤、桂枝麻黄各半汤、桂枝二麻黄一汤,以及加用生石膏之桂枝二越婢一汤、大青龙汤,加用细辛、五味子之小青龙汤。《金匮要略》附方有治中风痱的续命汤,实际上都是麻黄汤加减。麻黄与桂枝两药性味相同,皆为辛温解表药。但麻桂二药功效、主治和不良反应大不相同,桂枝汤并不能发汗,麻、桂两药同用才能发汗,但两药都退不了热,同用不良反应会增大。

麻黄与桂枝两药都是治病的良药,因而麻、桂两药被用于治疗各种病。笔者临床上常用麻黄与桂枝,但很少同用,分开使用不良反应很少。

1.麻黄汤、桂枝汤两方同用

《伤寒论》麻黄汤、桂枝汤两方同用,如桂枝麻黄各半汤,桂枝二麻黄一汤,仅仅是剂量上的不同,这是理论上的区分,临床意义不大。

太阳病,得之八九日,如疟状,发热恶寒,热多寒少,其人不呕,清便欲自可,一日二三度发。脉微缓者,为欲愈也;脉微而恶寒者,此阴阳俱虚,不可更发汗、更下、更吐也;面色反有热色者,未欲解也,以其不能得小汗出,身必痒,宜桂枝麻黄各半汤。

桂枝麻黄各半汤方:桂枝一两十六铢(去皮),芍药、生姜(切)、甘草(炙)、麻黄各一两(去节),大枣四枚(擘),杏仁二十四枚(汤浸,去皮尖及两仁者)。

上七味,以水五升,先煮麻黄一二沸,去上沫,内诸药,煮取一升八合,去滓,温服六合。本云:桂枝汤三合,麻黄汤三合,并为六合,顿服。将息如上法。(第23条)

服桂枝汤,大汗出,脉洪大者,与桂枝汤,如前法。若形如疟,一日再发者,汗出必解,宜桂枝二麻黄一汤。

桂枝二麻黄一汤方:桂枝一两十七铢(去皮),芍药一两六铢,麻黄十六铢(去节),生姜一两六铢(切),杏仁十六个(去皮尖),甘草一两二铢(炙),大枣五枚(擘)。

上七味,以水五升,先煮麻黄一二沸,去上沫,内诸药,煮取二升,去滓,温服一升,日再服。本云:桂枝汤二分,麻黄汤一分,合为二升,分再服。今合为一方,将息如前法。(第25条)

2.桂枝二越婢一汤

《伤寒论》名为桂枝二越婢一汤,实为桂麻二药同用之方,加用生石膏以退热。《金匮要略》有越婢汤,麻黄、石膏同用,治疗水气病,方中没有桂枝。

太阳病,发热恶寒,热多寒少。脉微弱者,此无阳也,不可发汗,宜桂枝二越婢一汤。

桂枝二越婢一汤方:桂枝(去皮)、芍药、麻黄、甘草(炙)各十八铢,大枣四枚(擘),生姜一两二铢(切),石膏二十四铢(碎,绵裹)。

上七味,以水五升,煮麻黄一二沸,去上沫,内诸药,煮取二升,去滓,温服一升。本云:当裁为越婢汤、桂枝汤,合之饮一升。今合为一方,桂枝汤二分、越婢汤一分。(第27条)

二、太阳病经证之二,外感表证发热咳嗽

(一)概说

太阳病发热,常伴有咳嗽、气喘证,也属于太阳病的经证。

(二)病因病机

由于外感风寒,水气停积,损伤肺气而引起咳嗽气喘,因而《伤寒论》又称外感表证发热咳嗽为水气证。

(三)《伤寒论》原文摘录

太阳中风,脉浮紧,发热恶寒,身疼痛,不汗出而烦躁者,大青龙汤主之。若脉微弱,汗出恶风者,不可服之。服之则厥逆,筋惕肉瞤,此为逆也。(第38条)

伤寒脉浮缓,身不疼,但重,乍有轻时,无少阴证者,大青龙汤发

之。(第39条)

伤寒表不解,心下有水气,干呕发热而咳,或渴,或利,或噎,或小便不利,少腹满,或喘者,小青龙汤主之。(第40条)

伤寒心下有水气,咳而微喘,发热不渴。服汤已渴者,此寒去欲解也。小青龙汤主之。(第41条)

发汗后,不可更行桂枝汤,汗出而喘,无大热者,可与麻黄杏仁甘草石膏汤。(第63条)

(四)临床表现

太阳病,既有外感症状,又有发热、咳嗽、气喘、痰多的症状,应称为发热咳嗽证,《伤寒论》称其为水气证,实为水气迫肺而咳嗽气喘。

(五)鉴别

《伤寒论》水气证为水气迫肺而咳嗽气喘之证。《金匮要略》有水气病,水气病为水肿一类病,二者很容易混淆。为了区别,《金匮要略》将咳喘一类病称为痰饮病。

(六)治疗方药

《伤寒论》提出外感发热咳嗽使用大青龙汤、小青龙汤和麻杏甘石汤治疗,这几个药方都属于麻黄汤加减。大青龙汤使用生石膏退热为主,小青龙汤使用细辛、半夏和五味子,以化痰平喘为主。

(1)大青龙汤方

麻黄六两(去节),桂枝二两(去皮),甘草二两(炙),杏仁四十枚(去皮尖),生姜三两(切),大枣十枚(擘),石膏如鸡子大(碎)。

上七味,以水九升,先煮麻黄,减二升,去上沫,内诸药,煮取三升,去滓,温服一升,取微似汗。汗出多者,温粉粉之。一服汗者,停后服。若复服,汗多亡阳遂虚,恶风烦躁,不得眠也。(第38条)

(2)小青龙汤方

麻黄(去节)、芍药、细辛、干姜、甘草(炙)、桂枝各三两(去皮),五味子半升,半夏半升(洗)。

上八味,以水一斗,先煮麻黄,减二升,去上沫,内诸药,煮取三升,去滓,温服一升。若渴,去半夏,加栝蒌根三两;若微利,去麻黄,加荛花,如一鸡子,熬令赤色;若噎者,去麻黄,加附子一枚(炮);若小便不利,少腹满者,去麻黄,加茯苓四两;若喘,去麻黄,加杏仁半升,去皮尖。且荛花不治利,麻黄主喘,今此语反之,疑非仲景意。(第40条)

小青龙汤方"若渴"以下的文字,古人怀疑不是张仲景的原文。笔者和《金匮要略·痰饮病》篇记载的小青龙汤对比,发现"温服一升"前面的文字,都是相同的,一字不差。后面的"若渴"以下的文字《金匮要略》是没有的,而且这些假设不符合仲景的用药规律,这说明这些文字可能是后世添加进去的,属于画蛇添足。

(3)麻黄杏仁甘草石膏汤方

麻黄四两(去节),杏仁五十个(去皮尖),甘草二两(炙),石膏半升(碎,绵裹)。

上四味,以水七升,煮麻黄,减二升,去上沫,内诸药,煮取二升,去滓,温服一升。(第63条)

(七)临床体会

1.发热、咳嗽、气喘属于表证

外感风寒后发热、咳嗽、气喘是常见病,这是上呼吸道感染的症状。上呼吸道属于肺系,并非肺脏,因而上呼吸道感染属于经证、表证。

古代医疗水平普遍较低。中草药抗菌药力较弱,如果失治、误治,病情可能会演变成为急性支气管炎、肺炎或肺脓肿一类的疾病。《金匮要略》有咳嗽、上气、肺痿、肺痈一类病。

2.发热咳嗽的治疗

发热、咳嗽属于肺系表证,因而需要宣肺解表。发热还需要清热退热。大青龙汤、小青龙汤与麻杏石甘汤,可治疗上呼吸道感染,急性、慢性肺支气管感染,尤其是病毒感染,不论是否发热,或是高热,至今临床上还在使用。临床上许多病人上呼吸道感染治疗后,急性发热已退,咳嗽依然不停,这时使用小青龙汤的效果好。

3.与《金匮要略》水气病不同

《伤寒论》太阳病水气迫肺而咳喘,与《金匮要略》以水肿为主的水气病不同。张仲景将二者都称为水气病,很容易混淆,后世分别称为咳喘证、水肿证,而将水气作为病因病机,水气迫肺而咳喘,水气伤脾而湿滞,水气损肾而水肿。

《金匮要略》记载的水气病为急性、慢性肾脏疾病,《金匮要略》记载的痰饮病为急性、慢性肺支气管感染及其并发症。在治疗方面,二者有相似之处。《金匮要略》痰饮病使用大青龙汤和小青龙汤;水气病使用麻杏石甘汤和越婢汤。越婢汤的组成包括麻黄、生石膏、生姜、甘草和大枣。这些方子的君药都是麻黄,臣药为桂枝或生石膏等,使药是生姜、甘草、大枣。相同的主药治疗不同的疾病,中医称为异病同治。

三、太阳病经证之三,外感表证气喘

(一)概说

太阳病,临床发生以气喘为主的疾病,并有表证未解的表现。

(二)病因病机

外感风寒,水气迫肺,发生气喘咳嗽。

(三)《伤寒论》原文摘录

> 喘家,作桂枝汤加厚朴杏子,佳。(第18条)
>
> 太阳与阳明合病,喘而胸满者,不可下,宜麻黄汤。(第36条)
>
> 太阳病,下之微喘者,表未解故也,桂枝加厚朴杏子汤主之。(第43条)
>
> 阳明病,脉浮,无汗而喘者,发汗则愈,宜麻黄汤。(第235条)

(四)临床表现

外感风寒,有气喘胸满,并可能会有发热的表现。

(五)治疗方药

桂枝汤、麻黄汤:见前。

> 桂枝加厚朴杏子汤:桂枝三两(去皮),甘草二两(炙),生姜三两(切),芍药三两,大枣十二枚(擘),厚朴二两(炙,去皮),杏子五十枚(去皮尖)。

上七味,以水七升,微火煮取三升,去滓,温服一升,覆取微似汗。

（六）临床体会

1.麻黄为主,治疗气喘

本病为外感风寒,上呼吸道感染,有气喘、咳嗽和发热症状,严重的发热病人,可能会有气急气喘的症状,也可能并发了急性哮喘性支气管炎。

麻黄汤加厚朴、杏仁,麻黄为君药,治疗气喘证,中医临床一直沿用至今。麻黄具有扩血管解痉作用,容易耐药。厚朴治疗痞满、胸满较麻黄为好。治疗气喘,厚朴与麻黄同用能增效,而且不容易耐药。厚朴也具有扩血管解痉作用。

2.降温有效,解毒不足

在控制感染方面,本方用药显然是不足的。因为哮喘性支气管炎是感染所引起的,并有支气管痉挛,这与过敏引起的支气管哮喘不同。急性上呼吸道感染与急性支气管炎会有发热症状,为大青龙汤与麻杏石甘汤的适用范围,但此二方以清热宣肺为主,降温有效,解毒不足。桂枝加厚朴杏子汤治疗气喘,并不清热。这些方剂控制呼吸道感染药力不足,以至于后世中医在治疗急性肺支气管感染方面一直处于弱势状态,虽然使用祛邪外出的方法取得了一定的疗效,但部分病人由急性感染转化为慢性支气管炎,甚至死亡。因而后世中医一直在寻找更加有效的清热解毒药,如金银花、鱼腥草、肺形草、四季青与穿心莲等,但药力还是不太强。抗生素传入我国后,在急性肺支气管感染治疗方面,中医药基本上处于辅助地位。

第三节　太阳病腑证

前辈提出太阳病腑证为蓄水证,笔者认为《伤寒论》没有蓄水证的证名,对于此证名笔者有不同的观点。《伤寒论》原文有消水消渴证和水逆证,都有小便不利的症状,还有太阳病直接引起的小便不利,前辈诠释总称为五苓散证。笔者认为与足太阳膀胱病有关,属于太阳病的腑证。本篇分消水消渴证、水逆证和小便不利证三证阐述。

此外,还有蓄血证,前辈诠释也属于太阳病腑证,这非常勉强,并且是不恰当的。阳明病也有蓄血证,有下血症状,包括大便、小便出血,与肠、胃、膀胱都有关系。因此,本书将蓄血证归入三阳病相关的疾病阐述,而不作为太阳病腑证。

一、太阳病腑证之一,口渴消水消渴证

(一)概说

《伤寒论》提出太阳病,发汗后,大汗出,小便不利,并有消水、口渴之消水消渴证,可归属于太阳病腑证。前辈以方为纲者又称为五苓散证。

(二)病因病机

《伤寒论》提出太阳病,发汗后,大汗出,胃中干,病人少少饮水后,胃气和则愈。这些表现反映了胃中干渴,是由于体内有少量失水所引起。

(三)《伤寒论》原文摘录

太阳病,发汗后,大汗出,胃中干,烦躁不得眠,欲得饮水者,少少与饮之,令胃气和则愈。若脉浮,小便不利,微热消渴者,五苓散主之。(第71条)

发汗已,脉浮数烦渴者,五苓散主之。(第72条)

伤寒,汗出而渴者,五苓散主之;不渴者,茯苓甘草汤主之。(第73条)

(四)临床表现

《伤寒论》提出外感发热,微热,大汗出,口干渴,烦躁,不能入眠。但是稍许饮水,胃气和就能痊愈。如果脉浮,小便不利,尿少,这是消水消渴证。

(五)鉴别

《内经》消食、口渴的三多消渴证,《伤寒论》为消水、口渴的消水消渴证,并不消食,两病不同。古代病名不统一,很容易混淆。《金匮要略》尚有消食消渴病。

(六)治疗方药

《伤寒论》提出,胃中干,饮水后胃气仍然不和,烦渴者,五苓散治疗。

五苓散方:猪苓十八铢(去皮),泽泻一两六铢,白术十八铢,茯苓十八铢,桂枝半两(去皮)。

上五味,捣为散,以白饮和服方寸匕,日三服,多饮暖水,汗出愈。

如法将息。

(七)临床体会

1.《内经》和《金匮要略》提出的消食消渴病

消渴是《内经》提出的病名,由于多食甘美多肥的食物,令人肥胖内热,消食口渴,故名消渴。《内经》又提出"二阳结谓之消"的观点。二阳为阳明,结为热结,阳明胃热消食都是消渴。张仲景将口渴多饮消食之证称为消渴病。《金匮要略》有消渴病篇,症状有"三多",饮多、食多、尿多。笔者将口渴多饮称为消水,以与消食相对应。消渴是总称,可有消水、消食和尿多的表现。

《丹溪心法·消渴》提出上、中、下三消证,分属三焦,上消"肺也",饮多;中消"胃也",食多;下消"肾也",尿多。三消为消渴、消食、消肾。

现代中医提出消渴病相当于糖尿病。主要使用《金匮要略》的白虎加人参汤和肾气丸治疗,一治胃热,一治肾气虚。

2.《伤寒论》提出的消渴证

《伤寒论》和《金匮要略》又提出胃中干,渴欲饮水,小便不利,微热,也属于消渴,使用五苓散治疗。这并非《内经》和《金匮要略》消食口渴之消渴病。因而,消渴并非全是"三多",也有发热发汗后,失水津液不足而消水口渴的病人,这称为消渴证。因此,古代消渴的概念有二:一为消食并消水的消渴病;二为消水但不消食的消渴证。两个消渴都有消水证,都符合《伤寒论》和《金匮要略》提出的消水消渴病,很容易混淆。笔者将消食并消水的消渴称为消渴病,将消水而不消食的消渴称为消水消渴证或消水口渴证,简称为消水证。消水之消渴证需要使用五苓散利水的治法。消渴病与消水消渴证的区别,在于消食之消渴病消食并多尿,消水之消渴证消水而小便不利。

《金匮要略·消渴小便利》:"厥阴之为病,消渴。""男子消渴,小便反多,以饮一斗,小便一斗。""脉浮,小便不利,微热消渴者,宜利小便,发汗,五苓散主之。"

3.关于小便不利

小便不利是症状,是笼统的概念。太阳病消水消渴证有小便不利的症状。对于小便不利的发生,笔者与前辈诠释有不同的观点,因而必须较详细地解释。

小便不利其因有二,都与膀胱有关。其一是尿液减少,有的病人是因发热,出汗失水而体液减少,膀胱中缺少津液储藏,尿液不足而尿量短少,因而小便不利。在《伤寒论》阳明病、少阳病,以及黄疸病中都有小便不利的症状,并且都是津液耗损,失水所引起的。

《内经》将膀胱中的水液称为津液,排出体外称为尿液。现代都称为尿液。其二是尿潴留,有的病人膀胱中有尿液停蓄,因气化不利而难以排尿,这是膀胱收缩功能减退或尿道梗阻的尿潴留而引起的小便不利。但《伤寒论》明确提出小便不利是由于发热,出汗,失水,津液不足引起的,并非膀胱气化不利引起尿潴留而排不出尿。

4.五苓散证难以解释治疗什么病

《伤寒论》消水消渴证和水逆证是合在一起论述的,都使用五苓散治疗。前辈注解者以方剂为纲总称为五苓散证。由于五苓散证难以解释治疗什么病,就以猪苓和泽泻等有利水功效的药,编造了一个蓄水证的证名。笔者将《伤寒论》有关五苓散的五条论述,分为消水消渴证和水逆证两个证,分开阐释。

5.《伤寒论》没有蓄水证的证名

前辈中医将五苓散证称为蓄水证,这是一个值得商榷的证名,因为《内经》《伤寒论》《金匮要略》和历代著作中都没有蓄水证这个病名。这是个别中医前辈在难以解释时编造出来的。

《内经》和历代著作都只有积饮积水,现代称之为积液,包括胸腔积液、心包积液、腹腔积液,以及四肢水肿。这些积液水肿都不会引起水逆证之水入则吐的症状。膀胱积液的尿潴留不能超过一日一夜,唐朝用葱管导尿,明朝用鹅毛管导尿。

《伤寒论》是经典著作,只可以阐释注解,决不允许编造,这是一个学术态度是否端正的问题。

6.膀胱蓄水之说不符合《伤寒论》之意

前辈注解者说膀胱水液停蓄,称为蓄水证,是由于下焦气化失常,水气不能输布而水蓄膀胱。

他们是从太阳病腑证来解释的。问题是膀胱中有没有水液停蓄?有没有全身性的水肿?《伤寒论》书中反复说小便不利,说明膀胱中缺少水液停蓄,并且五条中没有一条记载有水肿的表现。膀胱蓄水之说是不符合《伤寒论》之意的。这实际上是太阳病外感康复阶段的津液不足之证,因而饮水后就能改善,并用五苓散稍稍增加一些尿量。《温病条辨》就提出:"温病小便不利者,淡渗不可与也。忌五苓、八正辈。"

7.以方为纲不符合《伤寒论》的以病为纲思想

《伤寒论》全书是以病为纲论述的,后世以方剂为纲阐释是不符合《伤寒论》原意的。后人是从五苓散利水利尿的功效入手,以方剂为纲推理出来的。

8.关于利水和利尿

利水是针对全身性的水肿积液,利尿是针对肾和膀胱。五苓散和茯苓甘草汤既能利水,也能利尿,虽然很弱,但是两方都能稍稍增加尿量,都能消退轻症水肿,至今还在使用。《伤寒论》并非用来治疗全身性的水肿和尿潴留,不需要使用很强的利水或利尿药,而是用以治疗渴欲饮水的消水消渴证和胃中有水液停蓄,水入则吐的水逆证。二方虽然看似针对性不强,但也是有效的。

9.五苓散能否治疗消渴证

五苓散五味药:猪苓、泽泻、白术、茯苓和桂枝。五药健脾和胃,温阳化饮,促进水气运化,对于渴欲饮水,小便不利的消水消渴证,能够有效改善症状。但是对于三消的消渴病,不会有效降低血糖。

10.笔者的经验

笔者过去曾在病房中观察过,服用五苓散等利水药,一碗汤药大约150毫升,一小时以后,一次小便150~200毫升,相当于喝进去的水量,水肿和腹水一点也没有减少。因此,《金匮要略》治疗水气病之水肿另有方子,以解决尿蛋白和水肿。利水治标不治本,因而《金匮要略》水气病篇中没有使用五苓散和猪苓汤。

笔者过去在病房中曾收治了大量的肝硬化腹水、癌症腹水病人和肾炎水肿病人。病人常说对比喝进去的水量,尿量增加不多,而腹水水肿却会增多,而且喝了要吐,不愿意喝,这也是水逆证。因此,现代肾病病人和腹水病人消退水肿和腹水都使用西药利尿。中药利水只用于轻微浮肿的病人,或者是在暂停耐药西药时,使用中药利水以巩固疗效。

二、太阳病腑证之二,水逆证

(一)概说

《伤寒论》将水入则吐称为水逆证,"水入则吐者名曰水逆"。水逆证是太阳病的并发症,是胃中有水气上逆而泛吐之证。前辈以方为纲将上述的消渴证与小便不利合称为五苓散证,编造了一个蓄水证,却忽略了水逆证。

(二)病因病机

太阳病有表里证,既有表热,又有里热,水气与里热积于中焦,中焦有水液停蓄,难以下通。水气上泛,水入则吐,成为水逆证。

外感发热发汗后,必然会发生轻度失水,因而口渴欲饮,小便不利。太阳表邪之热入于膀胱,成为太阳病腑证而小便不利。

(三)《伤寒论》原文摘录

中风发热,六七日不解而烦,有表里证,渴欲饮水,水入则吐者,名曰水逆,五苓散主之。(第74条)

本以下之,故心下痞,与泻心汤。痞不解,其人渴而口燥烦,小便不利者,五苓散主之。(第156条)

伤寒,汗出而渴者,五苓散主之;不渴者,茯苓甘草汤主之。(第73条)

发汗后,水药不得入口为逆,若更发汗,必吐下不止。(第76条)

(四)临床表现

水逆证的临床表现为太阳病,有表证和里证,表证有发热,微热,脉浮数。里证发汗后,有大汗出、胃中干、烦渴、欲得饮水和小便不利等症状。这些都是体内失水、津液不足的表现。

《伤寒论》又说水入则吐,称为水逆,说明中焦有水液停蓄。一方面是发热出汗后,全身津液不足;另一方面是中焦脾胃有水气停蓄,难以下通,说明这是中焦脾胃水气上逆之证。临床上这种情况是存在的。

(五)治疗方药

《伤寒论》提出使用利水的治法,即使用五苓散与茯苓甘草汤。五苓散用茯苓、猪苓、泽泻、白术与桂枝,这些都是中医常用的利水药,但药力较弱。茯苓甘草汤四味药:茯苓、桂枝、甘草和生姜,这些药温中和胃、利水化饮,治疗水逆证较五苓散更为切合。

五苓散:见前。

茯苓甘草汤方:茯苓二两,桂枝二两(去皮),甘草一两(炙),生姜三两(切)。

上四味,以水四升,煮取二升,去滓,分温三服。

(六)临床体会

1.关于水逆证

《伤寒论》和《金匮要略》都明确记载:"水入则吐者,名曰水逆。"但有一些注解的书上,编了一个蓄水证的概念,却忽略了水逆证。

水逆证水液停蓄的部位在心下,并有痞证。心下是什么部位?什么脏器?心下泛指中焦、脘腹和脾胃。中焦有水气停蓄,并有痞塞满闷与小便不利的症状,说明这是中焦脾胃气滞湿滞,或有积痰积饮积食的痞证。现代认为这是慢性胃炎,胃肠收缩功能减退,或有不完全性幽门梗阻,排空减慢,胃液积滞。于是发生水入则吐和小便不利的症状。张仲景称之为水逆证,使用五苓散治疗。

《金匮要略·消渴小便利》也有水逆证:"渴欲饮水,水入则吐者,名曰水逆,五苓散主之。""脉浮,小便不利,微热消渴者,宜利小便,发汗,五苓散主之。"

2.水逆证为什么属于太阳病腑证

水逆证水气停蓄的部位在心下,与胃肠有关,为什么属于太阳病腑证? 一是水逆证属于太阳病的范畴;二是手太阳小肠之经脉下膈抵胃,属小肠,水逆证的临床表现就在手太阳经脉的循行范围;三有小便不利的症状,与足太阳膀胱经有关。

《灵枢·经脉》:"小肠手太阳之脉……入缺盆,络心,循咽,下膈,抵胃,属小肠。"

3.水逆证是一个独立的病

水逆证与消水证都有渴欲饮水的症状,但水逆证是水积心下,为中焦脾胃积饮湿滞之证,与消水证的病因病机不同。水逆证是一个独立的病,或者是一个综合征,没有必要改名为概念模糊的蓄水证。

4.关于五苓散的多功效性

五苓散五味药:猪苓、泽泻、白术、茯苓和桂枝,具有多方面功效,利水利尿,健脾和胃,温阳化饮,既能治疗脾胃虚寒水肿证的小便不利,又能治疗脾胃不和水逆证的小便不利,还能治疗消水消渴证的小便不利,以及脐下有悸,吐涎沫的痰饮病。

《金匮要略·痰饮病》:"假令瘦人脐下有悸,吐涎沫而癫眩,此水也,五苓散主之。"

5.水逆证同时治痞

《伤寒论》提出水逆证是痞证并发的,治疗水逆的同时还需要治疗痞证,"本以下之,故心下痞,与泻心汤"。使用大黄以泻下,黄连与黄芩以清中焦脾胃之湿热。泻心汤三药治痞,以促使胃中上逆之水气下通,茯苓甘草汤或五苓散与泻心汤同用,这才是治疗水逆证的主要方法。

6.《伤寒论》没有蓄水证

《伤寒论》《金匮要略》和历代注解者都没有提出蓄水证的证名,这个证名是近代中医专家阐释时编造出来的。他们并不是从张仲景原著的内容来分析的,而是从五苓散有利水功效,从方解中倒过来推理出五苓散治疗水气停蓄膀胱之证,从而编造了一个蓄水证的证名,而且忽略了心下痞的原文。蓄水的概念是从《伤寒论》237条"必有蓄血"中将蓄字移用过来的,可是移用错了。因此,笔者恢复了《伤寒论》《金匮要略》的水逆证的证名。

蓄是停蓄、储蓄或积蓄之意,是水液停蓄之证。膀胱为藏蓄津液之腑,膀胱气化而能排尿。膀胱缺水,藏蓄不足则尿量减少而小便不利;如果膀胱藏蓄水满而气化失常,则尿液亦不能排出。尿潴留时五苓散非但不能排出尿液,而且会增加膀胱尿量而更加胀满。明朝张景岳明确指出尿潴留用利尿药无效,而使用鹅毛管导尿的方法有效。现代临床上解决尿潴留都用导尿的方法。

三、太阳病腑证之三，小便不利证

（一）概说

小便不利是个症状，发热时小便不利是普遍情况。《伤寒论》三阳病都有小便不利，但只有第223条阳明病之渴欲饮水，小便不利是独立的主证，可归属于太阳病腑证。

（二）病因病机

伤寒发热出汗，由于体内水液损失，因而小便不利。

（三）《伤寒论》原文摘录

……若脉浮，小便不利，微热消渴者，五苓散主之。（第71条）

……其人渴而口燥烦，小便不利者，五苓散主之。（第156条）

若脉浮发热，渴欲饮水，小便不利者，猪苓汤主之。（第223条）

阳明病，汗出多而渴者，不可与猪苓汤，以汗多胃中燥，猪苓汤复利其小便故也。（第224条）

少阴病，下利六七日，咳而呕渴，心烦不得眠者，猪苓汤主之。（第319条）

（四）临床表现

太阳病有发热、渴欲饮水、小便不利和脉浮的表现。《伤寒论》又提出阳明病有发热、渴欲饮水与小便不利的症状。少阴病，下利多日，并有咳嗽、呕吐和口渴的症状，都使用猪苓汤治疗。

（五）鉴别

222条的太阳病之渴欲饮水，使用白虎加人参汤；224条的阳明病发热，小便不利，使用猪苓汤；319条的少阴病，心烦不得眠也使用猪苓汤。这是在做疾病鉴别。太阳病、阳明病、少阴病三者虽病不同，但都可以使用猪苓汤治疗。

若渴欲饮水，口干舌燥者，白虎加人参汤主之。（第222条）

（六）治疗方药

太阳病小便不利者，使用猪苓汤。阳明病小便不利者，也使用猪苓汤，以利其小便。少阴病，心烦不得眠者，也使用猪苓汤，这是中药方剂的多功效性，一方可以多用。

　　猪苓汤方:猪苓(去皮),茯苓、阿胶、泽泻、滑石各一两。

　　上五味,以水四升,先煮四物,取二升,去滓,内阿胶烊尽,温服七合,日三服。

（七）转归和预后

《伤寒论》提出汗出多,口渴者,胃中燥之故,说明这是失水,不宜使用猪苓汤。

（八）临床体会

1.小便不利可归属于太阳病腑证

太阳病有经证和腑证。手太阳之腑为小肠,手阳明之腑为大肠,足太阳之腑为膀胱。大肠主津,小肠主液。储存于膀胱称为津液,排泄出体外则称为尿液。小便不利既可以是膀胱疾病引起的,也可以是全身性疾病和五脏疾病引起的。手足三阳病虽然都有小便不利的症状,但小便不利与膀胱尿液不足或排泄不畅有关,因而可以将小便不利归属于太阳病腑证。

2.小便不利是由于尿量减少

《伤寒论》小便不利或小便自利的条文很多,大多都是兼证。利为通利之意,自利为小便自行通利。小便不利是由于发热而排尿次数减少,每次尿量减少,使用猪苓汤治疗。前辈以方为纲注解称为猪苓汤证。因此将消水口渴证、水逆证和小便不利证,三证合一,编造了一个蓄水证的病名,但《内经》《伤寒论》《金匮要略》都没有蓄水证的病名。

3.猪苓汤并非用以消除水肿

《伤寒论》条文中小便不利是由于发热、失水、津液不足和胃中燥所引起,通过尿液可以排出体内毒素,小便太少,不利于排毒,不利于缓解病情。

《伤寒论》没有记载水肿的表现。说明猪苓汤方中的猪苓、茯苓、泽泻和滑石四味药,一方面治疗口渴饮水,另一方面杯中之药汤既补充了一些水液,同时又可以增加尿液,虽然利水功效很弱,但有利于排毒,也有利于康复。而且《伤寒论》猪苓汤并非用以消除水肿。

对于失水和小便不利,现代输液可以解决。古代没有输液疗法,张仲景采用喝猪苓汤的方式,既补充了部分水液,又可以利小便。这种方法应该说在当时是先进的和有效的。现代一杯汤液150~200毫升,一日三次,古代用大碗可能量还会多一些。

4.《金匮要略》治疗小便不利的失水证

《金匮要略》的猪苓汤是放在消渴小便不利病篇中的,用于治疗发热,渴欲饮水,小便不利的失水证。《金匮要略》水气病篇中没有猪苓汤。水肿病使用防己黄芪汤等方药治疗。猪苓汤虽说可以利小便,但《伤寒论》《金匮要略》并不用猪苓汤治疗水气病水肿,而是用以治疗失水证引起的小便不利。

《金匮要略·小便利淋病》:"渴欲饮水,口干舌燥者,白虎加人参汤主之。脉浮,发热,渴欲饮水,小便不利者,猪苓汤主之。"

5.猪苓和猪苓汤有多种功效

《神农本草经》中讲猪苓:"治痎疟,解毒,蛊注不祥,利水道,久服轻身耐老。"说明汉朝时猪苓和茯苓都用于利水和强身。四君子汤中有茯苓,用于协助人参补虚健脾。现代研究猪苓具有利尿作用。猪苓含猪苓多糖,茯苓含茯苓多糖,都具有增强免疫力的作用,因而它们在《伤寒论》中用于感染后期的康复。至于猪苓汤中的阿胶补血养血,没有利水功效,实际上也用以补养康复。

6.必须补充水液

《伤寒论》222条和223条内容连续却分为两条,与《金匮要略》的条文相同。《金匮要略》是合并在同一条中,都有渴欲饮水的症状。一为口干舌燥者,是上焦、中焦津液亏损,使用白虎加人参汤以清热生津液。另一为小便不利者,是下焦津液不足,使用猪苓汤以利小便。实际上在津液不足的状态下,口干舌燥与小便不利常常是同时存在的,而且在体内缺水时小便是难以下利的,这时必须补充水液。这种既补水又利尿的方法,有利于排毒,并可以加速患者康复,至今还在使用。

《伤寒论》温服七合,一大碗汤药能够补充300多毫升的水量,日三服,约补充1000毫升的水量,二方同用则更好,再加上食物调养,病人是能够缓慢康复的。虽然不及现代输液快,但只要有效,慢一些也是可以的。

7.少阴病使用猪苓汤

《伤寒论》少阴病下利多日,也使用猪苓汤,用以治疗咳而呕渴,心烦不得眠,并非用以治疗小便不利。猪苓汤并不治疗咳嗽和呕吐,也不治疗失眠。下利多日处于失水状态而呕渴,心烦不得眠,这种情况不宜单用利水药。猪苓、茯苓、阿胶、泽泻和滑石五药,有补有利。前辈注解认为这是通利三焦水气。他们重视利的一面,忽略了补的一面。在这种失水状态下,无尿是危险的,必须有尿,但利尿多了不利于失水的病情。张仲景巧妙地使用两面兼顾的方法,既能利尿,又能补益身体。至于体内缺水,喝药汤、喝水可以补充水分。

319条:"少阴病下利六七日,咳而呕渴,心烦不得眠者,猪苓汤主之。"中医有利小便所以实大便的观点,使用猪苓等药利尿,使用阿胶有利于实大便,并有助于补虚,治疗心烦不得眠。303条黄连阿胶汤则用以治疗少阴病"心烦,不得卧"。阿胶滋养心血,茯苓健脾安神,都有助于睡眠。

第四节 辨阳明病脉证并治

阳明病为一类感染性高热疾病。阳明病是由太阳病失治或误治传变而引起的,较太阳病严重。"阳明之为病,胃家实也"(第180条)。说明外感病变的部位在足阳明胃经和胃腑,并且是实证。

阳明病分两类,只有高热、出汗等症状者,称为阳明病经证,既有高热,又有腹部症状者,称为阳明病腑证。阳明病经证使用清法,阳明病腑证使用下法。

一、阳明经证之一——高热证

(一)概说

外感病邪由太阳经传入阳明经而发生高热,称为阳明经证,前辈注解又称为白虎汤证。以方为纲者诠注,白虎汤似乎只限于治疗阳明病高热证,但在临床上,各种疾病的高热、低热及内热都可以使用白虎汤,并都有效果。白虎汤加减还可以治疗其他病。

（二）病因病机

《伤寒论》提出阳明病是太阳病外感风寒之邪传变化热，病邪侵害阳明经。阳明病经证为外感病邪所致。

（三）《伤寒论》原文

伤寒脉浮滑，此以表有热，里有寒，白虎汤主之。（第176条）

三阳合病，腹满身重，难以转侧，口不仁，面垢，谵语遗尿，发汗则谵语，下之则额上生汗，手足逆冷。若自汗出者，白虎汤主之。（第219条）

伤寒脉滑而厥者，里有热，白虎汤主之。（第350条）

（四）临床表现

阳明病经证有四大症状，身大热、口大渴、汗大出和脉洪大。这并非《伤寒论》原文，是前辈分析归纳出来的，符合《伤寒论》之意。

（五）鉴别

《伤寒论》提出阳明病以能食、不能食而分为中风和中寒，正如太阳病体表中风就较中寒轻。阳明病高热时，大多饮食减退。有些病人尚能吃一些，病情稍轻一些，说明中的是风邪；有些病人基本不能进食，说明中的是寒邪，病情要重一些。如果病人原来胃中虚冷，中寒后小便不利，大便初硬后溏，不别水谷，欲作痼瘕，病情要复杂得多。

"欲作痼瘕"指将要发生痼瘕之证，并非真的发生了痼瘕，可能是腹中气块粪块之肠形。

阳明病，若能食，名中风；不能食，名中寒。（第190条）

阳明病，若中寒者，不能食，小便不利，手足濈然汗出，此欲作痼瘕。必大便初硬后溏。所以然者，以胃中冷，水谷不别故也。（第191条）

（六）治疗方药

《伤寒论》提出使用白虎汤治疗。

白虎汤方：知母六两，石膏一斤（碎），甘草二两（炙），粳米六合。

上四味，以水一斗，煮米熟，汤成去滓，温服一升，日三服。

（七）转归和预后

1.随汗而解

阳明病病人能够饮食，大便自调，说明胃气如常。其人骨节疼，有发热之状，兴奋如狂，胃气胜过了水湿之气，正气胜过了邪气，随汗外出而解者则愈。

> 阳明病，初欲食，小便反不利，大便自调。其人骨节疼，翕翕如有热状，奄然发狂，濈然汗出而解者，此水不胜谷气，与汗共并，脉紧则愈。

（第192条）

2.欲解时间

阳明病，欲解时为15时—21时。

> 阳明病欲解时，从申至戌上。（第193条）

（八）临床体会

1.阳明病经证的表现

阳明病四大症状之身大热，古代又称为壮热，现代称为高热。口大渴为失水和伤津的表现。高热必然口大渴，因为高热损伤了津液，现代输液后，纠正了脱液失水的症状，但口渴依然存在，这是因为伤津尚未得到纠正，中医水液和津液是有区别的。汗大出后高热仍然不退，这不是发汗就能够退热的。表热发汗能退，里热必须清热才能退。脉象可能洪大，也不全是洪大，但必定为数。

2.发热有四大类疾病

发生高热的疾病较多，由于各种疾病性质不同，表现不同，阳明病四大症状不一定齐全。许多疾病高热而不出汗，或者出了汗而热不退，或者热暂退了又高热。

发热疾病主要有四大类：感染性疾病发热、免疫性疾病发热、癌症性疾病发热和物理性疾病发热。最常见的有细菌性、病毒性和真菌性发热。病毒性发热，如流感性高热、病毒性脑炎高热、早期乙脑高热和早期腮腺炎高热。免疫病高热，如成人斯蒂尔病高热、儿童风湿病高热和儿童类风湿关节炎高热、早期系统性红斑狼疮高热、早期系统性硬皮病高热和脂膜炎高热等。肿瘤高热，如肺癌高热、恶性淋巴瘤高热和白血病高热等。物理性高热，如中暑和烧伤等。

3. 阳明病经证的治疗

阳明病经证，前辈又称为白虎汤证，即使用白虎汤治疗的疾病。上述这些疾病除了乙脑笔者没有遇到过之外，笔者曾使用白虎汤加减退下高热的疾病有病毒感染性高热、免疫病风湿病高热、血液病高热、肿瘤高热、烧伤高热和中暑高热等。

至于细菌感染、真菌感染，或混合感染，在使用抗生素的基础上，加用白虎汤加减，有助于退热。说明所有的发热疾病，都可以使用，有的可以单独使用白虎汤退热，有的可以配合使用。

4. 关于里寒而厥

《伤寒论》原文176条、219条和350条，提到表有热，里有寒；里有热而厥，手足逆冷，也可以使用白虎汤。但使用是有条件的，"表有热"或"里有热"，有寒有热，以发热为主，手足厥冷是热深厥深，真热假寒。这是由于感染性高热的同时并发了中毒性休克，因而手足厥冷。

高热后出现谵语、遗尿、失水和电解质紊乱等临床症状，是高热影响到神志所引起的，或并发了毒血症，出现中枢中毒性神志不清。

5. 白虎汤的四味中药

《伤寒论》白虎汤四味中药的排列顺序，第一味是知母，似乎为君药，但自古以来都认为生石膏为君，知母为臣，粳米与甘草为佐使。说明张仲景是按照《内经》君臣佐使理论组方的，但君臣佐使的排列顺序并不是十分严格。其他方剂也有这种情况。

从剂量来分析，《伤寒论》记载，知母六两，石膏一斤。知母是草药，质轻；石膏是矿石，质重，二者相较，知母的体积更大，数量更多，也许清热退温之力更强，这可能就是仲景白虎汤排列顺序知母第一的原因。

6. 经方中石膏都排在第二位

《伤寒论》26条、168条与222条的白虎加人参汤，《金匮要略》的白虎加桂枝汤，也都是这种排列顺序，有生石膏的方剂中生石膏都排在第二位。也许张仲景认为知母为君，石膏为臣，也许认为知母清热退温之力强于石膏。《伤寒论》的竹叶石膏汤以竹叶为君，生石膏为臣。《金匮要略》的木防己汤，以木防己为君，生石膏为臣,也许认为生石膏只宜作为臣药。

7.《温病条辨》中白虎汤的生石膏排第一

《温病条辨》气分证高热也使用白虎汤,并按君臣佐使排序,生石膏排第一,为君;知母排第二,为臣;生甘草排第三,为佐;粳米排第四,为使。温病学派的医生已经认识到生石膏清热退温之力强于知母。二药必须同用,才能增强退热的效果。说明中医的认识是逐渐深化的。

8.白虎汤的剂量

白虎汤的剂量是有讲究的,《伤寒论》记载,知母6两,石膏1斤(碎)。古今剂量换算,打6折,生石膏为半斤以上。笔者临床体会:生石膏的剂量,高热用90g～120g,低热用30g～60g,内热用15g～30g,先煎半小时。《伤寒论》是日服三次。临床宜日服2～6次。知母6两,打6折,为90g～120g,现代用量不可能这么大,会有恶心、滑肠反应;一般用12g～30g,只能作为臣药。

9.生石膏的质量

生石膏必须用结晶状的,《伤寒论》记载要打碎,这是为了容易煎出有效成分。粉末状的石膏和熟石膏无效。产地必须是河南省的,属于优质的地道药材,其他地区的石膏质劣,不宜使用。现代药理证实生石膏具有抑制体温中枢的作用,知母与生石膏同用,有协同退热作用,能够增效,因而一为君一为臣。现代由于粳米不入药,都用生薏苡仁,为佐,甘草用生的,为使。热退后,有的疾病就治愈了,但有原发病灶的患者还需要继续治疗。

10.白虎汤实热虚热都可以用

有人说白虎汤用于治疗高热和实热。那么,低热、内热或虚热。是否都可以使用? 张景岳玉女煎就是白虎汤加减变化之方,生石膏、知母与熟地、麦冬同用,用于治疗肾虚低热、内热或虚热。笔者所用红斑汤,生地、黄芩与生石膏同用,治疗红斑狼疮引起的内热或虚热,以及服用泼尼松后内火增大的患者。因此各种热象使用生石膏都有效。

11.生石膏的作用机制

生石膏为硫酸钙结晶,煎煮后分解为硫酸根离子、钙离子和水,但单独使用硫酸根离子和钙离子没有退热效果。在煎煮的过程中,硫酸根离子与知母、薏苡仁与生甘草三药所含的各种多糖结合成为硫酸多糖和多糖硫酸钙,煎汤喝下吸收后,具有很强的抑制体温中枢的作用,能够较快地退热。生石膏没有抗菌或抗病毒作用,也没有免疫调节作用。

12.关于免疫病继发感染

免疫病继发感染很常见,长期服用激素和免疫抑制剂,抵抗力会下降,容易引起感冒和感染。尤其是系统性红斑狼疮感染后,并发菌血症或毒血症,精神症状时有发生。在这种情况下,中西医结合,同时使用抗生素、激素和中药,就能提高疗效,减少死亡率。

二、阳明经证之二——气阴两伤证

(一)概说

太阳病阳明病发热,口燥口渴,发生气阴两伤证,前辈以方为纲注解,又称为白虎加人参汤证。

(二)病因病机

伤寒发热,表里俱热,再用汗、吐、下法,必然会引起失水伤津,气阴两伤。

(三)《伤寒论》原文摘录

服桂枝汤,大汗出后,大烦渴不解,脉洪大者,白虎加人参汤主之。
(第26条)

伤寒若吐若下后,七八日不解,热结在里,表里俱热,时时恶风,大渴,舌上干燥而烦,欲饮水数升者,白虎加人参汤主之。(第168条)

伤寒无大热,口燥渴,心烦,背微恶寒者,白虎加人参汤主之。(第169条)

伤寒脉浮,发热无汗,其表不解,不可与白虎汤。渴欲饮水,无表证者,白虎加人参汤主之。(第170条)

若渴欲饮水,口干舌燥者,白虎加人参汤主之。(第222条)

(四)临床表现

白虎加人参汤适用于太阳病伤寒高热伤津,以及阳明病无表证者,出现阳明病经证的四大症状,身大热、口大渴、汗大出和脉洪大,并出现气阴两伤,背微恶寒,时时恶风的症状。

(五)治疗方药

白虎汤加用人参以益气养阴。

> 白虎加人参汤方:知母六两,石膏一斤(碎),甘草二两(炙),人参二两,粳米六合。

> 上五味,以水一斗,煮米熟,汤成去滓,温服一升,日三服。此方立夏后立秋前乃可服。立秋后不可服。正月二月三月尚凛冷,亦不可与服之。与之则呕利而腹痛。诸亡血虚家亦不可与,得之则腹痛。利者但可温之,当愈。(第169条)

(六)临床体会

1.高热而气阴两伤

《伤寒论》提出伤寒表里俱热,热结在里,高热,脉洪大,这是白虎汤的适应证。加用人参是因为病人出现了气阴两伤,发热无汗,时时恶风,背微恶寒。同时发生大汗出后,出现口干舌燥的症状,这是高热伤津伤阴的表现。

2.关于热结在里

《内经》有"二阳结,谓之消"的记载。二阳为阳明,结为热结,消为消渴。阳明病热结在里,有口大渴的症状,使用白虎加人参汤治疗。

消渴病主要为热结阳明,并与肾虚有关。朱丹溪提出三消,上消属肺,中消属胃,下消属肾。因而笔者治疗高血糖症、轻症糖尿病,使用白虎加人参汤加玉女煎,上、中、下三消同治。降糖的主要方药是地黄、生石膏、麦冬和知母,并用生晒参为佐药以增效。

3.关于白虎加人参汤

汉代用的当是野生人参或者野生党参,性平,与现代种植的人参或党参不同,人工种植的人参与党参性温。至于白虎汤加人参,对于感染性疾病正气虚弱的病人,在白虎汤退热的同时加用人参以益气扶正,增强人体抵抗力,起到支持疗法的作用,并协助达邪。并非使用了人参扶正,就可以起到达邪效果,仅仅扶正是达不了邪的,正气旺盛了,邪气自动退出人体的可能性是很小的,扶正药增强了抵抗力,可以预防邪气入侵,协助祛邪。

4.人参会滞邪留邪

外感疾病当用祛邪外出的方法治疗。服用补药会补了邪气而滞邪留邪,加重病情。外感疾病发热者使用人参是有条件的。一是高热状态下人体非常虚弱,使用人参以扶正托毒,实际上起到支持疗法的作用。二是热退后身体虚弱,使用人参有利于康复。

高热病人在绝大多数情况下,不宜使用人参,尤其是细菌性感染,白细胞数量超标很高,这是中毒性反应。即使身体非常虚弱,也不宜用人参,否则虚不受补,反会增加毒性反应。

5.哪些发热疾病可使用白虎加人参汤

笔者临床体会,对于四大类发热疾病之物理性疾病发热、老人中暑和身体虚弱,可以使用白虎加人参汤,因体内没有毒邪。烧伤发热,内外火盛,就不宜使用人参。免疫性疾病引起的发热,病人绝大多数为阴虚,宜使用白虎汤加生地等养阴药,不可使用人参。癌症性发热,身体虚弱者,宜辨证,气虚和气血两虚者可以使用人参,阴虚者不宜使用。急性感染性疾病发热,不宜使用人参;慢性感染性疾病发热时间较长,其中病毒性感染可以使用白虎加人参汤,或者再加生地。长期细菌感染,体质逐渐下降,身体变得越来越虚弱,宜考虑扶正。

6.不可更名为人参白虎汤

白虎汤入阳明经,清阳明经热,知母或生石膏为君。人参大补元气,入五脏之经脉,主要入肾经,而不入阳明经。因而,《伤寒论》名白虎加人参汤,人参排在第四位,为佐。张仲景君臣佐使的排列顺序是正确的。现代有个别中医更名为人参白虎汤,变成了人参排在第一位,为君。这是一种错误的理解。

更名为人参白虎汤,人参为君,过去曾有人称其益气退热、扶正达邪、扶正祛邪。益气药可以扶正,但益气药退不了热、达不了邪、祛不了邪。退热祛邪是白虎汤的作用,不是人参的作用。人参起到益气扶正的作用,因而为佐药。早用了或错用了人参,反而补了邪气而加重了病情。

7.不可改用党参

有人将白虎加人参汤的人参改为党参。党参益气健脾,入脾经。四君子汤益气健脾,人参与党参可以通用,只是药力强弱上的区别。但白虎加人参汤治疗热病和消渴病,治胃治肾,大补元气而不治脾。因而治疗消渴病使用白虎加人参汤,人参不可更改为党参。现知党参具有升高血糖的作用。

8.关于白虎加人参汤服用的季节

《伤寒论》提出白虎加人参汤的服用有季节性。此方夏天才可服,立秋后不可服。这是由于白虎汤大寒。但是临床上一年四季都可能有发热疾病。冬天是否可用它退热?当然可以,冬天高热,只有白虎汤才能退热。这是治病与调理的区别。对于内热盛的人,石膏和知母药性大寒,冬天寒冷,调理不宜使用石膏和知母。但是治病加入人参、熟地和桂枝以后,只要药性寒热温凉平衡,生石膏还是可以使用的。

笔者经验方红斑汤,以生地、生石膏与黄芩为主药,一年四季都在使用,只有少数病人冬天服用感到寒冷,绝大多数病人都可以用。

9.人参会损伤津液

高热大汗必然会伤津脱液,出现口渴、小便不利的症状。白虎汤日三服,一天三大杯药汤补充了很多水液。生石膏与知母有助于生津,改善口干、口渴等症状。白虎汤既可补充水液,又有助于产生津液。

人参的生津功效仅仅是理论上而言的,实际无生津功效。现代生晒参性温,红参药性更温,服了会上火,长期服用会口干。正常人服用人参耗损津液不明显,伤津的病人会加重症状,因而现代人参没有生津功效。即使西洋参,理论上益气生津,但服久了还是会口干。

10.免疫性风湿病不宜使用人参

免疫性风湿病是指红斑狼疮、类风湿关节炎和干燥综合征等一类疾病。这类病人免疫功能紊乱,都是由于自身抗体亢进而致病的,如抗核抗体、抗dsDNA、抗CCP或抗SSA等抗体阳性,滴度升高。这是体液免疫亢进,不是免疫低下,因而西医使用免疫抑制剂。细胞免疫、补体免疫或分子免疫等都是低下的,但这些是继发的,不是直接的致病因素。

笔者治疗风湿病、免疫病发热,不主张使用人参和黄芪,人参和黄芪有可能加重内热,损伤津液,并会加重病情。

根据中医理论,风湿是外邪,应祛邪外出,补药会滞邪留邪,加重病情。人参、黄芪补气,能增强免疫力,不论正常的免疫功能,还是致病的抗体都能增强。临床观察,服用人参和黄芪一段时间后,抗体会被激活,由阴性转为阳性,加重病人的病情。在这一点上,中医与西医的观点是一致的。

三、阳明病腑证

(一)概说

阳明腑证是腹腔胃肠道的炎症性疾病,并可损伤津液,病情较重,使用攻下的方法治疗。前辈以方为纲称为承气汤证,根据病情轻重缓急的不同,又分为调胃承气汤证、小承气汤证和大承气汤证三种情况。这样虽然比较容易编写,但会引起认知混乱,笔者以病为纲进行阐述。

(二)病因病机

外感伤寒,传经至里,由于发热发汗,耗损津液,胃中燥,大便硬,不大便,腹中燥屎堵塞肠胃,腹胀满疼痛。

(三)《伤寒论》原文摘录

1.阳明腑证的条文

伤寒四五日,脉沉而喘满,沉为在里,而反发其汗,津液越出,大便为难,表虚里实,久则谵语。(第218条)

病人不大便五六日,绕脐痛,烦躁,发作有时者,此有燥屎,故使不大便也。(第239条)

2.关于调胃承气汤的条文

……若胃气不和、谵语者,少与调胃承气汤……(第29条)

伤寒十三日,过经谵语者,以有热也,当以汤下之。若小便利者,大便当硬,而反下利,脉调和者,知医以丸药下之,非其治也。若自下利者,脉微当厥,今反和者,此为内实也,调胃承气汤主之。(第105条)

阳明病,不吐不下,心烦者,可与调胃承气汤。(第207条)

太阳病三日,发汗不解,蒸蒸发热者,属胃也,调胃承气汤主之。(第248条)

伤寒吐后,腹胀满者,与调胃承气汤。(第249条)

3.关于小承气汤的条文

阳明病,潮热,大便微硬者,可与大承气汤;不硬者,不可与之。若不大便六七日,恐有燥屎,欲知之法,少与小承气汤,汤入腹中,转矢气者,此有燥屎也,乃可攻之。若不转矢气者,此但初头硬,后必溏,不可攻之,攻之必胀满不能食也。欲饮水者,与水则哕。其后发热者,必大便复硬而少也,以小承气汤和之。不转矢气者,慎不可攻也。(第209条)

阳明病,其人多汗,以津液外出,胃中燥,大便必硬,硬则谵语,小承气汤主之。若一服谵语止者,更莫复服。(第213条)

阳明病,谵语,发潮热,脉滑而疾者,小承气汤主之。因与承气汤一升,腹中转气者,更服一升,若不转者,勿更与之。明日又不大便,脉反微涩者,里虚也,为难治。不可更与承气汤也。(第214条)

太阳病,若吐若下若发汗后,微烦,小便数,大便因硬者,与小承气汤和之,愈。(第250条)

4.关于大承气汤证的条文

阳明病,脉迟,虽汗出不恶寒者,其身必重,短气,腹满而喘,有潮热者,此外欲解,可攻里也。手足濈然汗出者,此大便已硬也,大承气汤主之。若汗多,微发热恶寒者,外未解也,其热不潮,未可与承气汤。若腹大满不通者,可与小承气汤,微和胃气,勿令至大泄下。(第208条)

伤寒若吐若下后不解,不大便五六日,上至十余日,日晡所发潮热,不恶寒,独语如见鬼状。若剧者,发则不识人,循衣摸床,惕而不安,微喘直视,脉弦者生,涩者死。微者,但发热谵语者,大承气汤主之。若一服利,则止后服。(第212条)

阳明病,谵语有潮热,反不能食者,胃中必有燥屎五六枚也;若能食

者,但硬耳,宜大承气汤下之。(第215条)

汗出谵语者,以有燥屎在胃中,此为风也。须下者,过经乃可下之。下之若早,语言必乱,以表虚里实故也。下之愈,宜大承气汤。(第217条)

阳明病,下之,心中懊侬而烦,胃中有燥屎者,可攻。腹微满,初头硬,后必溏,不可攻之。若有燥屎者,宜大承气汤。(第238条)

大下后,六七日不大便,烦不解,腹满痛者,此有燥屎也。所以然者,本有宿食故也,宜大承气汤。(第241条)

病人小便不利,大便乍难乍易,时有微热,喘冒不能卧者,有燥屎也,宜大承气汤。(第242条)

得病二三日,脉弱,无太阳柴胡证,烦躁,心下硬,至四五日,虽能食,以小承气汤,少少与,微和之,令小安,至六日,与承气汤一升。若不大便六七日,小便少者,虽不受食,但初头硬,后必溏,未定成硬,攻之必溏;须小便利,屎定硬,乃可攻之,宜大承气汤。(第251条)

伤寒六七日,目中不了了,睛不和,无表里证,大便难,身微热者,此为实也,急下之,宜大承气汤。(第252条)

阳明病,发热汗多者,急下之,宜大承气汤。(第253条)

发汗不解,腹满痛者,急下之,宜大承气汤。(第254条)

腹满不减,减不足言。当下之,宜大承气汤。(第255条)

(四)临床表现

阳明腑证究竟有哪些症状?归纳一下,患者有发热、微热、潮热、日晡潮热,不恶寒;汗出如蒸;腹满,腹痛,五六日至十余日不大便;喘冒,心中懊侬、心下硬,烦躁不安;严重者,出现精神症状,直视、谵语、循衣摸床、不识人,独语如见鬼状等。

(五)治疗方药

1.泻下攻积

阳明腑证使用三承气汤治疗,以泻下攻积。其中以大承气汤药性最重,泻下力最强。小承气汤药性最轻,泻下力最弱。调胃承气汤药性居于二者之间。

大承气汤方：大黄四两（酒洗），厚朴半斤（炙，去皮），枳实五枚（炙），芒硝二合。

上四味，以水一斗，先煮二物，取五升，去滓，内大黄，更煮取三升，去滓，内芒硝，更上微火一两沸，分温再服，得下，余勿服。

小承气汤方：大黄四两（酒洗），厚朴二两（炙，去皮），枳实三枚（大者，炙）。

上三味，以水四升，煮取一升二合，去滓，分温二服。初服汤当更衣，不尔者，尽饮之，若更衣者，勿服之。

调胃承气汤：大黄四两（去皮，清酒洗），甘草二两（炙），芒硝半升。

上三味，以水三升，煮取一升，去滓，内芒硝，更上火微煮令沸，少少温服之。（第29条）

调胃承气汤：甘草二两（炙），芒硝半升，大黄四两（清酒洗）。

上三味，切，以水三升，煮二物至一升，去滓，内芒硝，更上微火一二沸，温顿服之，以调胃气。（第207条）

2.上冒宜下之

《伤寒论》提出汗下后，病人表里俱虚，内火上冒，冒家汗出能够自愈。汗出后表和，但表和里未和，然后使用下法，宜用调胃承气汤。使用大黄通便，可以泻火而解，但大黄、芒硝同用，泻下作用太强，会损伤正气，恐病人不能耐受。

太阳病，先下而不愈，因复发汗，以此表里俱虚，其人因致冒，冒家汗出自愈。所以然者，汗出表和故也。里未和，然后复下之。（第93条）

太阳病未解，脉阴阳俱停，必先振栗汗出而解。但阳脉微者，先汗出而解，但阴脉微者，下之而解。若欲下之，宜调胃承气汤。（第94条）

（六）转归和预后

《伤寒论》提出，昏不识人，直视谵语，喘满者死，脉弦者生，涩者死。

阳明病，心下硬满者，不可攻之。攻之利遂不止者死，利止者愈。（第205条）

夫实则谵语，虚则郑声。郑声者，重语也。直视谵语，喘满者死，下

利者亦死。(第210条)

(七)临床体会

1.阳明腑证的症状

有发热,大便硬,腹胀满痛,心下硬满,腹硬,喘满等症状,严重者,并发谵语,说胡话,神志不清,有这些表现的疾病,似为腹腔脏器的感染性疾病,如幽门梗阻、肠梗阻、急性腹膜炎、急性胆囊炎或急性胰腺炎等,并发了失水、电解质紊乱、菌血症、毒血症或中毒性中枢症状。这当然是严重的,并且在当时的条件下,死亡率一定是很高的。

2.关于治疗

对于严重的腹腔脏器感染性疾病,需要使用清热攻下的方法。张仲景的三个承气汤对其做出了示范。三个承气汤的主药都是大黄,有通便攻积、清热化瘀功效。调胃承气汤和大承气汤都是大黄和芒硝同用,加强了攻下通便的功效,泻下力很强。小承气汤和大承气汤都加用厚朴、枳实,有理气破气的功效,治疗腹满腹痛;小承气汤没有芒硝,泻下的效果明显减弱,可能病情轻一些、病势缓一些。

调胃承气汤使用甘草,有人解释是为了使药力缓和一些,这是从理论上来理解的,他们缺少临床经验。病人本身有腹满腹痛的症状,再使用大黄和芒硝,会有很强的腹痛反应,这种双重的腹痛,单用甘草是远远缓和不了的,厚朴、枳实、甘草同用,腹痛才可能会稍稍缓和一些。后世与木香、槟榔等理气药同用,缓和腹痛的作用增强。

3.关于攻下有余,清热不足

三个承气汤尚不能解决严重的感染性疾病。三个承气汤攻积泻下有余,清热解毒不足。因而后世创新了更多的方药,如黄连解毒汤、三黄石膏汤、清瘟败毒饮、普济消毒饮和龙胆泻肝汤等,弥补了三个承气汤的不足。即使如此,古代严重的感染性疾病死亡率还是很高的。现代虽然有了抗生素和外科手术,但死亡率还是有的,如果能及早配合中医中药治疗,疗效可能会提高。

4.《伤寒论》三个承气汤的剂量、煮法、服法

三方都用大黄,都是四两,打六折,今为二两四钱(72g)。大承气汤厚朴用半

斤,小承气汤厚朴用二两,打六折,今分别为三两(150g),一两二钱(40g)。大承气汤中芒硝为二合;调胃承气汤中芒硝用半升,古今换算,一升打2.5折,即今之二合半,芒硝半升约为1.25合,一合约为30g,1.25合约为37g。

枳实,大承气汤用五枚,小承气汤用三枚。这与病情轻重有关。大黄是用清酒洗的,现今都用水洗净,后下。《伤寒论》没有写明是否后下。芒硝用微火一二沸,后下。大黄与芒硝同用,泻下之力是很强的,梗阻病重才能使用,但现今不用那么大的剂量。

5.调胃承气汤三药的排列顺序

若胃气不和,谵语者,少与调胃承气汤。(第29条)

治疗太阳病伤寒胃气不和,谵语,大黄排在第一,为君;甘草排第二,为臣;芒硝排第三,为佐使。

阳明病,不吐不下,心烦者,可与调胃承气汤。(第207条)

治疗阳明病胃气不和,不吐不下。甘草排在第一,为君;芒硝排第二,为臣;大黄排第三,为佐使。

同一方剂,不同的君臣佐使排列顺序,古人依然能够按照文义进行解释,只不过是自圆其说而已。但是许多中药放在锅内混在水中一起煎煮,还分得清君臣佐使吗? 君臣佐使是为了让人容易理解,带有主观性。说明张仲景对于药物的排列顺序并非十分严格,带有随意性。这不会影响临床效果,临床意义不大。

第五节　辨少阳病脉证并治

手足少阳经脉为三焦经和胆经,少阳病发病的部位在足少阳胆经,是以肝胆胰腺系统为主的感染性发热疾病,并与手少阳三焦的病变有关。

《伤寒论》将往来寒热、胸胁苦满等症状称为少阳病经证,将胁下满痛、面目身黄等症状称为少阳病腑证。后人以方为纲将少阳病经证称为小柴胡汤证,腑证称为大柴胡汤证。

一、少阳病经证

（一）概说

外感伤寒因太阳病不解而传入少阳经脉，正邪相搏，结于胁下，成为少阳病。

（二）病因病机

《伤寒论》提出少阳病是由于太阳病伤寒不解，病人因血弱气尽，腠理开，邪气因入，与正气相搏，结于胁下，正邪相争，转入少阳，成为少阳病。

（三）《伤寒论》原文摘录

少阳之为病，口苦、咽干、目眩也。（第263条）

少阳中风，两耳无所闻，目赤，胸中满而烦者，不可吐下，吐下则悸而惊。（第264条）

伤寒，脉弦细，头痛发热者，属少阳。少阳不可发汗，发汗则谵语，此属胃，胃和则愈，胃不和，烦而悸。（第265条）

血弱气尽，腠理开，邪气因入，与正气相搏，结于胁下，正邪分争，往来寒热，休作有时，嘿嘿不欲饮食，藏府相连，其痛必下，邪高痛下，故使呕也，小柴胡汤主之。服柴胡汤已，渴者，属阳明，以法治之。（第97条）

伤寒四五日，身热恶风，颈项强，胁下满，手足温而渴者，小柴胡汤主之。（第99条）

伤寒，阳脉涩，阴脉弦，法当腹中急痛，先与小建中汤，不差者，小柴胡汤主之。（第100条）

伤寒中风，有柴胡证，但见一证便是，不必悉具。凡柴胡汤证而下之，若柴胡证不罢者，复与柴胡汤，必蒸蒸而振，却复发热汗出而解。（第101条）

伤寒五六日，头汗出，微恶寒，手足冷，心下满，口不欲食，大便硬，脉细者，此为阳微结，必有表，复有里也。脉沉亦在里也。汗出为阳微，假令纯阴结，不得复有外证，悉入在里，此为半在里半在外也。脉虽沉紧，不得为少阴病。所以然者，阴不得有汗，今头汗出，故知非少阴也。可与小柴胡汤，设不了了者，得屎而解。（第148条）

（四）临床表现

《伤寒论》提出少阳病的临床表现有往来寒热，休作有时，胸胁苦满，嘿嘿不欲饮食，心烦喜呕，口苦、咽干、目眩，或有腹中痛，或有胁下痞硬，或有心下悸、小便不利等症状。这些都是手足少阳经、厥阴经的病。

（五）鉴别

少阳病有胁下痞硬，硬满，为胁下痞满而硬，痞有痞软、痞硬的区分。痞硬为软中带硬，部位在胁下，这与阳明病部位在腹不同，腹硬痛为按之腹壁硬而痛，当为上下腹部的肌紧张。

> 伤寒五六日中风，往来寒热，胸胁苦满，嘿嘿不欲饮食，心烦喜呕，或胸中烦而不呕，或渴，或腹中痛，或胁下痞硬，或心下悸，小便不利，或不渴，身有微热，或咳者，小柴胡汤主之。（第96条）

> 本太阳病不解，转入少阳者，胁下硬满，干呕不能食，往来寒热，尚未吐下，脉沉紧者，与小柴胡汤。（第266条）

（六）治疗方药

1.小柴胡汤

《伤寒论》提出少阳病由太阳病发展演变而来，和解少阳的主方为小柴胡汤，退热的同时疏肝利胆。

> 太阳病，十日已去，脉浮细而嗜卧者，外已解也。设胸满胁痛者，与小柴胡汤。脉但浮者，与麻黄汤。

> 小柴胡汤方：柴胡半斤，黄芩、人参、甘草（炙）、生姜（切）各三两，大枣十二枚（擘），半夏半升（洗）。

> 上七味，以水一斗二升，煮取六升，去滓，再煎取三升，温服一升，日三服。（第37条）

2.柴胡加芒硝汤

小柴胡汤疏肝利胆，加芒硝增强疏泄功能。

> 伤寒十三日不解，胸胁满而呕，日晡所发潮热，已而微利，此本柴胡证，下之以不得利，今反利者，知医以丸药下之，此非其治也。潮热者，

实也,先宜服小柴胡汤以解外,后以柴胡加芒硝汤主之。

柴胡加芒硝汤方:柴胡二两十六铢,黄芩一两,人参一两,甘草一两(炙),生姜一两(切),半夏二十铢(本云五枚,洗),大枣四枚(擘),芒硝二两。

上八味,以水四升,煮取二升,去滓,内芒硝,更煮微沸,分温再服,不解更作。(第104条)

(七)转归和预后

《伤寒论》提出少阳病有可能会缓解,如果误治可能成为坏病。

伤寒三日,少阳脉小者,欲已也。(第271条)

少阳病,欲解时,从寅至辰上。(第272条)

若已吐下、发汗、温针,谵语,柴胡汤证罢,此为坏病。知犯何逆,以法治之。(第267条)

(八)临床体会

1.少阳病是感染性疾病

少阳病有发热症状,其特点是往来寒热,休作有时,胸胁苦满。临床上寒热往来,休作有时的疾病很多。感染性疾病普遍在发热前先有畏寒,甚至有寒战的症状,畏寒越重,热度越高。

少阳病尚有胸胁苦满,或腹中痛,或胁下痞硬,明确病灶部位在胸胁、胁下和腹部,相当于肝胆胰腺的部位,因而发生胁满痞硬,腹痛,痞硬为腹硬而按之软,不是石硬之肌紧张。说明这是肝胆胰腺的炎症性疾病,不是危重症。

2.关于口苦、咽干、目眩

过去有人认为少阳病的特点是口苦、咽干、目眩。他们的依据是《伤寒论》第263条,认为这是少阳病的总纲。但口苦、咽干、目眩是非特异性症状,虽然与少阳经有关,属于少阳病经证,但阳明病和许多疾病都有这些症状,正常人也会有。因此,我们必须将许多有关的条文的症状综合起来分析,就会理解这三个症状是次要的。

3.少阳病经证的主方是小柴胡汤

《伤寒论》第37条记载,在太阳病中,小柴胡汤是第一方。266条记载,在少阳病中,小柴胡汤是复出方,与第一方相比,两方的药味、剂量都相同,但君臣佐使的排列顺序不同。第一位君药,柴胡是相同的;第二位臣药,一方是黄芩、人参,另一方是人参、黄芩,基本上相同;第三位佐药,一方是甘草、生姜,另一方是甘草、半夏;使药,一方是大枣、半夏,另一方是生姜、大枣。说明《伤寒论》对于方剂中佐使药的排列顺序并不十分严格。

4.关于柴胡、黄芩的功效

柴胡既能清热降温,又能疏肝利胆,还能调节胃肠功能,为治疗肝胆、胰腺及胃肠病发热的常用药,后人方解称其和解少阳,也常用于少阳、厥阴之经络循行部位的病。柴胡的常用剂量为3g～12g,一般不宜大剂量使用,柴胡所含的皂苷对胃有刺激性,剂量大了有恶心反应。黄芩清热解毒,常用于肝胆、胰腺、胃肠病,以及肺部病,没有不良反应,安全性高,用量12g～30g,配合柴胡,以增强柴胡的清热功效。

5.《伤寒论》提出少阳病是实证

《伤寒论》明确提出少阳病是实证,邪在半表半里。《伤寒论》第104条:"此本柴胡证……潮热者,实也。"少阳病主要为消化系统的急性感染性疾病,是实证,并提出先宜服小柴胡汤以解表,后用柴胡加芒硝汤攻下。

6.关于方中的人参

《伤寒论》明确提出少阳病是实证,并不是邪实正虚之证,只需要祛邪,不需要扶正。临床上对于急性肝胆、胰腺和胃肠病发热的患者,人参在补气的同时也会使邪气更盛,滞邪留邪,反能增加腹中胀气的程度,所以都不用人参。只有长期慢性消耗性疾病,在正气非常虚弱的情况下,才可能使用人参。

现代有人提出小柴胡汤的柴胡与黄芩、人参同用,是扶正祛邪,病人由于正气虚弱,自己不能达邪,因而使用人参以扶正达邪。扶正达邪是一个宏观的、模糊的概念,对于感染性疾病和免疫性疾病,任意使用人参与黄芪容易加重病情,临床上屡见不鲜。在五六百年前,已有许多名医提出外感实证绝不可使用人参与黄芪。扶正祛邪是有适用范围的,绝不可随意使用。

7.明清时期提出肝胆疾病不用补法

张仲景是医圣,古代中医认为他的观点容不得质疑和否定。《伤寒论》论述了对感染性疾病的认识和治疗,指导中医临床工作近两千年,为中华民族的健康事业做出了巨大的贡献,其中的方剂还流传到许多国家。但《伤寒论》毕竟是一千八百年之前的著作,不完善和有缺憾是难以避免的。

明清时期就有著名中医提出六腑以通为用,肝无补法的观点。少阳病、肝胆疾病不主张使用补法,主要指不使用人参和黄芪。这一观点符合《伤寒论》在柴胡方中加用芒硝或大黄以攻下的方法。因而在绝大多数情况下,临床上治疗肝胆胰腺疾病使用小柴胡汤加减,笔者必定去掉人参,常加用虎杖或羊蹄,或加用大黄。

二、少阳病腑证

(一)概说

少阳之腑为胆和三焦,少阳病腑证是累及肝胆、胰腺及胃肠的病,主要有胁下满痛,面目身黄等症状。前辈为了阐释方便,又称为大柴胡汤证。

(二)病因病机

外感伤寒多日后,湿热病邪由太阳传入少阳,由少阳经络传入胆腑和三焦,并影响到肝胆、胰腺和胃肠,可发生许多症状。

(三)《伤寒论》原文摘录

得病六七日,脉迟浮弱,恶风寒,手足温,医二三下之,不能食,而胁下满痛,面目及身黄,颈项强,小便难者,与柴胡汤,后必下重;本渴饮水而呕者,柴胡汤不中与也,食谷者哕。(第98条)

太阳病,过经十余日,反二三下之,后四五日,柴胡证仍在者,先与小柴胡。呕不止,心下急,郁郁微烦者,为未解也,与大柴胡汤,下之则愈。(第103条)

伤寒发热,汗出不解,心中痞硬,呕吐而下利者,大柴胡主之。(第165条)

（四）临床表现

《伤寒论》提出太阳病，伤寒发热，汗出不解，经过十余日，呕吐，心中痞硬，心下急，郁郁微烦，并有腹泻下利等症状，说明病情没有缓解。

（五）鉴别

少阳病经证，邪气在经络之中，以寒热往来、胁痛等症状为主。少阳病腑证邪气侵入腑内，有发热、呕吐下利与心中痞硬等症状。

（六）治疗方药

　　大柴胡汤方：柴胡半斤，黄芩三两，芍药三两，半夏半升（洗），生姜三两（切），枳实四两（炙），大枣十二枚（擘）。

　　上七味，以水一斗二升，煮取六升，去滓再煮，温服一升，日三服。一方加大黄二两。若不加，恐不为大柴胡汤。

（七）转归和预后

《伤寒论》提出少阳病腑证"与大柴胡汤下之则愈"，说明少阳胆病有治愈的可能性。

（八）临床体会

1.少阳病的特点

少阳病不但有发热、畏寒症状，临床表现还必须有胸胁、腹部和消化系统的症状。这些症状有不思饮食、呕吐、腹痛、胁痛、胁下满痛，胁下痞硬、面目及身黄、大便硬、小便难、小便不利等症状，这些都是感染性和免疫性肝胆疾病所致的肝胆症状和胃肠道症状，主要是感染性胆病，中医又称为肝木侮土。

肝病和胰病为脏病，较胆病要严重得多。尤其是免疫性肝病、胆汁性肝硬化和坏死性胰腺炎，死亡率是很高的。单纯性胰腺炎现今有可能会治愈。

2.一些症状解释

胁下满痛是感觉到的症状，满痛是胀满、胀气并有腹痛。胁下痞硬，痞为痞塞满闷，并分痞软与痞硬。痞硬说明胁下痞满而腹硬，但按之不是石硬。腹壁坚硬如石是急腹症，在古代必然会死亡，现代可以立即行外科手术，急腹症的死亡率已显著下降。面目及身黄，说明全身都是黄的，当为黄疸。小便不利，小便难，是由于失水而尿量显著减少。

3.大、小柴胡汤加减

大、小柴胡汤《伤寒论》上还有一些加减,有柴胡桂枝汤、柴胡桂枝干姜汤、柴胡加芒硝汤与柴胡加龙骨牡蛎汤。这是临床的需要,主方一张,众多加减,这是中医辨证论治和对症治疗的重要部分,《伤寒论》做出了示范。张仲景对于加减方大都取了方名,因为这是一部临床著作,有113个方剂。后世的大量方剂,其加减大多不取方名,否则太多了。

(九)少阳病的一些概念和体会

1.少阳病病邪侵害的部位

太阳病邪气在表,阳明病邪气在里,少阳病邪气的部位前辈解释说是在半表半里和膜原。解剖上半表半里和膜原算什么部位?难道将手足少阳经、胆和三焦作为半表半里?胆病与三焦疾病都有具体部位,与半表半里有什么关系?

《内经》有膜和膜原的记载,是指体内的一些薄膜、筋膜与脂膜,都是具体的解剖组织。半表半里与膜原联系在一起不是《内经》提出来的,《伤寒论》也没有提出半表半里和膜原的名称。可见半表半里为膜原这一观点是后世阐释《伤寒论》时想象推理出来的,因为后世中医缺少解剖知识。笔者虽然学习过解剖,但也讲不清楚,只能试着分析。

《素问·举痛论篇》:"寒气客于肠胃之间,膜原之下,血不得散,小络急引故痛。"

《素问·疟论篇》:"其间日发者,由邪气内薄于五藏,横连募原也。"

2.什么是膜和膜原

(1)膜:肌肉、肌腱、骨骼、脂肪和脏腑之外的一层薄薄的膜都称为膜,古人又称为薄筋,现民间仍称为膜、筋、筋膜,以及衣、薄薄的一层衣。胸腔有胸膜,腹腔有腹膜,心脏外有心包膜,总称为浆膜。关节腔有滑膜,骨骼外有一层骨膜等。

张景岳《类经·痿证》:"盖膜犹幕也,凡肉理脏腑之间,其成片联络薄筋,皆谓之膜,所以屏障血气者也。凡筋膜所在之处,脉络必分,血气必聚,故又谓之膜原,亦谓之脂膜。"

膜有筋膜、脂膜,其名称现代仍然保留,肌腱之外膜称为筋膜,脂肪之外膜称为脂膜,风湿病中有浆膜炎、筋膜炎、脂膜炎、滑膜炎与骨膜炎等。

(2)膜原:《内经》把膜原又称为募原。在体腔之内,五脏六腑之外,这是什么器官? 可能是腹膜系膜一类纤维组织。明代在解释疟疾侵害的部位时,认为在募原,古方达原饮治疟,以使汤药达到膜原。

至于有人提出半表半里的具体部位是膜原,这更难以理解。半表半里怎么会在一些腹膜系膜上呢? 腹膜炎、胸膜炎和心包炎等浆膜的炎症,并不称为膜原的病。风湿病的筋膜炎与脂膜炎更不是半表半里的膜原。

3.什么是半表半里

少阳病,后世称热在半表半里,其部位在膜原。小柴胡汤和大柴胡汤可以和解少阳。这些术语非常难以理解。有西医问这是什么意思? 有些中医老师一辈子都没有讲清楚这是什么含义,只有一句话,这是辨证论治。但这太宏观了,难以让人信服,有搪塞之嫌。笔者试从大、小柴胡汤的药物来分析,可能会讲得通一些。

所谓半表半里,并非指一个具体的部位,而是指病邪在半表半里,一半在表,一半在里,既不全部在表,也不全部在里。换句话说,就是既有表证,又有里证。既要治疗表证,又要治疗里证,表里二证兼治。因而,这好像是说病邪的部位,而实际上却是指病邪引起的临床表现。

4.半表半里的治疗

《伤寒论》提出治疗半表半里证用大、小柴胡汤。为什么说大、小柴胡汤是表里同治?

(1)柴胡与黄芩表里同清:大、小柴胡汤的君药都是柴胡。柴胡性味苦平,兼有解表和清热功效,表证里证同治;并且还有疏肝利胆与调节脾胃的功效,能治疗肝胆、胃肠与胰腺的急性、慢性病。

两方的臣药都是黄芩,黄芩清热解毒,既清表热,又清里热,也是表里同治之药,常与柴胡配伍,既增强了表里同清的功效,也增强了治疗胃肠、肝胆与胰腺疾病的效果。

(2)大、小柴胡汤表里同治:太阳病邪热在表,治疗用桂枝汤或麻黄汤等,辛温解表而不清热。阳明病邪热在里,治疗用白虎汤,大清里热而不解表;少阳病邪热在半表半里,治疗用大、小柴胡汤,和解表里,既解表热,又清里热。这是由于柴胡与黄芩的多功效性决定的,实际上是表里同治,表里同清。

(3)和解少阳:为什么治疗少阳病称为和解?太阳病发汗解表而退热。阳明病大清里热而退热。大、小柴胡汤既不是解表退热,也不是清里退热。前辈中医为了解释清楚,找到了第三种退热方法的解释,处于表里二者之间,既解表热,又解里热,调和表里,和解少阳半表半里,因而称为和解少阳。

(4)两方的区别:小柴胡汤与大柴胡汤的区别在于臣药和佐使药,以及对症治疗药的不同。小柴胡汤加用人参、半夏、生姜、甘草和大枣,和胃降逆,治疗肝胆病引起的胃不舒、食欲不振和恶心呕吐等症状。大柴胡汤加用大黄、枳实与芍药等,以攻积通便,治疗肝胆病引起的胃肠不舒或以胃肠积滞为主的腹痛腹胀和大便秘结等症状。如果胃肠都有症状,大、小柴胡汤可以同用。

(5)两方治疗的疾病:发生少阳病经证和腑证的疾病,可能为急性胆囊炎、急性胰腺炎或急性胃肠炎等。免疫性肝炎和溃疡性结肠炎继发感染,也会发生这些症状。

至今对于肝胆、胃肠和胰腺疾病,大、小柴胡汤同用加减是常用的方药。

5.关于柴胡升提

中药有升降浮沉理论。中药质轻者向上升浮,质重者向下沉降。柴胡质轻,引药向上为升提药。补中益气汤使用柴胡和升麻就是这个原因。但小柴胡汤和大柴胡汤治疗伤寒少阳病发热,似乎与柴胡的升提功效关系不大。

6.柴胡抗炎退热和保肝利胆的研究

以前开发的柴胡针剂,肌肉注射,用于治疗上呼吸道感染发热和轻症胆囊、胰腺炎症性发热,有很好的效果。西医不懂得什么是和解少阳,只知道炎症性疾病发热,使用柴胡注射液以抗炎退热,并且有一段时期使用得很普遍。

经研究,柴胡含有的成分非常复杂,主要为柴胡皂苷类和黄酮类等。柴胡具有显著的中枢性解热降温作用、抗炎作用、镇静镇痛作用、保肝降酶和利胆解痉作用,以及舒张平滑肌与调节胃肠功能等作用,药理作用较广泛,因而应用范围也较广泛。古代的应用范围和现代的药理研究都得到了证实。

柴胡无毒,实验室检测证实没有毒性,可以长期服用,但剂量大了容易有胃不舒、恶心等不良反应,只宜常规剂量或稍增大剂量使用。

7.三阳发热病小结

(1)三阳病论述的是人类最常见的一大类感染性发热疾病,又分经证和腑证。太阳病经证为上呼吸道感染及其一系列并发症。治疗太阳病经证的主方为桂枝汤、麻黄汤和大小青龙汤等;腑证为发热、小便不利等表现,主方为五苓散。阳明病经证为各种疾病所致的高热,主方为白虎汤。腑证为胃肠道感染性炎症性疾病,伴发热,以及急腹症,主方为三个承气汤。少阳病经证为肝胆和胰腺感染性炎症性疾病,主方为小柴胡汤;腑证为肝胆、胰腺与胃肠疾病之重症,主方为大柴胡汤。

(2)桂枝汤和麻黄汤虽然退不了热,但其衍变方大、小青龙汤,可治疗呼吸道、肺部感染引起的咳嗽、气喘与痰多。桂枝可用以治疗浆膜炎或滑膜炎积液。白虎汤至今仍然是四大类高热疾病退热的最佳方剂。大、小柴胡汤,柴胡至今常用于治疗各种发热,是各种急性、慢性肝胆、胰腺及胃肠疾病的常用药。白虎汤中生石膏与知母同用,大、小柴胡汤中柴胡与黄芩同用,为中医退热的基本方药,使用了一千八百多年,在人体上证实了有效而无毒。

第六节　三阳病的相关病

三阳病除了经证、腑证外,《伤寒论》条文中尚有许多具体病。虽然这些病不是三阳病自身的经证和腑证,但有的是三阳病演变而来的,有的是三阳病的并发症,有的是继发感染,都与三阳病有关,有30多个。前辈将太阳病、阳明病和少阳病以方为纲分开阐释,笔者在此将三阳病合在一起阐释。

一、外感风湿证

(一)概说

太阳病外感表证有风湿相搏之证,主要症状是关节疼痛或肿胀,《内经》称为痹,《金匮要略》称为风湿病。

(二)病因病机

《伤寒论》提出风湿证的病因病机是外感伤于风寒,体内风湿相搏所致。

(三)《伤寒论》原文摘录

太阳病,发汗,遂漏不止,其人恶风,小便难,四肢微急,难以屈伸者,桂枝加附子汤主之。(第20条)

太阳病,头痛发热,身疼腰痛,骨节疼痛,恶风无汗而喘者,麻黄汤主之。(第35条)

太阳中风,脉浮紧,发热恶寒,身疼痛,不汗出而烦躁者,大青龙汤主之。(第38条)

伤寒八九日,风湿相搏,身体疼烦,不能自转侧,不呕,不渴,脉浮虚而涩者,桂枝附子汤主之。(第174条)

风湿相搏,骨节疼烦,掣痛不得屈伸,近之则痛剧,汗出短气,小便不利,恶风不欲去衣,或身体微肿者,甘草附子汤主之。(第175条)

(四)临床表现

《伤寒论》提出太阳病外感风湿证的临床表现有四肢微急或拘急,难以屈伸;身疼腰痛,骨节疼痛,恶风无汗;发热恶寒,身体疼痛;不能自转侧,骨节烦痛,掣痛不得屈伸,近之则痛剧。

(五)鉴别

《金匮要略》有历节病"诸肢节疼痛,身体尫羸,脚肿如脱"的表现。太阳病风湿证没有那么严重,关节不会变形。

(六)治疗方药

《伤寒论》太阳病篇中提出太阳病外感风湿证治疗法则为解表,祛除风湿。方药有麻黄汤、大青龙汤、桂枝加附子汤、桂枝附子汤和甘草附子汤,现在临床上还在加减使用。

桂枝加附子汤方:桂枝三两(去皮),芍药三两,甘草三两(炙),生姜三两(切),大枣十二枚(擘),附子一枚(炮,去皮,破八片)。

上六味,以水七升,煮取三升,去滓,温服一升。本云:桂枝汤,今加附子,将息如前法。

桂枝附子汤方:桂枝四两(去皮),附子三枚(炮,去皮,破),生姜三两(切),大枣十二枚(擘),甘草二两(炙)。

上五味,以水六升,煮取二升,去滓,分温三服。

甘草附子汤方:甘草二两(炙),附子二枚(炮,去皮,破),白术二两,桂枝四两(去皮)。

上四味,以水六升,煮取三升,去滓,温服一升,日三服。初服得微汗则解,能食,汗止复烦者,将服五合,恐一升多者,宜服六七合为始。

(七)临床体会

上呼吸道感染疾病本身就可能会出现关节疼痛或全身性疼痛的症状。这也可能是变应性关节炎、风湿性多肌痛,以及早期轻症狼疮性关节炎的表现,这些都是非侵蚀性关节炎,可能由于上呼吸道感染而诱发。

对于风湿病发热的患者,笔者临床上经常使用生石膏治疗,依据就是大青龙汤。关节疼痛、僵硬,难以屈伸的患者,使用桂枝和附子就是出于《伤寒论》。笔者将附子改为白附子。关节僵硬的病人,风湿之邪得微汗能解,才能减肿消僵,但仅用桂枝和附子,恐怕尚难以得汗,笔者常与羌活同用,以增强发汗之力。

桂枝加附子汤治疗的是太阳病,上呼吸道感染引起的反应性关节炎,肿痛较轻。桂枝附子汤治疗的是风湿相搏,疼痛较重的病证。两方的主药都是桂枝和附子。其剂量桂枝附子汤为附子三枚,桂枝四两,较桂枝加附子汤的附子一枚,桂枝三两增大了。附子和桂枝剂量增大,这加强了祛除风湿、消肿止痛的效果。

桂枝加附子汤较桂枝附子汤,多了一味芍药。芍药也是祛除风湿的重要中药,《金匮要略》桂枝芍药知母汤治疗历节病。芍药所含的芍药苷具有抗炎镇痛作用,已开发为新药。但芍药的临床抗炎镇痛效果远远不及制川乌、制附子和制白附子,与之同用能增效。乌头汤是《金匮要略》上的,白附子是后世的发展。

二、项强证

(一)概说

《伤寒论》太阳病31条,前辈注家称为葛根汤证,没有病名,因而笔者称其为项强证。

(二)病因病机

项背部受了风寒后,发生了脊强背张的症状。

(三)《伤寒论》原文摘录

太阳病,项背强几几,无汗恶风,葛根汤主之。(第31条)

太阳病,项背强几几,反汗出恶风者,桂枝加葛根汤主之。(第14条)

太阳少阳并病,心下硬,颈项强而眩者,当刺大椎、肺俞、肝俞,慎勿下之。(第171条)

(四)临床表现

《伤寒论》记载,有项背强几几,或无汗,或汗出而恶风,或颈项强并有头眩的症状。

(五)鉴别

《伤寒论》第85条太阳病有痉病,有脊强背张的症状,为疮家所引起。《金匮要略》有痉病,为一慢性病。项强证由太阳病受风寒引起。二者有所不同。结胸者也有项强,如柔痉之状。

疮家虽身疼痛,不可发汗,汗出则痉。(第85条)

病发于阳,而反下之,热入因作结胸;病发于阴,而反下之,因作痞也。所以成结胸者,以下之太早故也。结胸者,项亦强,如柔痉状,下之则和,宜大陷胸丸。(第131条)

(六)治疗方药

葛根汤方:葛根四两,麻黄三两(去节),桂枝二两(去皮),生姜三两(切),甘草二两(炙),芍药二两,大枣十二枚(擘)。

上七味,以水一斗,先煮麻黄、葛根,减二升,去白沫,内诸药,煮取三升,去滓,温服一升,覆取微似汗。余如桂枝法将息及禁忌。诸汤皆仿此。

桂枝加葛根汤方:见前。

(七)临床体会

1.这是太阳病的外感表证

太阳病之项背强几几,恶风,无汗或有汗,为感受风寒,项背活动时有僵硬板滞的感觉,这是外感表证,张仲景称为太阳病,而不称为痉病。《伤寒论》提到痉病和柔痉的概念,但没有展开来讲,也没有提治疗方药。这在《金匮要略》上有较详细的论述,并有对应的治疗方药,因而本书中对于痉病和柔痉只是提一下,我们在《〈金匮要略〉学术思想阐释》中再详细阐述。

2.几几的意思

"几"不是"幾"的简体字。几几:形容项背肌肉强僵而有牵动的样子,以前老一代中医曾说应该念殊(shū),不念幾(jǐ),但没有找到古书的依据。《伤寒来苏集》:"几几,项背牵动之象,动中见有强意。"

3.葛根汤治疗

临床上呼吸道感染受风寒感冒后有短期的项背强、板滞,并有酸痛感,可能会有头痛、头眩的症状,这是常见病。葛根汤和桂枝加葛根汤治疗项背强的效果是很好的,现在临床上还在使用,但此二方对于痉病之项背强直,如强直性脊柱炎、风湿性多肌痛和颈椎病等的疼痛、头痛、头眩,以及结胸证的项强,葛根汤和桂枝加葛根汤尚不能解决。

三、风寒下利证

(一)概说

下利现称为腹泻,为太阳病受到风寒后,既有感冒,又有腹泻呕吐的症状。

(二)病因病机

《伤寒论》提出外感风寒后,使用下法,这是医生的误治所致的下利,但受到寒冷后也会引起腹泻。太阳与阳明合病,太阳与少阳合病,都可以发生腹泻。

(三)《伤寒论》原文

太阳与阳明合病者,必自下利,葛根汤主之。(第32条)

太阳与阳明合病,不下利但呕者,葛根加半夏汤主之。(第33条)

太阳病,桂枝证,医反下之,利遂不止,脉促者,表未解也。喘而汗出者,葛根黄芩黄连汤主之。(第34条)

太阳与少阳合病,自下利者,与黄芩汤。(第172条)

（四）临床表现

风寒下利为受寒后的一般性腹泻,可能有呕吐,还可能有咳喘、汗出等症状。书中没有提到是否有腹痛症状。

（五）治疗方药

风寒下利使用葛根汤、葛根黄芩黄连汤;呕吐使用葛根加半夏汤。

葛根汤方:葛根四两,麻黄三两(去节),桂枝二两(去皮),生姜三两(切),甘草二两(炙),芍药二两,大枣十二枚(擘)。

上七味,以水一斗,先煮麻黄、葛根,减二升,去白沫,内诸药,煮取三升,去滓,温服一升,覆取微似汗,余如桂枝法将息及禁忌。诸汤皆仿此。

葛根黄芩黄连汤方:葛根半斤,甘草二两(炙),黄芩三两,黄连三两。

上四味,以水八升,先煮葛根,减二升,内诸药,煮取二升,去滓,分温再服。

葛根加半夏汤方:葛根四两,麻黄三两(去节),甘草二两(炙),芍药二两,桂枝二两(去皮),生姜二两(切),半夏半升(洗),大枣十二枚(擘)。

上八味,以水一斗,先煮麻黄、葛根,减二升,去白沫,内诸药,煮取三升,去滓,温服一升。覆取微似汗。

黄芩汤方:黄芩三两,芍药二两,甘草二两(炙),大枣十二枚(擘)。

上四味,以水一斗,煮取三升,去滓,温服一升,日再,夜一服。

（六）临床体会

外感腹泻,包括胃肠道感冒腹泻、病毒感染性腹泻、混合感染性腹泻和免疫病腹泻等,可能还伴有轻度的腹痛,但《伤寒论》没有提到是否有腹痛。没有脓血,因而不是痢疾。外感下利使用葛根汤、葛根黄芩黄连汤加减,太阳与阳明合病,既有太阳表证,又有阳明内热里证,葛根表里同治,麻黄与桂枝解表,黄芩与黄连清热解毒,是有效的方药,现临床上急性肠炎轻症、慢性肠炎腹泻,仍在使用。太阳与少阳合病,治疗方药基本上是一致的。三阳病腹泻都可以使用黄连与黄芩。

四、心中懊恼和烦躁证

(一)概说

太阳病伤寒汗、吐、下后,余热未净,内热不解,滞留心胸。阳明病则由于表热初传入里,滞留胸膈。外感发热消退后,内热未清,烦躁不安,心中懊恼,需要继续清热,服药以康复。心中懊恼和烦躁证,前辈以方为纲又称为栀子豉汤证。

(二)病因病机

外感发热使用汗、吐、下三法治疗,病情已经好转,或者温针误治,口渴咽燥,津液不足,引起烦躁不安的症状。

(三)《伤寒论》原文摘录

太阳病篇原文共有6条,阳明病篇有2条,差后劳复篇有1条。

发汗后,水药不得入口为逆,若更发汗,必吐下不止。发汗吐下后,虚烦不得眠,若剧者,必反复颠倒,心中懊恼,栀子豉汤主之;若少气者,栀子甘草豉汤主之;若呕者,栀子生姜豉汤主之。(第76条)

发汗若下之而烦热,胸中窒者,栀子豉汤主之。(第77条)

伤寒五六日,大下之后,身热不去,心中结痛者,未欲解也,栀子豉汤主之。(第78条)

伤寒下后,心烦腹满,卧起不安者,栀子厚朴汤主之。(第79条)

伤寒,医以丸药大下之,身热不去,微烦者,栀子干姜汤主之。(第80条)

阳明病,脉浮而紧,咽燥口苦,腹满而喘,发热,汗出,不恶寒反恶热,身重,若发汗则躁,心愦愦,反谵语。若加温针,必怵惕烦躁不得眠。若下之,则胃空虚,客气动膈,心中懊恼,舌上胎者,栀子豉汤主之。(第221条)

阳明病,下之,其外有热,手足温,不结胸,心中懊忱,饥不能食,但头汗出者,栀子豉汤主之。(第228条)

大病差后劳复者,枳实栀子豉汤主之。(第393条)

(四)临床表现

伤寒汗、吐、下后,虚烦不得眠。在床上翻来覆去,烦躁不安,胸中烦热,呼吸不畅,满闷;有的病人可能会有心中懊忱的表现;有的病人身热不去,心中结痛;有的病人心烦腹满,卧起不安。阳明病的病情稍重一些,发热汗出,咽燥口苦,腹满而喘,怵惕烦躁,不得入眠,心中懊忱,甚至迷糊谵语,舌上有苔,脉浮而紧。

心中懊忱是太阳病心胸内热不解的一个症状。可能会伴有心烦腹满,咽燥口苦,虚烦不得眠,必怵惕烦躁,个别严重的可能会有谵语等症状。

(五)治疗方药

太阳病、阳明病发生心中懊忱的症状,都使用栀子豉汤及其加减方治疗。加减方有栀子甘草豉汤、栀子生姜豉汤、栀子厚朴汤、栀子干姜汤、枳实栀子豉汤。《伤寒论》一证一方,随症加减是很多的,并且大都有方剂名称。

栀子豉汤方:栀子十四个(擘),香豉四合(绵裹)。

上二味,以水四升,先煮栀子,得二升半,内豉,煮取一升半,去滓,分为二服,温进一服,得吐者,止后服。

栀子甘草豉汤方:栀子十四个(擘),甘草二两(炙),香豉四合(绵裹)。

上三味,以水四升,先煮栀子、甘草,取二升半,内豉,煮取一升半,去滓,分二服,温进一服,得吐者,止后服。

栀子生姜豉汤方:栀子十四个(擘),生姜五两,香豉四合(绵裹)。

上三味,以水四升,先煮栀子、生姜,取二升半,内豉,煮取一升半,去滓,分二服,温进一服,得吐者,止后服。

栀子厚朴汤方:栀子十四个(擘),厚朴四两(炙,去皮),枳实四枚(水浸,炙令黄)。

上三味,以水三升半,煮取一升半,去滓,分二服,温进一服,得吐者,止后服。

　　栀子干姜汤方:栀子十四个(擘),干姜二两。

　　上二味,以水三升半,煮取一升半,去滓,分二服,温进一服,得吐者,止后服。

　　枳实栀子豉汤方:枳实三枚(炙),栀子十四个(擘),豉一升(绵裹)。

　　上三味,以清浆水七升,空煮取四升,内枳实、栀子,煮取二升,下豉,更煮五六沸,去滓,温分再服,覆令微似汗。若有宿食者,内大黄如博棋子五六枚,服之愈。

(六)转归和预后

病情已经控制,只要不误治,能康复。

(七)禁忌

《伤寒论》提出病人原有大便溏薄者,不可用生栀子。因生栀子剂量稍大,容易有恶心与滑肠反应。后世使用焦栀子,基本上消除了这些不适反应。

　　凡用栀子汤,病人旧微溏者,不可与服之。(第81条)

(八)临床体会

1.心中懊恼是什么病?

　　心中是指胸部和上腹部,懊恼为闷乱烦躁之意,与上海人说的"心中挖塞"相近。前辈有人解释与懊恼通用,懊恼有懊悔、恼恨和恼怒之意,似乎并不贴切;也有解释为嘈杂之意,嘈杂为胃热,更不合适。

　　心中懊恼和烦躁,这是外感发热疾病热退后余热未清,出现胸中不舒畅,上腹满闷,腹胀,并影响睡眠的病。这些都是热病后康复期的症状。现临床内科出现这些内热闷乱或烦躁懊恼症状的患者,使用栀子豉汤加减,清热除烦,是有效的方药,也是临床用以治疗失眠的方药。

2.内热需要继续清热

　　外感发热,汗、吐、下三法是古代中医常用的治法。太阳病的病情较轻,病人服药治疗后,发热虽然退了,但是病人感到内热、烦躁不安、心中懊恼、不得入眠、心慌怵惕、咽燥口苦等,这些症状说明病情已经好转,但是身体尚未康复,还需要继续清热,因而使用栀子豉汤。

阳明病基本上已经控制,处于康复阶段,由于温针误治,病情加重,出现内热未清的表现。由于是发热汗出,可能是失水、电解质紊乱引起的咽燥口苦,迷糊谵语,服用栀子豉汤和合理饮食后,是能够渐渐康复的。

3.栀子豉汤清除内热

栀子豉汤是治疗心中懊忱的基本方,加上加减方,共有六方,都是以栀子为君药。栀子有清热除烦的功效,但栀子退热的药力较弱,难以消退高热。栀子豉汤清除余热、内热较为适合,并具有镇静作用,因而能消除心中懊忱烦躁。豆豉药食两用,解表清热以增效。

4.栀子清热

《伤寒论》认为发热后内热未清,烦躁不安,心中懊忱,这些是无关紧要的症状,即使不治疗也可以。栀子豉汤药液味苦,影响食欲,可以换用不苦的清热药,如金银花等。

《伤寒论》茵陈蒿汤治疗瘀热在里的黄疸,方中也有栀子。现代证实生栀子具有解热、利胆退黄、促进胰液分泌和排泄的作用。栀子用以清热,并协助茵陈利胆退黄,可治疗急性、慢性肝胆胰腺疾病,是否发生黄疸都可以使用。

5.可以六方同用

对于热病后康复期的这些症状,使用这些药食,六方之药全部合在一起仍然是个小复方,同用也许效果会更好一些。心中懊忱即使不治疗,或单用豆豉汤、绿豆汤,或单用金银花汤也会康复,使用栀子豉汤疗效会加速一些。

6.生栀子有恶心呕吐反应

《伤寒论》明确记载山栀生用剂量稍大会引起恶心呕吐、滑肠腹泻的不良反应,并提出"得吐者,止后服"。《伤寒论》栀子豉汤加减六方的煎煮方法是相同的,都是先煮栀子,这是为了减少生栀子对胃的刺激作用。后世加工为焦山栀,减轻了对胃的刺激作用,就不需要先煎,但焦山栀剂量大了还是会有胃肠不舒服的反应。

7.其他各药以和胃

六方中的豆豉、生姜和干姜,药食两用,与栀子一起先煮,可以减轻山栀的胃肠道反应;豆豉尚有弱的解表清热功效。厚朴、枳实为通气药,用以调节胃肠功能,消除腹满胀气;大黄以通下;甘草调和胃肠,可以中和生栀子的胃肠道不适反应。后世使用焦山栀减轻了胃肠道不适反应,但剂量加大了,还宜与和胃止呕的方药同用,如半夏、陈皮、茯苓和藿香等。

五、痞证

(一)概说

痞是痞塞的意思。太阳病篇中对于痞证有较多的论述,前辈以方为纲,又称为泻心汤证。

(二)病因病机

《伤寒论》提出外感发热后发生痞证,这是医生误治后引起的。如果不是医生误治,外感发热后"胁下有水气""客气上逆",胃中水气湿热阻滞,也有可能发生痞证。

(三)《伤寒论》原文摘录

但满而不痛者,此为痞,柴胡不中与之,宜半夏泻心汤。(第149条)

脉浮而紧,而复下之,紧反入里,则作痞,按之自濡,但气痞耳。(第151条)

心下痞,按之濡,其脉关上浮者,大黄黄连泻心汤主之。(第154条)

心下痞,而复恶寒汗出者,附子泻心汤主之。(第155条)

本以下之,故心下痞,与泻心汤。痞不解,其人渴而口燥烦,小便不利者,五苓散主之。(第156条)

伤寒,汗出解之后,胃中不和,心下痞硬,干噫食臭,胁下有水气,腹中雷鸣,下利者,生姜泻心汤主之。(第157条)

伤寒中风,医反下之,其人下利日数十行,谷不化,腹中雷鸣,心下痞硬而满,干呕心烦不得安,医见心下痞,谓病不尽,复下之,其痞益甚,此非结热,但以胃中虚,客气上逆,故使硬也,甘草泻心汤主之。(第158条)

伤寒服汤药,下利不止,心下痞硬,服泻心汤已,复以他药下之,利不止,医以理中与之,利益甚。理中者,理中焦,此利在下焦。赤石脂禹

余粮汤主之。复不止者,当利其小便。(第159条)

伤寒发汗,若吐若下,解后心下痞硬,噫气不除者,旋覆代赭汤主之。(第161条)

(四)临床表现

痞证的症状有胃中不和,心下痞硬,按之濡,满闷痞塞,干呕,嗳气,干噫食臭,腹泻,燥渴及腹中雷鸣下利等。

(五)鉴别

《伤寒论》提出,伤寒表证未解的病人,兼有痞证,当先解表,宜用桂枝汤,不可攻痞。表解乃可攻痞,宜用大黄黄连泻心汤。

伤寒大下后,复发汗,心下痞,恶寒者,表未解也。不可攻痞,当先解表。表解乃可攻痞。表解宜桂枝汤,攻痞宜大黄黄连泻心汤。(第164条)

(六)治疗方药

1.治疗方法

痞证的治法为清热化湿,理气和胃。方药有半夏泻心汤、大黄黄连泻心汤、附子泻心汤、生姜泻心汤、甘草泻心汤,以及降气和胃的旋覆代赭汤、固涩止泻的赤石脂禹余粮汤。药物有黄芩、黄连、大黄、半夏、干姜、生姜、附子、人参、甘草、大枣,以及赤石脂、禹余粮、旋覆花、代赭石。

2.五个泻心汤

半夏泻心汤方:半夏半升(洗),黄芩、干姜、人参、甘草(炙)各三两,黄连一两,大枣十二枚(擘)。

上七味,以水一斗,煮取六升,去滓,再煮取三升,温服一升,日三服。

大黄黄连泻心汤方:大黄二两,黄连一两。

上二味,以麻沸汤二升渍之,须臾绞去滓,分温再服。

附子泻心汤方:大黄二两,黄连一两,黄芩一两,附子一枚(炮,去皮,破,别煮取汁)。

上四味,切三味,以麻沸汤二升渍之,须臾绞去滓,内附子汁,分温再服。

生姜泻心汤方:生姜四两(切),甘草三两(炙),人参三两,干姜一两,黄芩三两,半夏半升(洗),黄连一两,大枣十二枚(擘)。

上八味,以水一斗,煮取六升,去滓,再煮取三升,温服一升,日三服。

甘草泻心汤方:甘草四两(炙),黄芩三两,干姜三两,半夏半升(洗),大枣十二枚(擘),黄连一两。

上六味,以水一斗,煮取六升,去滓,再煎取三升,温服一升,日三服。

3.两个和胃固涩方

对于痞证,心下痞硬,兼有下利不止者,以及兼有噫气不除者,则使用不同的和胃固涩方药治疗。

赤石脂禹余粮汤方:赤石脂一斤(碎),太乙禹余粮一斤(碎)。

上二味,以水六升,煮取二升,去滓,分温三服。

旋覆代赭汤方:旋覆花三两,人参二两,生姜五两,代赭一两,甘草三两(炙),半夏半升(洗),大枣十二枚(擘)。

上七味,以水一斗,煮取六升,去滓,再煮取三升。温服一升,日三服。

(七)转归和预后

《伤寒论》提出,痞证易愈,但也有因误治,阴阳二气衰竭,成为难治的病情。

太阳病,医发汗,遂发热恶寒,因复下之,心下痞,表里俱虚,阴阳气并竭。无阳则阴独,复加烧针,因胸烦,面色青黄,肤瞤者,难治;今色微黄,手足温者,易愈。(第153条)

(八)临床体会

1.痞证的部位

《伤寒论》明确痞证的部位是心下。心下当为胃脘部位,不是心胸部位。痞有痞软、痞硬两种情况。腹软为胃肠气滞,腹硬为水湿阻滞。这显然都是急性、慢性胃肠炎的临床表现。

2.痞硬与石硬不同

痞证之"痞硬"与结胸之"石硬"是不同的。痞硬是腹部软中有硬,《伤寒论》

明确"按之濡",说明腹肌是软的,不是肌紧张。腹中痞硬,为气水积滞,以及不大便的肠形粪块,因而使用泻心汤,其中三方只使用大黄,不使用芒硝。石硬是腹硬如石,为急腹症的肌紧张,因而使用大、小承气汤。

3.痞证的临床表现

胃中不和,满闷痞塞,干呕,嗳气,食臭和腹泻等症状,相当于急性、慢性胃炎,急性、慢性肠炎腹泻,慢性免疫性肠炎,以及肠道易激症大便不通等,五个泻心汤是常用的方药。对于食道炎、食道溃疡与贲门失弛缓症,泻心汤、旋覆代赭汤也是常用的方药。赤石脂禹余粮汤可收涩水分,治疗滑肠水泻。笔者常将其用于免疫病病人由于服用生地、生石膏以后所引起的水样便。

4.泻心汤的君臣佐使分析

《金匮要略》泻心汤的方剂只有三味药,排列顺序为大黄二两,黄连、黄芩各一两。因此,这三味药是六个泻心汤的核心药物。

张仲景的六个泻心汤方子都有的药物是黄连,其次五个方子中有黄芩,三个方子中有大黄、半夏、干姜、甘草与大枣,两个方子中有人参,一个方子中有附子与生姜。说明泻心汤的君药应是黄连,臣药是黄芩,大黄、半夏、干姜、甘草与大枣都是佐使药,人参、附子与生姜是加味药。

5.泻心汤的药物排列顺序

《伤寒论》五个泻心汤方子排在第一位的药,分别是半夏、大黄、附子、生姜和甘草,但它们并非君药,而是佐使药和加味药,都是针对不同的病情症状进行加减的。说明张仲景对于五个方子的中药和方名,并非严格按照君臣佐使的顺序排列,而是按照临床需要排列而取方名。

泻心汤的五张不同名称的衍化方,实际上都是在泻心汤的基础上进行加减的。这说明中医辨证论治,是在一证一方的基础上进行加减的。

六、水气证

(一)概说

太阳病和少阴病都有水气证的表现。本段以阐述太阳病水气证为主。

(二)病因病机

太阳病发热,发汗后热不退,心下悸,是由于"此为有水气"。水气凌心而悸,水气上泛而眩,水气四溢而瞤动。少阴病是由于水气蓄积而四泛,四肢浮肿沉重而疼痛。

(三)《伤寒论》原文摘录

太阳病发汗,汗出不解,其人仍发热,心下悸,头眩,身瞤动,振振欲擗地者,真武汤主之。(第82条)

少阴病,二三日不已,至四五日,腹痛,小便不利,四肢沉重疼痛,自下利者,此为有水气,其人或咳,或小便利,或下利,或呕者,真武汤主之。(第316条)

(四)临床表现

太阳病病人有发热,心下悸,头眩,肌肉跳动,摇摇欲坠如欲倒地的症状。

(五)鉴别

太阳病和少阴病的水气都是寒性的,但太阳病表现为发热,为阳证;少阴病表现为下利,为阴证。

(六)治疗方药

真武汤方:茯苓三两,芍药三两,白术二两,生姜三两(切),附子一枚(炮,去皮,破八片)。

上五味,以水八升,煮取三升,去滓,温服七合,日三服。

(七)转归和预后

《伤寒论》没有论及水气证的预后。

(八)临床体会

1.太阳病和少阴病都有水气证

《伤寒论》使用真武汤有两条条文,一为82条太阳病心下悸,身瞤动;另一为316条少阴病,下利后,有小便不利,四肢沉重疼痛。二者都明确提出"此为有水气"所引起。说明太阳病的心下悸也是水气所引起。

2.心下悸不是心悸

太阳病发热出汗后有失水的情况,但太阳病病人还会发生心下悸等症状。心下为心脏之外之下,在上焦与中焦之间的部位。此部位发生了水气积聚,因而水气凌心而心下悸。心下悸不是心悸。这种情况有吗?当然有,有的病人自己感到剑突周围有搏动,医生也可以看到有搏动。

3.既有失水又有水气凌心

既然有失水的情况,临床上怎么会有中焦水气上泛而凌心的症状呢?这是全身性和局部性的问题。一方面发热出汗后既有全身性的失水而出现消瘦,同时中焦有水气积聚,如心包积液和腹腔积液,病人常有心下悸和心悸的症状。

4.使用真武汤

太阳膀胱经与少阴肾经相表里,都可患有水气证,因而都使用真武汤治疗。真武汤既治膀胱之水气,又治肾之水气。临床上五脏的水气证,以及风湿病的肿胀和积液,都可以使用真武汤加减治疗。

病人尚有头眩、身体肌肉跳动和摇摇欲坠如欲倒地的症状,可能也与水气有关。肾病高血压常有头晕目眩,严重者可能会有肌肉跳动与摇摇欲坠的症状。中医辨证,这是肾气不足,肝阳上亢,肝风内动。在脑梗病人中尚可以看到这些症状,现代都能得到及时治疗。

七、蓄血证

(一)概说

太阳病与阳明病都有蓄血证。蓄血的意思是血液停蓄之证,也即瘀血积滞之证。《伤寒论》原文中有蓄血和瘀血的概念,蓄血是证名,瘀血是病理性概念,后世称为瘀血、瘀证与血瘀证,既是证名,又是病理现象。

(二)病因病机

《伤寒论》提出太阳病表证,因病邪随经传里,瘀热在里,因而发生下血之证。阳明病"以热在下焦","本有久瘀血","大便反易,其色必黑者",因而发生了黑便。

(三)《伤寒论》原文

蓄血证太阳病原文共有四条,阳明病原文共有两条。

太阳病六七日,表证仍在,脉微而沉,反不结胸,其人发狂者,以热在下焦,少腹当硬满,小便自利者,下血乃愈。所以然者,以太阳随经,瘀热在里故也,抵当汤主之。(第124条)

太阳病身黄,脉沉结,少腹硬,小便不利者,为无血也。小便自利,其人如狂者,血证谛也,抵当汤主之。(第125条)

伤寒有热,少腹满,应小便不利,今反利者,为有血也,当下之,不可余药,宜抵当丸。(第126条)

太阳病不解,热结膀胱,其人如狂,血自下,下者愈。其外不解者,尚未可攻,当先解其外;外解已,但少腹急结者,乃可攻之,宜桃核承气汤。(第106条)

阳明证,其人喜忘者,必有蓄血。所以然者,本有久瘀血,故令喜忘。屎虽硬,大便反易,其色必黑者,宜抵当汤下之。(第237条)

病人无表里证,发热七八日,虽脉浮数者,可下之。假令已下,脉数不解,合热则消谷喜饥,至六七日不大便者,有瘀血,宜抵当汤。(第257条)

(四)临床表现

太阳病蓄血证的临床表现有少腹硬满,少腹急结,小便自利,下血,其人如狂。阳明病蓄血证的临床表现有发热,不大便,消谷喜饥,喜忘。大便色黑,虽硬反易,为有瘀血。

(五)治疗方药

《伤寒论》化瘀三方,其中有抵当汤和抵当丸。

抵当汤方:水蛭(熬)、虻虫各三十个(去翅足,熬),桃仁二十个(去皮尖),大黄三两(酒洗)。

上四味,以水五升,煮取三升,去滓,温服一升。不下,更服。

抵当丸方:水蛭二十个(熬),虻虫二十个(去翅足,熬),桃仁二十五个(去皮尖),大黄三两。

上四味,捣分四丸,以水一升,煮一丸,取七合服之。晬时当下血,若不下者更服。

按:晬(zuì)时,《伤寒论》校释,陶弘景云"晬时者,周时也,从今旦至明旦"。

桃核承气汤方:桃仁五十个(去皮尖),大黄四两,桂枝二两(去皮),甘草二两(炙),芒硝二两。

上五味,以水七升,煮取二升半,去滓,内芒硝,更上火,微沸下火,先食温服五合,日三服,当微利。

(六)临床体会

1.蓄血的概念

《内经》没有瘀字,也没有蓄血的概念,但有积血、留血和血滞。《本草经》最早出现瘀字。

《伤寒论》是最早提出瘀血和治疗方法的临床著作,并将其称为瘀血证或蓄血证。蓄血就是积血和瘀血之意。

2.蓄血证表现

《伤寒论》提出外感尚未痊愈,可能还有发热症,又发生了瘀热在里的病变,可表现为下血、下腹硬满、身黄、小便通畅或不通畅,并出现了精神症状,称为蓄血证。这可能为感染性疾病并发了毒血症的表现。

3.关于蓄血归于太阳病腑证

中医前辈将蓄血证归于太阳病腑证,因其有小便不利的症状。在《伤寒论》中三阳病和少阴病都有小便不利。蓄血证有下血表现。下血可为二便出血。《伤寒论》阳明病蓄血证明确有黑便,是大便出血。太阳病蓄血证没有明确一定是小便出血。

太阳病蓄血证症状复杂,病情严重,临床表现超出了太阳病腑证的范畴,因而笔者不将蓄血证归于太阳病腑证。

4.关于下血

蓄血证有下血的表现。下血是尿血还是便血?书中明确为"热在下焦",下焦包含下腹腔的肠道和膀胱;又说"热结膀胱",当为小便出血。但书中又说"少腹当硬满",下腹部腹满腹硬,胃肠胀气或腹水都会硬满。这不是石硬,石硬是肌紧张。"下血乃愈",下血后腹痛可缓解,当为大便出血,如胃溃疡病或肠溃疡病下血后胃痛、腹痛即可缓解。"大便反易,其色必黑者",黑色大便,现称为柏油样大便,当为上消化道出血。身黄是伤寒发热毒血症的反映,或者是出血后贫血的表现,而不是黄疸。下血、腹满和身黄,大便出血,小便出血都是瘀热在里的表现,而不是以腹痛腹硬为主的急腹症。说明伤寒蓄血证包含下焦的小便出血和下消化道的大便出血,以及中焦的上消化道出血。

流动之血为血,凝滞之血为瘀。大便色黑既有流动性,又有凝滞性,《伤寒论》专门取了名称为蓄血证。黑便为上消化道、胃十二指肠炎症溃疡,甚或是胃癌并发出血,在肠道时间长了,逐渐转为黑色,《金匮要略》称为远血。黑便和远血的概念中医至今仍在使用。但蓄血证的名称后世基本不用,后世都用瘀血或瘀血证的概念。

5.关于治疗

化瘀方药抵当汤、抵当丸和桃核承气汤,为著名的活血化瘀方药,抵当为直抵当攻之瘀的意思。太阳病和阳明病都有蓄血证,症状相似,治疗都用抵当汤或抵当丸。《伤寒论》明确为"瘀热在里"。下焦的瘀血,使用抵当汤或抵当丸化瘀是正确的。但是有血尿和黑便,说明血液能流出体外,只有血液尚未瘀结,血液滞留体内才能凝结成瘀。出血而未在体内凝结成瘀者,是止血而不是祛瘀化瘀,是不宜使用抵当三药的,否则会加重出血。因而《金匮要略》吐血使用柏叶汤,远血使用黄土汤,尿血使用蒲灰散。许多药至今还在使用,用以止血。

6.关于三方的用药

现代对于各种瘀血证,此三方都在使用,但三方的水蛭、虻虫、桃仁、大黄和芒硝等药物,化瘀泻下有余,清热解毒不足,尚不能解决感染和毒血症的病情,有一定的局限性。

对于上消化道出血,隐血试验报告阳性,应止血,而不是化瘀。抵当三药可能会加重出血。水蛭含水蛭素,煎煮后会被破坏,药力大减,《伤寒论》使用研末丸药,药力较水煎更大,治疗弥漫性血栓梗塞,如免疫性弥漫性栓塞性血管炎,是最佳的中药。但单个血栓现代可采用微创手术。手术后宜服用活血化瘀中草药,以防治再次血栓梗塞。水蛭宜用小剂量,剂量大了可能会引起出血。

八、衄血证

（一）概说

衄证又称衄血证。《伤寒论》太阳病和阳明病外感发热，有人会发生衄证，为齿鼻目肌肤的出血。

（二）病因病机

《伤寒论》提出衄血是由于外感发热，不出汗，阳气重，热迫血行的缘故。

（三）《伤寒论》原文摘录

太阳病，脉浮紧，无汗，发热，身疼痛，八九日不解，表证仍在，此当发其汗。服药已微除，其人发烦目瞑，剧者必衄，衄乃解。所以然者，阳气重故也。麻黄汤主之。（第46条）

太阳病，脉浮紧，发热，身无汗，自衄者愈。（第47条）

伤寒脉浮紧，不发汗，因致衄者，麻黄汤主之。（第55条）

阳明病，口燥但欲漱水，不欲咽者，此必衄。（第202条）

脉浮发热，口干鼻燥，能食者则衄。（第227条）

太阳病中风，以火劫发汗，邪风被火热，血气流溢，失其常度。两阳相熏灼，其身发黄。阳盛则欲衄，阴虚则小便难。阴阳俱虚竭，身体则枯燥，但头汗出，剂颈而还，腹满微喘，口干咽烂，或不大便，久则谵语，甚者至哕，手足躁扰，捻衣摸床。小便利者，其人可治。（第111条）

（四）临床表现

《伤寒论》提出外感发热，无汗，口干鼻燥，脉浮紧者，容易衄血。

（五）鉴别

中医将五官和体表的出血称为衄证。五脏六腑的出血则不称衄证，各有证名，如咯血、尿血等。

（六）治疗方药

《伤寒论》提出治疗衄血的方药是麻黄汤。

（七）转归和预后

《伤寒论》提出太阳病衄乃解，自衄者愈，说明衄血症状能缓解，能自愈。后世称衄血为红汗,汗出而解。

(八)临床体会

1.太阳病衄证者愈

《伤寒论》提出太阳病衄证,发热,身无汗,自衄者愈。衄证以鼻衄为多,尤其是儿童,感冒后鼻衄有可能会病解而愈,前辈注解称为红汗而解。《伤寒论》提出使用麻黄汤以解表发汗,同时能治疗鼻衄以止血。西医使用麻黄素棉花塞鼻能够即刻止血,可能就是受《伤寒论》的启发。民间使用棉花塞鼻,一般的轻症也可以压迫止血。

阳明病也有衄证,并有发热和口鼻干燥等症状,书中没有方药。对于发热鼻干鼻衄,使用白虎汤,《妇人良方》之四生丸(生地黄、生荷叶、生艾叶、生柏叶)加减,既退热,同时也能止血,称为清热凉血止血剂。

2.《金匮要略》也有衄证

《金匮要略》提出目睛晕黄,眼珠子及其周边出现晕黄色,这是目衄。《金匮要略》并提出:"从春至夏衄者太阳,从秋至冬衄者阳明。"这是传承了《内经》的观点。

《灵枢》记载手阳明是主津液所生病者,目黄、口干、鼽衄。足太阳主筋,所生病者,目黄、泪出和鼽衄。鼽为鼻流清涕。鼽衄为鼻衄。鼻衄一年四季都可能会发生,尤其是儿童更多。太阳少气多血,阳明多气多血。多血之经脉容易为内火所迫而发生鼻衄。

3.衄证的治疗

衄证包括鼻衄证、齿衄证、目衄证、肌衄证、齿炎衄证、鼻炎衄证,以及血液病衄证、免疫病衄证等各种衄证,都可以使用白虎汤加减治疗。临床上鼻衄、齿衄和目衄以大剂量的藕节炭止血效果最佳,生地黄、白茅根同用能增效。对于免疫病血小板减少症和小血管炎皮下出血之肌衄证,有出血、有瘀滞,笔者常使用经验方牛角地黄汤加减治疗,有水牛角、生地黄、莪术、郁金、丹皮、赤芍和羊蹄根等,既清热化瘀又凉血止血,而不是单纯地止血。

九、出血证

（一）概说

《伤寒论》除衄血外，还论述了下血、清血和吐血等出血证。

（二）病因病机

太阳病伤寒发热，火熏火灸后，热迫血行，容易离脉而出血。

（三）《伤寒论》原文摘录

太阳病，以火熏之，不得汗，其人必躁，到经不解，必清血，名为火邪。（第114条）

脉浮热甚，而反灸之，此为实，实以虚治，因火而动，必咽燥吐血。（第115条）

太阳病六七日，表证仍在，浮微而沉，反不结胸，其人发狂者，以热在下焦，少腹当硬满，小便自利者，下血乃愈。所以然者，以太阳随经，瘀热在里故也。抵当汤主之。（第124条）

（四）临床表现

发热，烦躁，在上则咽燥吐血，在下则大便出血、下血。

（五）鉴别

《伤寒论》既有瘀热在里之下血，又有热迫血行而出血，二者病因病机不同，治疗方药也完全不同。

（六）治疗方药

对于清血吐血，《伤寒论》没有提出治疗方药。但在《金匮要略》吐衄下血一篇中，吐血使用柏叶汤，下血之远血使用黄土汤，下血之近血使用赤小豆当归散，吐血衄血使用泻心汤。

（七）转归和预后

《伤寒论》提出"小便自利者，下血乃愈"，说明下血有自愈的可能性。

（八）临床体会

1.《伤寒论》和《金匮要略》的止血方药

《伤寒论》对于出血的记载比较简略，并且没有提出治疗方药。《金匮要略》论述比较系统,并最先提出下血分为远血和近血。《金匮要略》的柏叶汤和黄土汤等方药,至今仍在使用。

《伤寒论》提出瘀热在里之下血,治疗当使用抵当汤,以祛瘀血。但如果不是瘀热之下血,则不可祛瘀,而是使用各种止血方药,祛瘀止血仅是治疗方法之一,绝不可扩大使用范围。

2.后世的发展

《丹溪心法》的吐血证包括吐血、咳血、呕血、咯血、衄血与溺血,较为完善而明确。朱丹溪引进了许多前人的止血方药,有十灰散、生地黄散、茜根散、四生丸、千金犀角地黄汤、大阿胶丸、小蓟饮子和蒲黄散等,用以治疗各种出血。将分散在各书中的止血方剂集中在一起,以利于学习。这些方子至今仍在使用。

《伤寒论》蓄血证和热入血室证,都有下血的症状,并与瘀热在里有关,故分别阐述。

十、热入血室证

(一)概说

《伤寒论》太阳病、阳明病和《金匮要略》都有热入血室的症状,为妇人发热影响到月经的病。

(二)病因病机

妇人外感中风伤寒,发热,经水适来,而影响月经。

(三)《伤寒论》原文摘录

> 妇人中风,发热恶寒,经水适来,得之七八日,热除而脉迟身凉,胸胁下满,如结胸状,谵语者,此为热入血室也,当刺期门,随其实而取之。

(第143条)

> 妇人中风,七八日续得寒热,发作有时,经水适断者,此为热入血室,其血必结,故使如疟状,发作有时,小柴胡汤主之。(第144条)

> 妇人伤寒,发热,经水适来,昼日明了,暮则谵语,如见鬼状者,此为热入血室,无犯胃气,及上二焦,必自愈。(第145条)

> 阳明病,下血谵语者,此为热入血室,但头汗出者,刺期门,随其实

而泻之,濈然汗出则愈。(第216条)

(四)临床表现

热入血室的临床表现为妇女外感热病,月经适来或月经适断,有发热恶寒、胸胁下满与谵语等症状。

(五)鉴别

名为热入血室,仅仅是发热而影响月经,并非邪入血室,不是妇人生殖器官的感染性疾病。

(六)治疗方药

小柴胡汤方。

(七)转归和预后

"必自愈"和"汗出则愈"说明能够自愈,不是一个重症。

(八)临床体会

1.血室是张仲景提出来的名称

张仲景没有进行过解剖。他是从临床病变的角度推理而论述的,提出血室这一器官的名称,为妇女所特有,是女性存血之处,并与调节月经有关。这应为与月经相关的生殖系统的器官,似乎应为卵巢和子宫。但只有在生育年龄段的青年和中年女性才有月经。如果是女孩子和老妇人,卵巢和子宫也是存在的,但没有月经,就不能称为血室,不可能会发生热入血室的疾病。因而,血室并不是女性正常的解剖器官,应不是卵巢和子宫。血室是张仲景提出来的名称,热入血室是张仲景提出来的观点,得到后世的传承和发扬。

2.血室是什么器官?

《内经》没有血室的名称,明朝张景岳认为血室是子宫,这不正确。热入子宫怎么会有这些症状,于理欠通。笔者理解热入血室为瘀热相搏于血络血分,影响到了月经。

如果妇人非行经期,或者是没有月经的女孩子和老妇人,即使高热也不可能发生热入血室的疾病。如果生育年龄的女性,没有发热,其卵巢和子宫也不称为血室。

热入血室是在发热状态下影响到月经,是女性生殖系统所发生的变化。

3.热入血室的表现

热入血室的临床表现有四个方面:一是发热;二是有月经;三是月经适来;四是月经中断。热入血室实际上就是妇人发热后,月经适来而中断的表现,这是由于发热影响到了血室。因而这是一个综合征,可以称为热入血室综合征。

4.各种外感发热都可以引起热入血室

外感发热、内伤发热都可以引起热入血室。至于发热的原因,以外感为多,张仲景提出感受风邪、寒邪或热邪,如中风发热、伤寒发热、或热病发热,都可以发生热入血室。在《温疫论》与《温病条辨》中也提到热入血室。吴又可提出这是血分之热进入血室。说明温病发热也可以并发热入血室。

5.内伤发热也可以引起热入血室

笔者认为除外感外,内伤发热疾病也可以引起热入血室,如免疫病发热、血液病发热和肿瘤发热等,临床上也会发生月经推迟和中断的情况,这也可以称为热入血室。说明感染性疾病发热可引起热入血室,非感染性疾病发热也可以引起热入血室。

6.其他症状不是热入血室

《伤寒论》提到的一些其他表现,如胸胁满和谵语,说明这是原发疾病及其并发症,并非热入血室的必然表现。热入血室是发热影响到月经。但有些书上的诠注,认为这些是热入血室的症状。实际上这些症状是原发病的表现,并非热入血室的表现。

7.胸胁满和谵语

谵语为说胡话,胸胁满为胸腔胸膜和肝胆胰腺感染性疾病的伴发症状。高热期间说胡话临床上是常有的,民间称为热昏了头,胡言乱语,热度降下来后就会清醒,这种情况较轻。妇女月经期外感发热,当然也可能会说胡话。

《伤寒论》三阳病都有谵语的临床表现。感染性中枢中毒性病变引起高热后神志不清,可能会说胡话;发热后失水,引起电解质紊乱,也可能会说胡话。这几种说胡话的情况,都属于原来的三阳证的并发症,并非热入血室。

8.免疫病高热没有谵语

免疫病高热,以及使用大剂量激素的女病人,可能会影响月经,会兴奋导致失眠,但不会发生谵语。抗心磷脂抗体综合征的女病人,会有高热、血管炎,影响月经,影响生育,影响中枢,甚至并发蛛网膜下腔出血等,但这些都不属于热入血室。

9.热入血室不是邪入血室

高热妇人月经适来受到影响而中断,这种情况临床上是有的,月经推迟得更多,这可以称为热入血室,但这不是邪入血室。如果热邪进入血室,那是女性生殖系统的感染性疾病,不是热入血室,而是邪入血室。但中医传统没有邪入血室的提法。

10.热入血室的治疗

治疗风寒之邪,还是治疗发热,还是治疗月经不调和热入血室,还是四个方面都治疗?《金匮要略》提出使用小柴胡汤,这是用来治疗外感风寒而退热,并非治疗月经不调和热入血室。如果是高热,小柴胡汤消退不了,说明治疗风寒尚不足以退热,因为并非风寒进入血室,需要使用白虎汤以清热。只要全身性发热退清,局部性血室之热也随之而缓解。

即使是肝胆胰腺疾病影响了月经,也必须先控制感染,然后调理月经。

十一、奔豚证

(一)概说

"豚"字的原意是小猪,"奔豚"二字的原意是像小猪一样地奔腾。《难经》为贲豚,"贲"与"奔"为谐音通借字。

(二)病因病机

《伤寒论》提出奔豚证为太阳病腹部有积之人,使用药物或烧针使其发汗,不当治疗后所发生的气上冲之证。

(三)《伤寒论》原文摘录

> 发汗后,其人脐下悸者,欲作奔豚,茯苓桂枝甘草大枣汤主之。(第65条)

烧针令其汗,针处被寒,核起而赤者,必发奔豚。气从少腹上冲心者,灸其核上各一壮,与桂枝加桂汤,更加桂二两也。(第117条)

(四)临床表现

太阳病奔豚证的症状有发热,腹痛,腹部有核块、有积,气从下腹部上冲胸部、咽喉。

(五)鉴别

太阳病心下逆满证,也有气上冲胸的表现。治疗也可使用桂枝汤加减。

(六)治疗方药

使用桂枝汤加减四方,对轻症可改善症状,但尚不能医治这些疾病。

桂枝加桂汤方:桂枝五两(去皮),芍药三两,生姜三两(切),甘草二两(炙),大枣十二枚(擘)。

上五味,以水七升,煮取三升,去滓,温服一升,本云:桂枝汤,今加桂满五两,所以加桂者,以能泄奔豚气也。

茯苓桂枝甘草大枣汤方:茯苓半斤,桂枝四两(去皮),甘草二两(炙),大枣十五枚(擘)。

上四味,以甘澜水一斗,先煮茯苓,减二升,内诸药,煮取三升,去滓,温服一升,日三服。

做甘澜水法:取水二斗,置大盆内,以杓扬之,水上有珠子五六千颗相逐,取用之。

茯苓桂枝白术甘草汤方:茯苓四两,桂枝三两(去皮),白术、甘草各二两(炙)。

上四味,以水六升,煮取三升,去滓,分温三服。

桂枝去桂加茯苓白术汤方:芍药三两,甘草二两(炙),生姜、白术、茯苓各三两,大枣十二枚(擘)。

上六味,以水八升,煮取三升,去滓,温服一升,小便利则愈。

本云:桂枝汤,今去桂枝,加茯苓、白术。

（七）转归和预后

《金匮要略》言病情严重者可能死亡。

（八）临床体会

1.“贲豚”是《难经》提出来的

《难经》：“肾之积，名曰贲豚，发于少腹，上至心下，若豚状，或上或下无时。久不已，令人喘逆，骨痿，少气。”

《伤寒论》上只有一条，并与《金匮要略》奔豚证一节中的第4条相同，而只差一字，即“奔豚”为“贲豚”。

2.什么疾病会出现这些症状

临床气逆上冲的疾病会出现这些症状。曾遇到的有贲门失弛缓症、结肠易激症、克罗恩病、肝硬化腹水和腹腔肿瘤等。这些疾病有轻有重，继发感染时会有发热症状，严重而难治，并且有的会死亡。气上冲的原因是由于肠道受到局部性压迫，出现不完全梗阻，为肠腔积气上逆所致。

3.《金匮要略》的奔豚证

《金匮要略》中有奔豚证一节，共四条。奔豚的表现有“奔豚病从少腹起，上冲咽喉”；“奔豚，气上冲胸，腹痛，寒热往来”；“核起而赤者，气从少腹上至心”；“发作欲死”。治疗为“奔豚汤主之”“桂枝加桂汤主之”。奔豚汤中有甘李根白皮，以及桂枝汤加减。

《金匮要略》的奔豚证要严重得多，奔豚证的临床表现有从少腹气上冲胸，上冲至心，上冲咽喉，腹痛，恶寒，发热，腹部有核块，并有一定的死亡率。从这些临床表现来分析，奔豚证应为腹部的淋巴结肿大或结节肿块。腹部的炎症性、免疫性、结核性疾病，以及恶性肿瘤等，都有可能引起奔豚证。在并发不完全肠梗阻时，会有气上冲的表现，这就不是气滞气逆那么简单了。

十二、心下逆满证

（一）概说

心下逆满是一个症状，部位在心下，主要为脘腹部，有气上冲胸之证。

（二）病因病机

这是太阳病吐下后，治疗不当损伤胃肠功能所引起的腹部胃肠功能紊乱，气上冲胸之证。

（三）《伤寒论》原文

太阳病，下之后，其气上冲者，可与桂枝汤。方用前法。若不上冲者，不得与之。（第15条）

服桂枝汤，或下之，仍头项强痛，翕翕发热，无汗，心下满，微痛，小便不利者，桂枝去桂加茯苓白术汤主之。（第28条）

伤寒若吐、若下后，心下逆满，气上冲胸，起则头眩，脉沉紧，发汗则动经，身为振振摇者，茯苓桂枝白术甘草汤主之。（第67条）

（四）临床表现

太阳病吐下后，原有的头项强痛、翕翕发热和无汗仍然存在，并出现了心下满微痛，心下逆满，气上冲胸，起则头眩，脉沉紧的表现。如果发汗则动了经络，身为振振摇。

（五）鉴别

应与奔豚证相鉴别。奔豚证也有气上冲胸，但是从少腹上冲至胸，至咽喉，至头脑，更为广泛，更为严重。

（六）治疗方药

《伤寒论》提出其气上冲者，可与桂枝汤；小便不利者，使用桂枝去桂加茯苓白术汤；身为振振摇者，使用茯苓桂枝白术甘草汤。

桂枝去桂加茯苓白术汤方：芍药三两，甘草二两（炙），生姜（切），白术、茯苓各三两，大枣十二枚（擘）。

上六味，以水八升，煮取三升，去滓，温服一升，小便和则愈。本云：桂枝汤，今去桂枝，加茯苓、白术。

茯苓桂枝白术甘草汤方：茯苓四两，桂枝三两（去皮），白术、甘草各二两（炙）。

上四味，以水六升，煮取三升，去滓，分温三服。

（七）转归和预后

这是一个由于治疗不当,损伤胃肠功能而导致胃肠功能紊乱的疾病,病情较轻,能够治愈。

（八）临床体会

1.心下逆满的部位

心下逆满的部位,主要为脘腹部,有气上冲,当为胃肠之气上冲,这是胃肠功能紊乱所发生的逆蠕动。如果在胃中,嗳气后即舒。产气的部位在肠中,则低一些。上冲至胸部,当为贲门食管部位。气滞留在胸部,而有满闷的症状,但满闷并非心肺疾病所引起,因而病情较轻。

2.关于桂枝汤加减

太阳病心下逆满证,有气上冲,为功能性疾病。并非气从下腹部上冲至胸部、咽喉,因而不称为奔豚证,治疗也使用桂枝汤加减。说明桂枝汤加减能够治疗许多疾病,包括胸腹部气逆满痛之证。如果为奔豚证的重病,桂枝汤加减则难以有效,即使症状改善,也是一时之效。

桂枝汤去了桂枝,药性会有所变化,但芍药、白术和茯苓就可以调节胃肠功能。《金匮要略》苓桂术甘汤治疗痰饮病,这是异病同治的体现。

十三、结胸证

（一）概说

《伤寒论》提出,热结于胸膈,发生腹痛、腹硬,称为结胸证。

（二）病因病机

结胸是由太阳病伤寒演变引起的,风热内郁,水结在胸胁,阳气内陷,为正虚邪实之证。

（三）《伤寒论》原文摘录

问曰:病有结胸,有藏结,其状何如？答曰,按之痛,寸脉浮,关脉沉,名曰结胸也。（第128条）

病发于阳,而反下之,热入因作结胸;病发于阴,而反下之,因作痞也。所以成结胸者,以下之太早故也。结胸者,项亦强,如柔痉状,下之

则和,宜大陷胸丸。(第131条)

太阳病,脉浮而动数,浮则为风,数则为热,动则为痛,数则为虚。头痛发热,微盗汗出,而反恶寒者,表未解也。医反下之,动数变迟,膈内拒痛,胃中空虚,客气动膈,短气躁烦,心中懊憹,阳气内陷,心下因硬,则为结胸,大陷胸汤主之。若不结胸,但头汗出,余处无汗,剂颈而还,小便不利,身必发黄。(第134条)

伤寒六七日,结胸热实,脉沉而紧,心下痛,按之石硬者,大陷胸汤主之。(第135条)

伤寒十余日,热结在里,复往来寒热者,与大柴胡汤。但结胸,无大热者,此为水结在胸胁也。但头微汗出者,大陷胸汤主之。(第136条)

太阳病,重发汗而复下之,不大便五六日,舌上燥而渴,日晡所小有潮热,从心下至少腹硬满而痛不可近者,大陷胸汤主之。(第137条)

小结胸病,正在心下,按之则痛,脉浮滑者,小陷胸汤主之。(第138条)

太阳病,二三日,不能卧,但欲起,心下必结,脉微弱者,此本有寒分也。反下之……此作胁热利也。(第139条)

太阳病,下之,其脉促,不结胸者,此为欲解也。脉浮者,必结胸。脉紧者,必咽痛。脉弦者,必两胁拘急。脉细数者,头痛未止。脉沉紧者,必欲呕。脉沉滑者,胁热利。脉浮滑者,必下血。(第140条)

病在阳,应以汗解之,反以冷水潠之若灌之,其热被劫不得去,弥更益烦,肉上粟起,意欲饮水,反不渴者,服文蛤散;若不差者,与五苓散。寒实结胸,无热证者,与三物小陷胸汤。白散亦可服。(第141条)

太阳与少阳并病,头项强痛,或眩冒,时如结胸,心下痞硬者,当刺大椎第一间,肺俞、肝俞,慎不可发汗;发汗则谵语,脉弦,五日谵语不止,当刺期门。(第142条)

伤寒五六日,呕而发热者,柴胡汤证具,而以他药下之,柴胡汤证仍在者,复与柴胡汤。此虽已下之,不为逆,必蒸蒸而振,却发热汗出而

解。若心下满而硬痛者,此为结胸也,大陷胸汤主之。但满而不痛者,此为痞,柴胡不中与之,宜半夏泻心汤。(第149条)

太阳少阳并病,而反下之,成结胸,心下硬,下利不止,水浆不下,其人心烦。(第150条)

(四)临床表现

结胸的临床表现,腹部症状有心下痛,心下因硬,从心下至少腹硬而痛,按之石硬,正在心下,按之则痛,膈内拒痛,不大便五六日,并有头痛,恶寒发热,往来寒热,短气烦躁,心中懊侬,下之则死,烦躁者亦死等全身症状。脉舌的特点有寸脉浮,关脉沉,脉沉而紧,或脉浮滑,舌上燥。

结胸,《伤寒论》分为热实结胸和寒实结胸二证。《伤寒论》第135条为热实结胸,其症状有心下痛,从心下至少腹硬而痛,按之石硬。第141条,无热证者,为寒实结胸。

《伤寒论》还分为小结胸证、大结胸证。小结胸证正在心下,按之则痛,病情较轻。大结胸证从心下满而至少腹硬而痛,并有发热,病情较重。

(五)鉴别

结胸证与痞证相鉴别,两证的部位都在心下。结胸证为心下痛,按之石硬,并拒按。痞证为心下满而不痛,按之痞硬,即软中带硬,不拒按,使用半夏泻心汤。

但满而不痛者,此为痞,柴胡不中与之,宜半夏泻心汤。(第149条)

(六)治疗方药

结胸证治疗的方法为清热攻下,书中介绍了五个方药,轻症使用小陷胸汤、大陷胸丸;往来寒热使用大柴胡汤;重症使用大陷胸汤、白散。药物有大黄、芒硝、葶苈子、杏仁、甘遂、柴胡、枳实、黄芩、芍药、黄连、半夏、全瓜蒌、桔梗、贝母和巴豆。

大陷胸丸方:大黄半斤,葶苈子半升(熬),芒硝半升,杏仁半升(去皮尖,熬黑)。

上四味,捣筛二味,内杏仁、芒硝,合研如脂,和散,取如弹丸一枚,别捣甘遂末一钱匕,白蜜二合,水二升,煮取一升,温顿服之,一宿乃下,如不下,更服,取下为效。禁如药法。

大陷胸汤方:大黄六两(去皮),芒硝一升,甘遂一钱匕。

上三味,以水六升,先煮大黄取二升,去滓,内芒硝,煮一两沸,内甘遂末,温服一升,得快利止后服。

小陷胸汤方:黄连一两,半夏半升(洗),栝楼实大者一枚。

上三味,以水六升,先煮栝楼,取三升,去滓,内诸药,煮取二升,去滓,分温三服。

白散方:桔梗三分,巴豆一分(去皮心,熬黑研如脂),贝母三分。

上三味为散,内巴豆,更于白中杵之,以白饮和服,强人半钱匕;羸者减之。病在膈上必吐,在膈下必利,不利,进热粥一杯,利过不止,进冷粥一杯。身热皮粟不解,欲引衣自覆,若以水潠之、洗之,益令热却不得出,当汗而不汗则烦。假令汗出已,腹中痛,与芍药三两如上法。

大柴胡汤方:柴胡半斤,枳实四枚(炙),生姜五两(切),黄芩三两,芍药三两,半夏半升(洗),大枣十二枚(擘)。

上七味,以水一斗二升,煮取六升,去滓。

(七)转归和预后

结胸为一重病,死亡的可能性很大。

结胸证,其脉浮大者,不可下,下之则死。(第132条)

结胸证悉具,烦躁者亦死。(第133条)

(八)临床体会

1.结胸证的表现

结胸证主要有心下痛,腹痛拒按,按之石硬,不大便,发热等。结胸分为两个证:热实结胸和寒实结胸。虽然是热结胸膈,名为结胸,病灶部位似在胸膈、胸胁,但书中所描述的症状,都在腹部,并影响到胸膈、胸胁。

2.关于如柔痓状

《伤寒论》提出部分病人有"结胸者项亦强,如柔痓状,下之则和"。前辈注解者将"痓"字改成了"痉"字。痓为项强意,腹痛腹硬时,可能会有项强背滞的症状。如柔痉状,颈项还是软的。状如柔痉,但不是柔痉之证。大陷胸汤下之则和,这是治疗结胸。在治疗结胸时,项强同时缓和了,说明项强很轻。痉为痉挛意,但《伤寒论》中没有说有痉挛抽搐的神经系统表现,因而不宜将"痉"改为"痊"。因"痉"字太冷门,不容易理解,《金匮要略》上有痉湿暍篇,清朝注解者就将"痉"字改成了"痊"字。

3.似为一急腹症

按照《伤寒论》结胸证的描述,当为上呼吸道急性感染后,继而发生了腹腔感染,有上腹痛,上下满腹痛,按之有明显触痛,腹硬,"按之石硬",有明显肌紧张,大便秘结,并有发热,畏冷,为一种死亡率很高的疾病。发生这些症状的病情似为一急腹症,包括急性单纯性胰腺炎、坏死性胰腺炎、急性腹膜炎,以及失水、电解质紊乱等。热实结胸可能为炎症发作期,寒实结胸可能为炎症并发中毒性休克。

4.近代采用中西医结合的方法

急性单纯性胰腺炎使用清热泻下的方药是正确的,可能会有效。近代报道采用中西医结合的方法,大柴胡汤加甘遂末吞服,治愈的可能性也较大。

对于免疫病,服用糖皮质激素配合中药。急性单纯性胰腺炎,中药与抗生素配合,能显著地增强疗效。对于急性坏死性胰腺炎,即使运用现代的外科手术,死亡率还是比较高的。

巴豆的豆粒会引起严重的水泻,可能会水泻不止,脱水而死亡,现代极少有中医使用。笔者曾使用完整的巴豆或巴豆壳治疗严重的肠胀气,破气效果显著,较枳实、厚朴和大腹皮等消除胀气的药力更强。

十四、脏结证

(一)概说

《伤寒论》提出脏结证,为内脏有结,腹内有痞结一类的病。

(二)病因病机

《伤寒论》提出脏结无阳证,说明长期患病,阳气衰败,导致阴寒入腹。

（三）《伤寒论》原文摘录

何谓脏结？答曰：如结胸状，饮食如故，时时下利，寸脉浮，关脉小细沉紧，名曰脏结。舌上白胎滑者，难治。（第129条）

脏结无阳证，不往来寒热，其人反静，舌上胎滑者，不可攻也。（第130条）

病胁下素有痞，连在脐傍，痛引少腹，入阴筋者，此名脏结，死。（第167条）

（四）临床表现

《伤寒论》提出脏结证的表现如结胸状，饮食如故，时时下利，胁下素有痞，连在脐旁，痛引少腹，入阴筋，不往来寒热，其人反静。

（五）鉴别

脏结证与结胸证相鉴别，并且类似于结胸证的表现。两证都有腹痛、腹硬表现。结胸证有发热烦躁，没有痞块，脏结证有痞块。

（六）治疗方药

《伤寒论》提出不可攻，没有治疗方药。

（七）转归和预后

《伤寒论》提出脏结证难治，病人会死亡。

（八）临床体会

1.脏结证是严重的疾病

内脏有结，腹内有痞结，称为脏结。临床上有腹痛，腹硬，并有腹泻，不发热，安静，不烦躁，胁下痞块已久，逐渐增大至脐部，称为脏结证，患者死亡率很高。《伤寒论》书中没有提出治疗方法。

2.现代什么疾病有类似脏结证的症状

有类似脏结证症状的可能是生长比较缓慢的恶性肿瘤，包括肝癌、胰腺癌、胃癌和肠癌等。

现代手术切除肿块后，再服用中草药，能延长生命。免疫病也能发生上述脏结的症状，有腹部肿块的疾病有免疫性肝病、胆汁性肝硬化和肝脾肿大，这些都是严重的疾病。虽然少见,但至今死亡率仍然很高。

十五、黄疸证

（一）概说

《伤寒论》提出阳明病身目发黄的黄疸证,是外感所引起的病。

（二）病因病机

《伤寒论》提出阳明病发热,可引起身目发黄的黄疸证,这是由瘀热在里和寒湿在里所引起。

（三）《伤寒论》原文

阳明病,无汗,小便不利,心中懊憹者,身必发黄。（第199条）

阳明病,被火,额上微汗出,而小便不利者,必发黄。（第200条）

阳明病,脉迟,食难用饱,饱则微烦头眩,必小便难,此欲作谷瘅。虽下之,腹满如故,所以然者,脉迟故也。（第195条）

阳明病,发热汗出者,此为热越,不能发黄也。但头汗出,身无汗,剂颈而还,小便不利,渴引水浆者,此为瘀热在里,身必发黄,茵陈蒿汤主之。（第236条）

伤寒发汗已,身目为黄,所以然者,以寒湿在里不解故也,以为不可下也,于寒湿中求之。（第259条）

伤寒七八日,身黄如橘子色,小便不利,腹微满者,茵陈蒿汤主之。（第260条）

伤寒身黄发热,栀子柏皮汤主之。（第261条）

伤寒瘀热在里,身必黄,麻黄连轺赤小豆主之。（第262条）

（四）临床表现

《伤寒论》提出有发热,身黄如橘子色,身目为黄,渴引水浆,小便不利,腹微满,心中懊憹,脉迟等症状。

（五）鉴别

《伤寒论》提出阳明病,身热汗出者,此为热越,不发黄。

（六）治疗方药

《伤寒论》治疗黄疸提出三方,茵陈蒿汤清热、化湿、化瘀而直接退黄。麻黄连轺赤小豆汤治疗外感并退黄。栀子柏皮汤清热化湿而退黄。

茵陈蒿汤方:茵陈蒿六两,栀子十四枚(擘),大黄三两(去皮)。

上三味,以水一斗二升,先煮茵陈,减六升,内二味,煮取三升,去滓,分三服。小便当利,尿如皂荚汁状,色正赤,一宿腹减,黄从小便去也。

麻黄连轺赤小豆汤:麻黄二两(去节),连轺(连翘根)二两,杏仁四十个(去皮尖),赤小豆一升,大枣十二枚(擘),生梓白皮一升(切),生姜二两(切),甘草二两(炙)。

上八味,以潦水一斗,先煮麻黄再沸,去上沫,内诸药,煮取三升,去滓,分温三服,半日服尽。

栀子柏皮汤方:肥栀子十五枚(擘),甘草一两(炙),黄柏二两。

上三味,以水四升,煮取一升半,去滓,分温再服。

（七）转归和预后

《伤寒论》没有论及预后。

（八）临床体会

1.关于黄疸

《伤寒论》和《金匮要略》都有黄疸证。《伤寒论》阳明病篇提出黄疸证为外感、湿热、瘀热及寒湿在里所致,当为急性、慢性肝胆感染性疾病之黄疸。

《伤寒论》原文中虽然没有直接提出黄疸为湿热所致,但文中提到瘀热湿寒四者都是致黄因素。

《伤寒论》提出阳明病被火攻后,小便不利而发黄。火攻会加重湿热,是黄疸的诱发因素。火攻疗法后世早就淘汰不用了。

2.关于谷疸和五疸

《伤寒论》提出谷疸,由于谷食所伤,谷气与风寒相搏,阴脏被寒气寒湿所侵,则身体尽黄,故名谷疸,病从口入,为食物所伤,一般指传染性病毒性肝炎。

《金匮要略》提出黄疸有五疸,谷疸为五疸之一,谷疸为外感阳明病所引起。

酒疸、女劳疸、黑疸和黄家都是慢性病,为瘀热和湿热所致脾肾两伤。因此,黄疸的病因病机,初起为瘀热、湿热或寒湿,久则成为脾肾两伤。

3.关于目黄

《内经》最早提出疸病、黄疸,并且有目黄的表现,现代称为巩膜黄染。《素问·平人气象论》:"目黄者曰黄疸。"

《伤寒论》黄疸明确为"身目为黄",必须是身黄目黄。身黄如橘子色,淡黄还不一定是黄疸。如果只有身黄但目不黄者,《金匮要略》称为黄家、黄病,可能是营养不良面黄肌瘦所引起的,也可能是正常人肤色较黄。说明古代中医早就以是否目黄来判断黄疸。

古代医生观察到的身黄如橘子色、目黄,都是重度黄疸的表现。如为轻度发黄,可能尚不能确定一定就是黄疸。但早期轻症之目黄,仔细的医生是能够发现的。

4.关于治疗

《伤寒论》提出黄疸身黄如橘子色者为瘀热在里,茵陈蒿汤和麻黄连轺赤小豆汤主之。身黄发热者为湿热黄疸,栀子柏皮汤主之。二者都属于阳黄范畴。

茵陈蒿汤、栀子柏皮汤和麻黄连轺赤小豆汤,三张方药,清热化湿,通利二便,直到现今仍为中医治疗传染性肝炎和胆囊炎引起的黄疸的重要方药。

麻黄一药并非用于退黄,而是用于解表。对于肝胆病、血液病引起的黄疸,一般不用麻黄。阳明病篇中还提到寒湿黄疸,属于阴黄范畴,但书中都没有治疗方药。

5.关于瘀热在里

《伤寒论》提出黄疸瘀热在里,上面三张方药中有化瘀功效的仅有一味大黄,大黄重在清热泻下,兼能化湿化瘀。整方清热力强,化瘀不足。说明治疗黄疸,尤其是谷疸,主要是清热化湿,化瘀是配合治疗。

6.关于免疫性肝炎

对于免疫性肝炎的总胆红素升高,三方可作参考,原发性胆汁性肝硬化是重病,死亡率很高。干燥综合征并发免疫性肝炎,中草药能够纠正转氨酶下降,由于免疫性肝炎的黄疸属于阴黄范畴,茵陈蒿汤、栀子柏皮汤、麻黄连轺赤小豆汤三方清热化湿力强,疏肝化瘀不足,降不了转氨酶和总胆红素。治疗则另有方药,这里不展开了。

7.三方中药分析

茵陈蒿汤、麻黄连轺赤小豆汤、栀子柏皮汤三方的中药有茵陈、栀子、大黄、麻黄、连轺、赤小豆、黄柏、生梓白皮、杏仁、大枣、生姜和甘草。

茵陈蒿现名茵陈,具有促进胆汁分泌和排泄作用,并有弱的保肝降酶作用。茵陈强在退黄,弱在降酶,对于各种疾病引起的黄疸都有效果,为退黄的主要中药。但对总胆红素升高的隐性黄疸效果不明显,对没有黄疸的肝损害,降低转氨酶的效果也不明显。

栀子含黄酮类栀子素,具有促进胆汁排泄和血液中的胆红素迅速排泄的作用,并具有促进胰液分泌和排泄的作用。因而中医临床用于治疗肝细胞性黄疸、胆病阻塞性黄疸、血液病溶血性黄疸,以及隐性黄疸,都有效果。

连轺为连翘根,连翘为果实。连翘根与连翘早已通用。连翘具有显著的保肝降酶作用,与茵陈同用,起到协同增效的作用。

大黄具有促进胆汁胰液分泌和排泄的作用,其泻下作用促进了胆汁和毒素的排泄,是治疗肝胆胰腺疾病不可缺少的一味药。

生梓白皮,苦寒,无毒,功效清热解毒,主治湿热黄疸,现在临床已经极少使用。

十六、脾约证

(一)概说

脾约的意思是脾津亏损,脾气不足,大便被约束而难解。

(二)病因病机

《伤寒论》发热失水后,全身津液亏损,胃气强而脾气弱,胃强能食,脾弱津液运化乏力则便干难解。

(三)《伤寒论》原文摘录

趺阳脉浮而涩,浮则胃气强,涩则小便数,浮涩相搏,大便则硬,其

脾为约,麻子仁丸主之。(第247条)

(四)临床表现

跌阳脉在胃足阳明经络上,跌阳脉浮而涩,小便数,大便硬而难解。

(五)鉴别

脾约证与一般的便秘证不同,脾约证是全身津液不足,胃强而脾弱;便秘证是大肠、小肠津液不足,大便干结而难解。

(六)治疗方药

《伤寒论》阳明病篇提出便秘证有三法,一是针对胃家实发热腹满便秘者,使用攻下法,二是通下润下法,三是导下法。

麻子仁丸方:麻子仁二升,芍药半斤,枳实半斤(炙),大黄一斤(去皮),厚朴一尺(炙,去皮),杏仁一升(去皮尖,熬,别作脂)。

上六味,蜜和丸,如梧桐子大,饮服十丸,日三服,渐加,以知为度。

(七)临床体会

1.关于胃强而脾弱

脾约证为便秘证的类型之一。发热失水后,全身津液亏损,大便干结而难解,《伤寒论》称为脾约证。现代输液后,全身失水状况已经得到纠正,仍有病人大便干结,临床笼统称为便秘证。脾约证名基本已淘汰。

临床上便秘证大多是正常人所患的常见病。他们能够饮食,只是肠津亏损,肠肌收缩功能减退,几天不大便,干结而难解,也是胃强而脾弱的表现。但他们全身的津液并不亏损,这类似于脾约证。

2.关于燥者濡之

《内经》提出"燥者濡之"的观点,《伤寒论》麻子仁丸为便燥提供了范例。而且麻子仁丸有中成药,用于治疗便秘证,尤其适合内火大的妇女便秘。

老年人中气不足,肾气减退,推动乏力,麻子仁丸中有大黄,可通下润下并引起泻下不止。老年人便秘只能用滋润一些的中药,并要调节饮食,或者使用导下法。

十七、便秘证

(一)概说

便秘证表现为肠津不足,大便干结难解。太阳病、阳明病都有便硬、便干、不大便的表现。正常人也常有便秘证。

(二)病因病机

《伤寒论》提出太阳病或阳明病由于发汗或泻下失水,津液内竭,大便干燥,硬结难解。

(三)《伤寒论》原文摘录

阳明病,自汗出,若发汗,小便自利者,此为津液内竭,虽硬不可攻之,当须自欲大便,宜蜜煎导而通之。若土瓜根及大猪胆汁,皆可为导。(第233条)

太阳病,重发汗而复下之,不大便五六日,舌上燥而渴,日晡所小有潮热,从心下至少腹硬满而痛不可近者,大陷胸汤主之。(第137条)

病人不大便五六日……此有燥屎,故使不大便也。(第239条)

此大便已硬也,大承气汤主之。(第208条)

大便当硬……调胃承气汤主之。(第105条)

若不大便六七日,恐有燥屎……小承气汤。(第209条)

(四)临床表现

太阳病结胸证有胁痛痞硬,不大便五六日,其证较重。阳明病腑证,不大便六七日,发热腹满为一重病。阳明病在康复时,肠津不足,可出现大便干燥难解的症状。

(五)鉴别

阳明病腑证不大便,并有发热腹满,为重症;在康复时不大便,为轻症。脾约证属于便秘证,为胃强脾弱之证。

(六)治疗方药

《伤寒论》提出大便干结难解者使用导下的方法治疗,有蜂蜜之蜜煎导、土瓜根导和猪胆汁导,其重症则使用承气汤治疗。

蜜煎方:食蜜七合。

上一味,于铜器内,微火煎,当须凝如饴状,搅之勿令焦著,欲可丸,并手捻作挺,令头锐,大如指,长二寸许。当热时急作,冷则硬。以内谷道中,以手急抱。欲大便时乃去之。

猪胆方:大猪胆汁一枚,泻汁,和少许法醋,以灌谷道内,如一食顷,当大便出宿食恶物,甚效。

(七)临床体会

1.《伤寒论》不大便有四

大便秘结是病人和正常人常有的情况。古人对于外感发热患者,在没有输液的情况下,由于体内水分丢失,便秘则更为严重。《伤寒论》说,多日不大便,干结而难解有几种情况。一是太阳病结胸证不大便五六日,使用大陷胸汤;二是阳明病腑证,不大便,使用三承气汤;三是脾约证,不大便,使用麻子仁丸;四是病人康复时或正常人不大便,使用蜜煎导;五是正常人平时不大便的便秘证,称为习惯性便秘,但《伤寒论》并未提及。

2.关于习惯性便秘

临床上多天不大便的便秘证,能进食,脾胃功能正常,是由肠道蠕动减弱,肠液分泌不足导致的,这是最常见的便秘,称为习惯性便秘。发热失水后,胃强而脾弱,胃强能进食,脾弱则津液不足,并推动乏力,《伤寒论》称之为脾约证。临床上二者很难区别。便秘证常见于正常人,脾约证是发热后引起的,时间稍长就都是便秘证。麻子仁丸不论脾约证还是便秘证,都可以使用。

3.治疗便秘证的方法

《伤寒论》治疗便秘证共有4~5法。

(1)攻下法。《伤寒论》提出阳明病腑证使用攻下法,例如大承气汤和调胃承气汤,大黄与芒硝同用。太阳病结胸证,使用攻下法,大陷胸汤,大黄、芒硝和甘遂同用,必能通下,但有腹痛反应。因此,必须与理气药同用,如枳实、厚朴、木香和大腹皮等。《伤寒论》第152条十枣汤之甘遂、芫花、大戟,以及后世用牵牛子等逐水药,也属于峻下药,大便、小便都多,并引起水泻,以治疗腹水。《伤寒论》白散使用巴豆,《金匮要略》三物备急丸巴豆与大黄同用,是最强的攻下药。

(2)通下法。小承气汤,大黄与枳实、厚朴同用,属于通下法。现对重症便秘患者一般使用小承气汤加减,大黄与理气药同用,大多能通下。但也有少数患者,用了仍然无效,不用芒硝,药力不强。加用芒硝,则属于攻下通下法。芒硝只能用之一时,不可多用或久用。

后世中成药有木香槟榔丸与枳实导滞丸,都是大黄与理气药同用,属于通下法。

(3)通下润下法。《伤寒论》提出麻子仁丸,用于治疗脾约证便秘。由于方中大黄与麻子仁同用,因而属于通下润下法。它从两个方面用药,一是使用大黄通下,与麻仁、杏仁和蜂蜜润下同用;二是使用理气药枳实、厚朴与芍药,调节胃肠功能。

(4)润下法。五子仁丸,桃仁、杏仁、柏子仁、松子仁、郁李仁、麻子仁和瓜蒌仁等,都含有不吸收的油脂,能滋润、软化大便,为真正的润下法。对于因水液不足而大便干燥之轻症便秘是有效的,但对于较重的便秘,不用大黄则难以达到通下的效果。

养阴生津药生地黄、天冬、麦冬与沙参,清热药生石膏、知母,以及虎杖、羊蹄、生首乌等,都有润肠通便功效,药力虽弱,但基本上没有腹痛反应。肉苁蓉润肠药力更弱,便稀之人则大便更为稀薄,便秘之人则难以通下,但肉苁蓉有温阳补肾功效,适用于老年人的便秘轻症。

(5)导下法。阳明病篇中还提出了导下法,有蜜煎导、猪胆汁导,使用蜂蜜和猪胆汁从肛门导入,促使大便通下,这种方法较现代开塞露的使用早了将近两千年。

《伤寒论》条文中提及使用土瓜根导便,但没有具体内容,这个方法后世已经淘汰,因而注家都不提。《本草经》上有王瓜和栝楼二药"王瓜一名土瓜,治消渴内痹"。土瓜根为土瓜之根,即王瓜之根,栝楼即现代的瓜蒌。

十八、心胸痞硬证

(一)概说

《伤寒论》太阳病有胸中痞硬证。

(二)病因病机

太阳病胸中痞硬说明其病变部位在胸中,包括胸部的胸腔、肺部、纵隔、食管、贲门及胃底。胸中有积滞,主要是痰积、饮积或食积等实邪、寒邪,并有寒气上冲。

(三)《伤寒论》原文摘录

> 病如桂枝证,头不痛,项不强,寸脉微浮,胸中痞硬,气上冲咽喉,不得息者,此为胸有寒也。当吐之,宜瓜蒂散。(第166条)

(四)临床表现

《伤寒论》提出发生胸中痞硬,有气上冲咽喉不得息的表现。

(五)鉴别

奔豚证有气从少腹上冲咽喉的症状,与本证的部位大致相同,在胸中、心下有寒气上冲。

(六)治疗方药

痰积或食积在肺部和胃脘可用吐法,使用瓜蒂散。

> 瓜蒂散方:瓜蒂一分(熬黄),赤小豆一分。
>
> 上二味,各别捣筛,为散已,合治之,取一钱匕,以香豉一合,用热汤七合,煮作稀糜,去滓,取汁和散,温顿服之。不吐者,少少加,得快吐乃止。诸亡血虚家,不可与瓜蒂散。

(七)临床体会

1.怎么知道胸中痞硬

胸廓有肋骨,都是硬的。临床上怎么知道胸中痞硬?胸中痞硬当是病人的感觉,说明这是自觉症状,是由于胸中痰积或食积所引起。

2.胸中痞硬证的治法

《伤寒论》提出胸中痞硬使用吐法。吐法用于治疗心下胃脘部的痰积或食积,方药为瓜蒂散。古代常使用汗、吐、下三法治病。现代发汗退热,泻下通便还在使用,但吐法现在基本上已经不用。急诊室洗胃的方法是吐法的发展。

3.关于瓜蒂和瓜蒂散

瓜蒂散主要吐出胃中的宿食和痰积。瓜蒂为甜瓜之蒂,苦寒,有引吐泻下的功效,熬黄后毒性已经减少。《伤寒论》瓜蒂的剂量很小,仅仅一分(0.3g),是散剂,吞服。瓜蒂散小剂量吞服就能致吐。

《金匮要略》一物瓜蒂汤治疗太阳中暍,瓜蒂二十七个,剂量较大,水煎服,没有说能引起呕吐,说明瓜蒂少量吞服就能致吐,煎服是不会致吐的。笔者曾使用瓜蒂3～9g,水煎服,没有引起过呕吐。

4.瓜蒂的现代研究

瓜蒂含甜瓜素和葫芦素B,吞服散剂所含的甜瓜素能刺激胃黏膜神经而反射性地引起呕吐,并引起腹泻。

甜瓜素水煎后能被破坏,瓜蒂所含的葫芦素B有保肝降酶的作用,临床使用瓜蒂3～9g水煎服,治疗病毒性肝炎和脂肪性肝炎都有效果。

十九、心下痞硬证

(一)概说

《伤寒论》既提出胸中痞硬证,又提出心下痞硬证。两个痞硬证的部位是不同的。

(二)病因病机

太阳病心下痞硬,有下利呕逆症状,说明心下的部位在上腹部消化道。胃肠中有积滞,如痰积、饮积或食积等实邪、寒邪。

(三)《伤寒论》原文摘录

> 太阳中风,下利呕逆,表解者,乃可攻之。其人絷絷汗出,发作有时,头痛,心下痞硬满,引胁下痛,干呕短气,汗出不恶寒者,此表解里未和也,十枣汤主之。(第152条)

（四）临床表现

《伤寒论》提出太阳病发生心下痞硬,有引胁下痛,下利呕逆,干呕短气的表现。心下痞硬,引胁下痛,说明其病变发生的心下部位,应包含胸腔下部、上腹腔、上腹部消化系统。

（五）鉴别

胸中痞硬的部位在胸部,心下痞硬的部位在心下,其部位范围要更大一些。

（六）治疗方药

积饮、积痰、积食,积在心下可用泻法,使用十枣汤。

十枣汤方:芫花(熬),甘遂,大戟。

上三味等分,各别捣为散,以水一升半,先煮大枣肥者十枚,取八合,去滓,内药末,强人服一钱匕,羸人服半钱,温服之,平旦服。若下少,病不除者,明日更服,加半钱,得快下利后,糜粥自养。

（七）临床体会

1.关于心下痞硬

《伤寒论》提出太阳病心下痞硬当在胸腔下部、上腹腔或上腹胃脘部位,可以是病人的感觉,也可以是医生的扣诊,并有引胁下痛、干呕症状,说明这是上腹腔或上腹部胃脘的病情,包括胃、十二指肠、胆及胰腺的病情。痞硬是软中带硬,尚不是石硬之肌紧张。心下痞硬的原因,在于胸下上腹内有积饮、积痰、积水或积食,为感染性病变所致。《伤寒论》提出"心下痞硬,引胁下痛"应还包含胸腔下部的病情。

2.关于十枣汤泻下

心下痞硬,《伤寒论》提出使用十枣汤泻下,治疗胸下上腹之积饮、积痰与积食。十枣汤峻泻能较快地消除水饮,但积饮不久又会重新生长,因病因未除,因此这是治标不治本的方法。积食一般不用十枣汤治疗。

《金匮要略》痰饮病之悬饮使用十枣汤治疗,这是病人发生了胸腔积饮。胸水属于上焦之积饮,使用十枣汤泻下是有可能会减少的。

芫花、甘遂与大戟,都是峻下药,水泻严重,三药以泻下积水和积饮为主,使用药物后大小便均多,有腹痛反应,并且三药泻下多了会损伤正气。

3.关于煎法和服法

十枣汤,《伤寒论》提出有一定的加工方法。芫花、甘遂和大戟,三药的剂量很小,共为0.5~1钱,每药为1.5~3分,研末吞服,泻下的药力较强。三药如煎服,则泻下之力大减。笔者曾用过各3钱,煎汤服用,泻下的药力一般。

10个红枣先是煎汤成红枣汤,再用煮熟的红枣去核,将三药的药末放入10个红枣内,每一个红枣内放药末0.3~1分,用红枣汤和着吞服,因而张仲景取名十枣汤。

4.关于10个红枣

《伤寒论》和《金匮要略》取名十枣汤,10个红枣是君药吗?红枣健脾和胃,10个红枣可使三药药性稍稍缓和一些,缓和了药汤的苦味,但远远缓和不了三药攻下泻下之力。红枣实际上起着佐使药的功效。泻下后还需要服用糜粥自养,以协助恢复正气。再一次说明按照《伤寒论》的方名和排列顺序,第一位的药就是君药是不可靠的。《伤寒论》取方名考虑的因素很多。

5.红枣可中和中药的苦味

中草药是苦的,现代许多人不愿意服用苦药,尤其是儿童。西药也是苦的,但他们做了剂型改良,掩蔽了苦味。实际上张仲景早已做出了示范。10个红枣很甜,与苦的中药一起煎汤,混合后就不苦了。现代中医临床上常常在很苦的中药处方中放入数枚红枣,就是用以解决中药的苦味,但临床上并非所有的中医都是这么考虑的。

二十、呕吐证

(一)概说

呕吐为一症状,古代为一常见病,三阳病都可能伴有呕吐症状。

(二)病因病机

《伤寒论》提出外感发热病人,有的胃中有邪气,胃中虚冷,不能消谷,甚至呕吐。如果医生使用吐法,则会加重呕吐。

（三）《伤寒论》原文摘录

太阳病，当恶寒发热，今自汗出，反不恶寒发热，关上脉细数者，以医吐之过也。一二日吐之者，腹中饥，口不能食；三四日吐之者，不喜糜粥，欲食冷食，朝食暮吐，以医吐之所致也，此为小逆。（第120条）

太阳病吐之，但太阳病当恶寒，今反不恶寒，不欲近衣，此为吐之内烦也。（第121条）

病人脉数，数为热，当消谷引食，而反吐者，此以发汗，令阳气微，膈气虚，脉乃数也。数为客热，不能消谷，以胃中虚冷，故吐也。（第122条）

太阳病，过经十余日，心下温温欲吐，而胸中痛，大便反溏，腹微满，郁郁微烦。先此时自极吐下者，与调胃承气汤。若不尔者，不可与。但欲呕，胸中痛，微溏者，此非柴胡汤证，以呕故知极吐下也。调胃承气汤。（第123条）

太阳与少阳合病，自下利者，与黄芩汤；若呕者，黄芩加半夏生姜汤主之。（第172条）

伤寒胸中有热，胃中有邪气，腹中痛，欲呕吐者，黄连汤主之。（第173条）

本太阳，初得病时，发其汗，汗先出不彻，因转属阳明也。伤寒发热，无汗，呕不能食，而反汗出濈濈然者，是转属阳明也。（第185条）

伤寒呕多，虽有阳明证，不可攻之。（第204条）

食谷欲呕，属阳明也，吴茱萸汤主之。得汤反剧者，属上焦也。（第243条）

本太阳病不解，转入少阳者，胁下硬满，干呕不能食，往来寒热，尚未吐下，脉沉紧者，与小柴胡汤。（第266条）

（四）临床表现

外感发热容易发生不能消谷，不能进食，恶心，甚至呕吐，大便溏薄，腹满腹痛等症状。

（五）鉴别

《伤寒论》三阳病与三阴病都有呕吐的症状，应予以鉴别。呕吐、吐、干呕和恶心，这些概念大同小异，亦应予以区别。

（六）治疗方药

《伤寒论》提出三方，三阳病使用黄芩生姜半夏汤或黄连汤；三阴病使用吴茱萸汤。主要药物为黄芩、黄连、半夏、吴茱萸和姜等，至今仍是和胃止呕的主要方药。

黄芩生姜半夏汤方：黄芩三两，芍药二两，甘草二两（炙），大枣十二枚（擘），半夏半升（洗），生姜一两半，一方三两（切）。

上六味，以水一斗，煮取三升，去滓，温服一升，日再，夜一服。

黄连汤方：黄连三两，甘草三两（炙），干姜三两，桂枝三两（去皮），人参二两，半夏半升（洗），大枣十二枚（擘）。

上七味，以水一斗，煮取六升，去滓，温服，昼三夜二。

吴茱萸汤方：吴茱萸一升（洗），人参三两，生姜六两（切），大枣十二枚（擘）。

上四味，以水七升，煮取二升，去滓，温服七合，日三服。

（七）临床体会

1.呕吐主要是胃脘的病变

古代食物不足，而且卫生条件较差，因而感冒、感染和急性胃肠炎、慢性胃炎的病人较多，都可能会发生胃痛呕吐，或有腹泻。此外，肝胆、胰腺和肠道梗阻也都有可能会有呕吐症状，脑病颅内压升高也会发生呕吐。但《伤寒论》论述的主要是感染性胃肠道炎症性呕吐。

现代急性胃炎呕吐发病率已显著下降，食物中毒、药物反应所引起的呕吐，急诊室还能看到，医生都会处理，离院时开一些藿香正气胶囊以和胃。

2.三阳病都有呕吐的症状

太阳病有呕吐症状的条文较多，如《伤寒论》3、4、12条的风寒干呕，呕逆欲吐和76条水逆证"必吐下不止"等。173条胸中有热，胃中有邪气，腹中痛，欲呕吐，说明这是受寒引起的胃肠道的感染性炎症。因而使用黄连汤治疗，以黄连清胃热,并使用半夏、桂枝和干姜,以温胃和胃止呕。对于又呕又泻的患者,则使用黄芩生姜半夏汤治疗,既治呕吐,又治腹泻。

阳明病,病在胃经,其腑证有呕吐症状。123条提出使用调胃承气汤治疗,以调胃泻下。但204条又提出:"伤寒呕多,虽有阳明证,不可攻也。"可使用攻下之力缓和一些的小承气汤治疗。少阳病腑证有呕吐的症状,为一兼证。266条提出的往来寒热、胁下硬满、干呕不能食等症状,很明显这是急性肝胆、胰腺炎症引起的发热、呕吐、上腹痛及胁下硬满等为主的临床表现,因而使用小柴胡汤治疗。

3.三阴病也都有呕吐的症状

太阴病腹满而吐,但主要是腹泻、腹痛,因而使用桂枝加芍药汤治疗。少阴病欲吐不吐,干呕,而复吐利,并且有严重的亡阳并发症,因而先使用四逆汤治疗,以回阳救逆,否则有生命危险。厥阴病厥而呕,干呕,吐涎沫,使用吴茱萸汤治疗。

> 太阴之为病,腹满而吐,食不下,自利益甚……(第273条)
>
> 少阴病,欲吐不吐,心烦,但欲寐……(第282条)
>
> 病人脉阴阳俱紧,反汗出者,亡阳也,此属少阴,法当咽痛而复吐利。(第283条)
>
> 少阴病,饮食入口则吐,心中温温欲吐,复不能吐。始得之,手足寒,脉弦迟者,此胸中实,不可下也,当吐之。若膈上有寒饮,干呕者,不可吐也,当温之,宜四逆汤。(第324条)
>
> 少阴病,下利,脉微涩,呕而汗出,必数更衣,反少者,当温其上,灸之。(第325条)
>
> ……若厥而呕,胸胁烦满者,其后必便血。(第339条)
>
> 呕家有痈脓者,不可治呕,脓尽自愈。(第376条)
>
> 呕而脉弱,小便复利,身有微热,见厥者难治,四逆汤主之。(第377条)
>
> 干呕,吐涎沫,头痛者,吴茱萸汤主之。(第378条)

4.关于朝食暮吐

《伤寒论》提出朝食暮吐,以医吐之所致也,此为小逆。这是医生使用吐法不当所引起的症状,是误治引起的不良反应,是一个较轻的病,因此称为小逆。《金匮要略》有胃反证:"朝食暮吐,暮食朝吐,宿谷不化,名曰胃反,脉紧而涩,其病难治。"这是一个难治的病,常见于幽门梗阻病人。

5.关于治疗

《伤寒论》使用的黄芩生姜半夏汤、吴茱萸汤和黄连汤三方,至今仍然是治疗呕吐的常用药。《金匮要略》治疗呕吐,使用的黄芩加半夏生姜汤,与《伤寒论》用的是相同的六味药。《金匮要略》尚有半夏泻心汤,方中有黄连,但《金匮要略》中没有黄连汤,《金匮要略》只使用黄连粉治疗浸淫疮。

6.关于黄连汤

由于《金匮要略》呕吐篇中没有黄连汤,因而《伤寒论》注解者提出黄连汤疑非仲景方,是有一定道理的。急性胃不舒呕吐时,方中七味药,其中的人参与桂枝是不宜使用的。黄连汤之黄连、半夏、生姜和甘草等,以及后世创制的二陈汤、藿香正气散,也是治疗呕吐的常用方药,可以参合使用。大枣调味,可用可不用。

现已证实,半夏具有镇静止吐的作用,是治疗呕吐的中药,生姜、陈皮、藿香、苏梗和白豆蔻,具有调节胃肠运动功能的作用,与半夏同用,共起和胃止呕的效果,黄连起着抗炎作用,吴茱萸小剂量使用,具有调胃解痛的作用。

7.关于吴茱萸汤

《伤寒论》第378条:"干呕,吐涎沫,头痛者,吴茱萸汤主之。"注解者提出食谷欲呕,干呕,吐涎沫,是中焦虚寒所致,因而使用吴茱萸、生姜,以温中和胃。如果得汤反剧,说明上焦有火,则不宜使用。至于人参,虽能温中,但不能和胃,一般是不用的,吴茱萸汤尚不能治疗头痛。

朱丹溪将黄连与吴茱萸同用,名左金丸,成为治疗胃痛恶心呕吐的名方,为常用药。张景岳将呕吐分为虚呕、实呕、寒呕及热呕,这是符合临床表现的。

《丹溪心法·恶心》:"恶心者,无声无物,心中欲吐不吐,欲呕不呕。"

8.不可滥用汗、吐、下三法

古代汗、吐、下三法是《内经》提出的祛邪外出的常用治法。从《伤寒论》记载中可见汗、吐、下三法的运用,当时的医家已达到滥用的程度,因而加重了病情,而且引发了许多不良反应。从明朝起至现代,吐法已经极少使用了,只有在特殊需要时才会使用。汗法用得也不多,下法也是适当运用。

二十一、哕证

(一)概说

《伤寒论》之哕、哕证,后世称为呃逆,民间称为"打嗝"。

(二)病因病机

《伤寒论》提出哕证是由于攻其热或饮水,而致胃中虚冷所引起。

(三)《伤寒论》原文摘录

阳明病,不能食,攻其热必哕。所以然者,胃中虚冷故也。以其人本虚,攻其热必哕。(第194条)

若胃中虚冷,不能食者,饮水则哕。(第226条)

脉但浮,无余证者,与麻黄汤。若不尿,腹满加哕者,不治。(第232条)

(四)临床表现

呃逆是个症状,其轻症没有其他表现。《伤寒论》提出如果没有小便,腹满加哕则病危重。

(五)鉴别

呃逆与恶心不同,二证治疗方药也不同,不可混淆。

(六)治疗方药

《伤寒论》没有提出治疗方药。《金匮要略》呕吐哕篇中提出使用橘皮竹茹汤治疗。

(七)转归和预后

阳明病,不能食,腹满加哕为危重不治之证。

(八)临床体会

1.儿童常有呃逆

儿童吃饭时吸了一口冷气,一热一冷,刺激膈肌引起痉挛。吃一口热饭或饮一碗热汤大多能够自行缓解。经常性呃逆的病人不多,多为功能性的膈肌痉挛,需要服用中药或针灸治疗。《金匮要略》有橘皮汤和橘皮竹茹汤。

《金匮要略·呕吐哕》:"干呕、哕,若手足厥者,橘皮汤主之。""哕逆者,橘皮竹茹汤主之。"

2.朱丹溪提出哕就是呃、呃逆

朱丹溪提出哕,后世称为呃、呃逆,并分热呃和寒呃。寒呃为危重病人。《丹溪心法·呕吐》:"凡有声有物谓之呕吐。有声无物谓之哕。"《丹溪心法·咳逆》:"古谓之哕,近谓之呃,乃胃寒所生,寒气自逆而呃上,此证最危。亦有热呃,已见伤寒证。"

3.关于丁香柿蒂汤

朱丹溪最先提出使用丁香和柿蒂治呃。也可用半夏一两,生姜半两治疗他病发呃者;不效更加丁香十粒,柿蒂十个,但没有提出方名。后世取方名为丁香柿蒂汤,为治呃的特效方。

4.关于刀豆治呃

《本草纲目》:"刀豆治呃,优于柿蒂。"刀豆又名挟剑豆,现药房配的刀豆为带壳刀豆子,可炒菜或做酱菜,不是上海人吃的名四季豆的菜豆。刀豆子效果优于刀豆壳,但都有效。笔者临床治疗呃逆,丁香柿蒂汤优于橘皮竹茹汤,刀豆子优于丁香柿蒂汤。在复方中加入刀豆子30g,有立竿见影的效果。刀豆为治呃特效药,说明寻找特效药、特效方是中医传统。

笔者曾治疗一例食管癌放疗后连续不停地呃逆的病人,西药注射无效,中医使用丁香柿蒂汤合橘皮竹茹汤,服用七天,无效,针灸治疗也无效。笔者在复方中加入刀豆子一两(30g),一帖药呃逆减轻,三帖药治愈呃逆。

5.晚期癌症之呃

晚期肝癌或胃癌病人,膈肌粘连,连续不停地呃逆,已不能进食,任何药物都无效果,胃气已绝,将于一两天内死亡。这就是《伤寒论》提出的不治之证,朱丹溪称为寒呃最危之证。

二十二、亡津液与口干证

(一)概说

发热病人常有口干或口渴的症状,为发热时体内水液不足,伤津脱液,甚至亡津液的表现。

(二)病因病机

《伤寒论》提出热结在里,表里俱热,医者使用汗、吐、下法后,失水严重,必然引起亡津液而口干口渴。

(三)《伤寒论》原文摘录

服桂枝汤,大汗出后,大烦渴不解,脉洪大者,白虎加人参汤主之。(第26条)

伤寒若吐若下后,七八日不解,热结在里,表里俱热,时时恶风,大渴,舌上干燥而烦,欲饮水数升者,白虎加人参汤主之。(第168条)

伤寒无大热,口燥渴,心烦,背微恶寒者,白虎加人参汤主之。(第169条)

伤寒脉浮,发热无汗,其表不解,不可与白虎汤。渴欲饮水,无表证者,白虎加人参汤主之。(第170条)

问曰:何缘得阳明病?答曰:太阳病,若发汗,若下,若利小便,此亡津液,胃中干燥,因转属阳明。不更衣,内实,大便难者,此名阳明也。(第181条)

阳明病,本自汗出,医更重发汗,病已差,尚微烦不了了者,此必大便硬故也。以亡津液,胃中干燥,故令大便硬,当问其小便日几行,若本小便日三四行,今日再行,故知大便不久出。今为小便数少,以津液当还入胃中,故知不久必大便也。(第203条)

若渴欲饮水,口干舌燥者,白虎加人参汤主之。(第222条)

阳明病,自汗出,若发汗,小便自利者,此为津液内竭,虽硬不可攻下之,当须自欲大便,宜蜜煎导而通之。若土瓜根及大猪胆汁,皆可为导。(第233条)

脉阳微而汗出少者,为自和也,汗出多者,为太过。阳脉实,因发其汗,出多者,亦为太过。太过者,为阳绝于里,亡津液,大便因硬也。(第245条)

（四）临床表现

三阳病都有口干的症状。太阳病发热失水，口干是普遍的。阳明病失水严重，达到亡津液的程度，因而口干咽燥，大便干硬，小便短少更为严重。少阳病第一句就是"少阳之为病，口苦、咽干、目眩也"。

（五）鉴别

正常人也有口干，但并不是伤津液、亡津液，喝水喝茶就能改善。发热病人是由于失水而口干，并有伤津液、亡津液的情况，喝水喝茶并不能改善。

（六）治疗方药

针对太阳病与阳明病口干，《伤寒论》提出使用白虎加人参汤治疗。阳明病腑证则使用蜜煎导而通之，以及承气汤急下存津。

（七）临床体会

1.三阳病都有口干

《伤寒论》提出三阳病都有口干的症状。太阳病发热患者，无汗或者是发汗后虽然热退，但由于热结在里，表里俱热，因而体内水液不足，口干症状是普遍的。阳明病伤津脱液更为严重，已经达到了亡津液的程度。少阳病口干也是发热发汗引起的。

"亡"为"无"之意，并非完全没有，而是严重的损伤丢失，出现干燥干渴的症状，尚未达到干涸无水的严重程度。

2.水液和津液

水液是吃喝进去的，津液是体内某些器官和外分泌腺体所分泌的。体内有大量的水液，水液中含有大量的津液。唾液、泪液、汗水、尿液和胃液、肠液都是重要的津液。太阳病或阳明病发汗太多，汗、吐、下三法使用太过，都会引起津液亏损，伤津脱液而口干便硬，小便短少。

发热患者，现在可以静脉输电解质、维生素。热退后，即使纠正了脱水，但口干的症状仍然存在，说明输液可以纠正脱液，但不能纠正伤津。必须使用养阴生津的中药，腺体功能才能恢复，才能分泌津液，口干才能得以改善，或者饮食增进后，伤津才会自行康复。

3.其他病的口干

其他病,如衄证等,也有口干咽燥的症状,为内热的表现。正常人喝茶可以解渴。患免疫病而服用激素的病人内热口干是普遍现象,笔者使用白虎汤和玉女煎加减,治疗口干是有效的。高血糖症也常有口干,笔者使用白虎汤加人参治疗也是有效果的。

4.关于人参和白虎汤加人参汤

《伤寒论》口干使用白虎加人参汤是有效的。现代生晒参性温、红参性热,使用后会增加内火,增加口干,因而不宜使用。古代使用的可能是性平的野山参。但如有表证,人参留邪,是不可以使用的。

病后调理,冬令进补,服用人参可有益健康,即使口干,可与生地黄、麦冬和石斛等养阴药同用。西洋参至清朝《本草纲目拾遗》中才有记载,药力较生晒参弱,在康复时不论是否口干,都可以使用。

5.关于免疫病口眼干燥综合征

口眼干燥综合征不仅仅有口干,而且有眼干少泪或无泪,但没有全身性的伤津脱液现象存在。这在《伤寒论》上无记载,中医古书中都没有记载,这是近代发现的自身免疫性疾病,不宜使用人参。

张仲景写作的书上虽然已经开始使用地黄与麦冬,但尚未提出养阴生津之法,这是后世的发展。养阴生津药以生地、南北沙参和芦根改善口干的效果最好,温病的增液汤能够生津,改善口干;但对于眼干少泪或无泪,虽有益,但无效,不能改善眼干无泪,因这些养阴生津药虽然有助于泪腺分泌,但不能解决泪腺的免疫性栓塞性炎症。笔者则另有经验方地黄润燥汤,使用清热化瘀药与之同用。

二十三、津液外越和汗多证

(一)概说

阳明病体表多汗为津液外越之证。

(二)病因病机

阳明病发热多汗,胃中燥,是由于表虚里实,热迫汗出,津液外越之故。

（三）《伤寒论》原文

阳明病，其人多汗，以津液外出，胃中燥，大便必硬，硬则谵语，小承气汤主之。（第213条）

伤寒四五日，脉沉而喘满，沉为在里，而反发其汗，津液越出，大便为难，表虚里实，久则谵语。（第218条）

阳明病，自汗出，若发汗，小便自利者，此为津液内竭，虽硬不可攻下之，当须自欲大便，宜蜜煎导而通之。（第233条）

脉阳微而汗出少者，为自和也，汗出多者，为太过。阳脉实，因发其汗，出多者，亦为太过。太过者，为阳绝于里，亡津液，大便因硬也。（第245条）

（四）临床表现

阳明病发热多汗，大便硬，大便难，久则谵语。

（五）鉴别

汗出多，大便硬者，既有阳绝于里，亡津液；并有里实表虚，津液越出而失水。

（六）治疗方药

《伤寒论》提出的治疗方法是清热通便，使用小承气汤和蜜煎导。

（七）转归和预后

病情重者，会发生谵语，说胡话。这是高热失水所引起的症状。

（八）临床体会

1.关于津液外越而汗多

太阳病12条的桂枝汤，14条的桂枝加葛根汤，都治自汗出，这是由风邪入侵，营卫不和，表虚所引起的。

汗液属于体内津液的一种。一方面胃中燥，体内缺少津液；另一方面，阳明病由于发热而热迫汗出，津液外越于体表而有汗多之证，这与里外亡津液不同，津液在体表则成了汗液。体表出汗过多，体内则津液不足，表虚里实，因而胃中燥，大便硬，甚至并发谵语，说胡话。

2.关于急下存津

《伤寒论》提出,津液外越而出汗多,可下其里实,使用小承气汤泻下,以治疗胃中燥,大便硬。清热通便后病情得到好转,津液才能得以保存。有的前辈认为亡津液时使用攻下、泻下法就能够保存津液,称为急下存津之法,这是一个非常模糊的提法,是为了注释时能够自圆其说。实际上,攻下水泻会引起更严重的伤津脱液,临床上是禁止使用的。

急下存津是有条件的,并非用于亡津液时,而是用于治疗大便干硬难解,多汗。体表尚有汗液存在,说明人体的津液尚未完全丢失,严重的伤津脱液会使皮肤变得干燥无汗。但是体表的汗液不可能重新进入体内,只是清热通便后汗液不再增多,津液不再继续丢失而已,这就算是存津了。保存体内余下的津液,这是存津而不是生津。

3.缺少津液不可使用攻下法

体内缺少津液使用攻下法,则会加重伤津脱液的病情。《伤寒论》明确提出"津液内竭,虽硬不可攻之"。亡津液不可使用攻下泻下法。由于急下存津之法难以理解、难以掌握,又不可任意使用,后来就退出了临床。后世温病学派则使用增液汤养阴生津,更安全有效。

二十四、盗汗证

(一)概说

《伤寒论》记载汗出和自汗出的条文很多,但盗汗的条文很少,仅此一条。

(二)病因病机

阳明病由于潮热,会发生盗汗之证。

(三)《伤寒论》原文摘录

阳明病,脉浮而紧者,必潮热,发作有时,但浮者,必盗汗出。(第201条)

(四)临床表现

《伤寒论》提出阳明病,潮热,发作有时,脉浮者,发生盗汗。

（五）鉴别

盗汗是夜间入睡后出汗，自汗是白天夜间都会出汗。

（六）治疗方药

《伤寒论》没有记载盗汗证的治疗方药。可以使用柴胡加龙骨牡蛎汤加减。后世提出用当归六黄汤治盗汗，可参考使用。

（七）转归和预后

《伤寒论》对盗汗的记载过于简单，为后世留下了发展的空间。

（八）临床体会

1.朱丹溪论述盗汗

朱丹溪提出盗汗是夜间睡着了出汗，睡醒则汗止，一年四季都会发生，正常内火大的人也会盗汗，儿童盗汗的则更多。

过去肺痨之人常盗汗，因而人们害怕盗汗。现在结核病发病率已经显著下降，但肺癌发病率显著上升，肺癌患者也会盗汗。

《丹溪心法·盗汗》："戴云：盗汗者，谓睡而汗出也，不睡则不能汗出，方其睡熟也，溱溱然出焉，觉则止而不复出矣，非若自汗而自出也。"

2.朱丹溪提出盗汗为心虚所致

朱丹溪提出杂病盗汗，责其阳虚、心虚所致，治疗则提出敛心气，益肾水，使阴阳调和，水火升降，其汗自止。

《丹溪心法·盗汗》："杂病盗汗，责其阳虚，与伤寒盗汗非比之，亦是心虚所致。"

3.朱丹溪提出敛心气、益肾水的治法

朱丹溪对于盗汗，提出敛心气、益肾水，使阴阳调和，水火升降，使用李东垣的当归六黄汤治疗盗汗。这与《伤寒论》治疗自汗使用固涩敛汗的方法不同。

《丹溪心法·盗汗》："宜敛心气、益肾水，使阴阳调和，水火升降，其汗自止。""东垣有方，用当归六黄汤甚效。"

4.自汗为因热而汗出

肺痨常有出汗，尤其是盗汗，因此百姓害怕盗汗。过去中医也常问病人是否出汗,这是受张景岳《十问歌》的影响。中医过于关注出汗,常常会增加病人对出汗的心理负担。自汗多在天热时,白天夜间都会出汗,出汗是为了散热。冬天寒冷时个别人稍暖和一些也会出汗。白天出汗太多,如伴有乏力,病人说是虚汗,是体虚的表现,但这不一定就是虚弱,绝大多数是内热,心火旺盛,热迫汗出。这实际上是由自主神经功能紊乱所引起,是无关紧要的小毛病。治疗宜清热敛汗,清热用玉女煎,加敛汗药,以煅龙骨、煅牡蛎效果最好,《伤寒论》第107条的柴胡加龙骨牡蛎汤加减,去掉铅丹、人参、桂枝,加入碧桃干、浮小麦同用可增效。服用泼尼松的病人也常会出汗,这是激素加速了新陈代谢,不需要治疗,不影响病情和健康。

5.关于当归六黄汤

当归六黄汤方:当归、生地、熟地、黄连、黄芩、黄柏、黄芪加倍,上用五钱,水煎服。治盗汗之神剂。

当归六黄汤是李东垣的方剂。本方使用当归、生地黄、熟地黄、黄芪四药,滋阴益气以扶正;黄连、黄芩、黄柏三药清热解毒,三药具有抗痨、抗感染的作用,药力虽然不强,但较这三味药药力更强的中草药确实不多。本方不是敛汗止汗的治表方,而是祛邪与扶正相结合的治本方。对于慢性感染引起的低热、盗汗,当归六黄汤仍然是有效的中药方,与抗生素同用可以增效。

6.其他中草药

后世发现十大功劳、葎草等的抗痨敛汗的作用,但药力较弱,因而古代肺痨的死亡率很高。朱丹溪说当归六黄汤为治盗汗之神剂,对于慢性感染性疾病所致的盗汗,其效果可能较好,对于肺痨盗汗也可能有短期的效果。现在结核病必须由专业医院隔离医治,因而中医基本上已经退出了抗痨领域。

二十五、惊狂证

(一)概说

太阳病和阳明病发热,误治引起了惊狂。

(二)病因病机

太阳病和阳明病伤寒发热,由于温针火灸误治所引起的惊恐和狂妄。

(三)《伤寒论》原文摘录

太阳伤寒者,加温针必惊也。(第119条)

伤寒八九日,下之,胸满烦惊,小便不利,谵语,一身尽重,不可转侧者,柴胡加龙骨牡蛎汤主之。(第107条)

伤寒脉浮,医以火迫劫之,亡阳必惊狂,卧起不安者,桂枝去芍药加蜀漆牡蛎龙骨救逆汤主之。(第112条)

阳明病,初欲食,小便反不利,大便自调,其人骨节疼,翕翕如有热状,奄然发狂,濈然汗出而解者,此水不胜谷气,与汗共并,脉紧则愈。(第192条)

(四)临床表现

《伤寒论》提出惊狂者,有奄然发狂,如有热状,卧起不安,谵语,小便不利,骨节疼等症状。

(五)鉴别

《伤寒论》论述的是发热病误治引起的惊狂,精神刺激也会引起惊狂,病因不同,表现相同。

(六)治疗方药

《伤寒论》提出惊狂证,多以清热重镇的方药治疗,使用柴胡加龙骨牡蛎汤和桂枝去芍药加蜀漆牡蛎龙骨救逆汤。

柴胡加龙骨牡蛎汤方:柴胡四两,龙骨、黄芩、生姜(切)、铅丹、人参、桂枝(去皮)、茯苓各一两半,半夏二合半(洗),大黄二两,牡蛎一两半(熬),大枣六枚(擘)。

上十二味,以水八升,煮取四升,内大黄,切如棋子,更煮一两沸,去滓,温服一升。本云:柴胡汤,今加龙骨等。

桂枝去芍药加蜀漆牡蛎龙骨救逆汤方:桂枝三两(去皮),甘草二两(炙),生姜三两(切),大枣十二枚(擘),牡蛎五两(熬),蜀漆三两(洗去腥),龙骨四两。

上七味,以水一斗二升,先煮蜀漆,减二升,内诸药,煮取三升,去滓,温服一升。本云:桂枝汤,今去芍药,加蜀漆、牡蛎、龙骨。

(七)转归和预后

太阳病和阳明病发热,奄然发狂,汗出而解者,热退脉紧则愈。

(八)临床体会

1.惊狂之意

惊是惊恐、惊吓之意,狂是狂妄、疯狂之意。受到惊吓后,心会怦怦乱跳,会引起人一过性烦躁发狂的情绪。感染后并发中毒性脑病高热会伴有神志不清,谵语,也可能会发生烦躁发狂。长期发狂的狂躁症则为精神病患者。

2.高热惊狂为一重病

高热并发惊狂,这与感染并发中毒性脑病有关,当为一重病。首先是控制感染,退热,这需要使用泻火降温、清热解毒的方药,柴胡、蜀漆有这种功效,但弱一些。古方三黄石膏汤就属于这一类的方剂,其药力要强一些。龙骨牡蛎有重镇安神的功效,对于惊狂有一定的效果。蜀漆为清热解毒药,古代用于治疗各种感染,《金匮要略》的蜀漆散为治疗疟疾的名方,已证实含常山碱,具有抗疟作用,后世则专用于治疗疟疾。

3.瘀热内蓄也会使人惊狂

《伤寒论》106条瘀血证有"热结膀胱,其人如狂"的表现,使用桃核承气汤。124条和125条的蓄血证,有"其人发狂""其人如狂者"的表现,使用抵当汤。这是瘀热内盛而惊狂,当使用清热化瘀的方法治疗。桃核承气汤和抵当汤,二方可结合使用。因而中医辨惊狂为瘀热内蓄,清热化瘀为重要的治法,可与重镇安神结合使用。

二十六、谵语证

(一)概说

《伤寒论》提出三阳病都有谵语的临床表现。谵语为说胡话之意,大多由发热神志不清所引起。

(二)病因病机

《伤寒论》提出太阳病谵语有邪热郁积于内。阳明病和少阳病都重发汗,发汗多了,失水,损伤津液,亡阳而谵语。

(三)《伤寒论》原文摘录

伤寒十三日,过经谵语者,以有热也,当以汤下之。(第105条)

按:所谓"过经谵语者"为伤寒发热过了太阳经,但尚未到达阳明经。

伤寒八九日,下之,胸满烦惊,小便不利,谵语,一身尽重,不可转侧者,柴胡加龙骨牡蛎汤主之。(第107条)

太阳与少阳并病,头项强痛,或眩冒,时如结胸……发汗则谵语,脉弦,五日谵语不止,当刺期门。(第142条)

发汗多,若重发汗者,亡其阳。谵语,脉短者死,脉自和者不死。(第211条)

伤寒若吐若下后不解,不大便五六日,上至十余日,日晡所发潮热,不恶寒,独语如见鬼状。若剧者,发则不识人,循衣摸床,惕而不安,微喘直视,脉弦者生,涩者死。微者,但发热谵语者,大承气汤主之。若一服利,则止后服。(第212条)

伤寒,脉弦细,头痛发热者,属少阳。少阳不可发汗,发汗则谵语,此属胃,胃和则愈,胃不和,烦而悸。(第265条)

214条、215条、216条、217条、218条、219条、220条、221条等,都提及谵语的表现。212条归纳在神志不清证中,213条、218条归纳在津液外越中。214条、215条、217条、220条、221条归纳在阳明病腑证中。216条归纳在热入血室证中,219条归纳在阳明病经证中,221条归纳在心中懊恼证中。

(四)临床表现

《伤寒论》提出伤寒发热,谵语并两眼直视,目不转睛,为危重病,可能会死亡。

(五)鉴别

《伤寒论》提出谵语与郑声相鉴别。谵语为实证,郑声为虚证。郑声为重语,语言重复而低微,多为病重体虚、神志不清之人的表现。

夫实则谵语,虚则郑声。郑声者,重语也。直视谵语,喘满者死,下利者亦死。(第210条)

（六）治疗方药

《伤寒论》提出太阳病谵语,使用下法,柴胡加龙骨牡蛎汤中有大黄,为缓下之方。阳明病谵语,使用三承气汤。太阳与少阳并病,谵语不止,当刺期门。

（七）转归和预后

《伤寒论》提出太阳病谵语,可治。阳明病出现直视、谵语,证明病情已经危重,如果发生喘满则可能死亡,下利者亦可能死亡。少阳病谵语,胃和则愈。

（八）临床体会

1.谵语的发生

谵语是高热的并发症,其一,105条"过经谵语者,以有热也",说明发热时间较长,过了经而谵语,这是高热多日,是中枢神经受到刺激引起的,俗话说"热昏了头"。其二,214条、215条"阳明病,谵语,发潮热",为感染性疾病中枢中毒性反应而说胡话,为毒血症的表现。其三,107条"下之,小便不利,谵语",111条、142条"若重发汗者,亡其阳,谵语",212条使用吐法后的病情较重。这些都是使用汗、吐、下三法,亡阳亡津液所引起,说明这是在高热状态下,失水、电解质紊乱引起的说胡话。

《伤寒论》外感发热谵语,可能就是这三种情况,都是重症,但仍有轻重缓急之分。第一种较轻,第二种稍重,但热度下降就会好转,第三种病情较为严重。本段重点阐述第三种情况,发热发汗失水,损伤津液,亡阳亡津液而谵语,也就是高热状态下,已经失水,再予发汗,必然会引起严重的失水,电解质紊乱而谵语,说胡话。

此外,谵语的发生尚有第四种,谵语昏迷,病情是最严重的,应是中枢感染性病变,神志不清,但《伤寒论》中并未提及,后世《温疫论》中有记载。

2.关于实则谵语,虚则郑声

《伤寒论》提出实则谵语,虚则郑声。谵语、郑声都是发热之人的并发症。谵语者声音响亮,当为实证,正气尚存;郑声的概念为语言重复而语音低微,多为病重体虚、神志不清、正气已衰之人的表现。

3.谵语的预后

这么重的病情,仅仅用中药泻下是难以治好的。柴胡加龙骨牡蛎汤和三承气汤不能控制感染,但泻下能排出毒素。第一、第二种情况,泻下可能会减轻一些中毒性反应把病人救活。第三种情况,如果治疗得当,也有可能会好转,但考虑到古代的条件,死亡率会较高。现在失水和电解质平衡可以很快得到纠正,而且也不可能会随意使用汗、吐、下三法而加重病情。

4.《内经》之终日复言者

《内经》提出"言而微,终日乃复言者,此夺气也"。这多为年老体衰之人,语音低微,自言自语,反复重复,啰啰唆唆,不知所云,但这并非阳明病谵语,他们可能将不久于人世。说明并非发热之人才会说胡话,老人和虚弱之人也会说胡话。

5.《伤寒论》使用大黄泻下

《伤寒论》提出泻下的治疗方法,实证可泻,使用柴胡加龙骨牡蛎汤与三承气汤。柴胡有清热功效,有可能会退热。龙骨、牡蛎,芒硝含各种化合物离子,能补充人体所需的离子。四方都有大黄。大黄泻下可以排出毒素,古代可能会有少数病情较轻、抵抗力强的病人被抢救了过来,尚不至于全部死亡,因而推测《伤寒论》将成功的经验记录了下来。

6.吴又可使用清燥养营汤治神虚谵语

清初吴又可提出温疫病有"神虚谵语"的观点。这是由于邪气已去,元气未复,谵语不止。使用清燥养营汤,主药知母、地黄汁等,养营润燥清热;辰砂又名朱砂,主要含硫化汞,常含一些杂质,如磷、铁、钙、钾等,具有镇静作用,对病情康复有利。因朱砂有毒,现已不用。

《温疫论·神虚谵语》:"五六日后,谵语不止者,不可以为实,此邪气去,元神未复,宜清燥养营汤,加辰砂一钱。"

清燥养营汤:知母、地黄汁、天花粉、当归、白芍、陈皮、甘草。

二十七、神志不清证

(一)概说

《伤寒论》提出伤寒发热,发则不识人,表现为神志不清。

（二）病因病机

《伤寒论》提出发则不识人，谵语是由于伤寒发热，医生治疗不当，使用吐、下方法，导致十日左右不大便所引起。

（三）《伤寒论》原文摘录

伤寒若吐若下后不解，不大便五六日，上至十余日，日晡所发潮热，不恶寒，独语如见鬼状。若剧者，发则不识人，循衣摸床，惕而不安，微喘直视，脉弦者生，涩者死。微者，但发热谵语者，大承气汤主之。若一服利，则止后服。（第212条）

（四）临床表现

病人发热，十日左右不大便，并出现神志不清，胡言乱语，如见鬼状，不认识人，循衣摸床，双手不自主地活动，双目直视，怵惕不安，谵语，气急等表现。

（五）治疗方药

《伤寒论》提出大承气汤治疗神志不清证，泻下后是否会有效？对于体质较好、不是非常严重的病人，病情好转是有可能的。

大承气汤方，见阳明病腑证。

（六）转归和预后

《伤寒论》提出"脉弦者生，涩者死"，这是一个死亡率很高的危重病。

（七）临床体会

1.《内经》等书的神志理论

《内经》有神志理论，提出精神神志属于心，又提出心不受邪，由心包代受的观点。《千金方》有飞尸鬼疰篇，为中风邪所引起的神志病变。朱丹溪提出厥证有"或错言妄语，牙紧口噤，或昏不知人，头旋晕倒"的症状，也属于神志不清的临床表现。《景岳全书·厥逆》提出热厥会"昏冒"，较为含糊。说明古代中医对于神志不清、神志昏迷已经有了初步的认识。

《灵枢·邪客》："心者，五脏六腑之大主也，精神之所舍也，其脏坚固，邪弗能容也。容之则心伤，心伤则神去，神去则死矣。故诸邪之在于心者，皆在于心之包络。"

《丹溪心法·厥》："又尸厥、飞尸、卒厥，此即中恶之候，因冒犯不正之气，忽然手足逆冷，肌肤粟起，头面青黑，精神不守，或错言妄语，牙紧口噤，或昏不知人，头旋晕倒，此是卒厥客忤，飞尸鬼击……多有此病。"

2.《伤寒论》关于神志不清

《伤寒论》提出"发则不识人""谵语"，这些都是神志不清的临床表现。但《伤寒论》尚未明确提出这是神志改变。《伤寒论》也没有阐述脑感染的内容。

由于感染发热十多日，神志改变有三种情况。其一，"日晡所发潮热，不恶寒，独语如见鬼状"，当为感染性疾病中枢中毒性反应，为毒血症的表现。其二，"若剧者，发则不识人，循衣摸床""谵语"，这是在高热状态下，失水、电解质紊乱所引起的神志不清，说胡话。其三，十日左右不大便，"惕而不安，微喘直视"，高热，气喘，双目直视，当为并发了呼吸性酸中毒。

由于多日不大便，《伤寒论》提出使用大承气汤以泻下。泻下可以促使体内的毒素排泄，减轻中枢中毒性症状，神志不清也可能同时会好转。

3.谵语为轻度至中度昏迷的表现

《伤寒论》提出的神志改变并非中枢感染性脑炎的表现，尚不是最严重的疾病。神志改变有轻度、中度、重度等程度上的不同。《伤寒论》提出循衣摸床、谵语应为轻度至中度昏迷时出现的症状，还不是最严重的深度昏迷者。

笔者曾在病房中看到，慢性支气管炎继发感染，发热多日，呼吸困难，并发神志改变，循衣摸床。这实际上是中枢缺氧，CO_2 积聚，并发呼吸性酸中毒的表现。治疗以输氧，抗感染，纠正酸中毒，达到酸碱平衡，并同时使用中草药，病情有可能会好转。

笔者还看到，红斑狼疮脑损害、红斑狼疮继发中枢感染，病人神志不清，发热，头痛剧烈，当轻度、中度脑损害时如能迅速控制，有可能会把病人抢救过来，病情逐渐好转；也有病人在几天内病情很快加重，深度昏迷并发衰竭而死亡。

4.《温病条辨》提出神昏谵语

《温病条辨》提出发热，神昏谵语，是由于温邪之毒，热入血分，热闭内窍所致；提出清血分之热、开窍醒脑的治法，方药有清宫汤、安宫牛黄丸、紫雪丹和至宝丹,后三方被称为温病三宝。

现代安宫牛黄丸、紫雪丹有中成药,笔者曾使用紫雪丹治疗系统性红斑狼疮(SLE)、成人斯蒂尔病(AOSD)高热持续不退;使用安宫牛黄丸治疗SLE发热抽搐,轻度、中度神志不清,都有效果。

《温病条辨》:"温毒神昏谵语者,先与安宫牛黄丸、紫雪丹之属,继以清宫汤。"

《温病条辨》:"暑温漫延三焦,舌滑微黄,邪在气分者,三石汤主之;邪气久留,舌绛苔少,热搏血分者,加味清宫汤主之;神志不清,热闭内窍者,先与紫雪丹,再与清宫汤。"

5.抗感染促苏醒处于初级阶段

《伤寒论》是一千八百年前的著作,代表我国古代当时的医学水平,说明古人对于感染、对于神志不清,已经有了初步的认识,并提出了治疗方药,但终究该阶段的方药治疗还处于初级阶段。一千多年以来,我国古代医家,在寻找中草药抗感染方面、在促苏醒方面,做出了很大的努力,有了很大的发展。在抗病毒感染方面,有普济消毒饮等方剂,在抗细菌感染方面,后世发展了许多方药,如黄连解毒汤、三黄石膏汤等,但都不理想,说明这是中草药的局限性。抗生素传入我国后,中药抗感染已处于辅助地位。温病学派在促苏醒方面做出了贡献,温病三宝至今仍在使用。因此,中医仅仅停留在《伤寒论》的层面上是远远不够的。

二十八、火逆证

(一)概说

火逆证指火邪使用火治引起内火大的不良反应。

(二)病因病机

火逆证是由于伤寒发热,使用火灸、烧针等不当治疗,出现烦躁、痹重、焦骨伤筋等不良反应之证。

(三)《伤寒论》原文摘录

　　微数之脉,慎不可灸,因火为邪,则为烦逆,追虚逐实,血散脉中,火气虽微,内攻有力,焦骨伤筋,血难复也。脉浮,宜以汗解,用火灸之,邪无从出,因火而盛,病从腰以下,必重而痹,名火逆也。欲自解者,必当

先烦,烦乃有汗而解。何以知之? 脉浮故知汗出解。(第116条)

形作伤寒,其脉不弦紧而弱。弱者必渴,被火必谵语,弱者发热脉浮,解之当汗出愈。(第113条)

火逆下之,因烧针烦躁者,桂枝甘草龙骨牡蛎汤主之。(第118条)

(四)临床表现

火逆证有发热,烦躁,痹重,口渴,甚至并发谵语。

(五)治疗方药

《伤寒论》提出因烧针而烦躁者,使用桂枝甘草龙骨牡蛎汤治疗。

桂枝甘草龙骨牡蛎汤方:桂枝一两(去皮),甘草二两(炙),牡蛎二两(熬),龙骨二两。

上四味,以水五升,煮取二升半,去滓,温服八合,日三服。

(六)转归和预后

伤寒发热,并发火逆证,宜发汗,有汗而解,汗出而愈。因火为邪,如火逆证再以火治,必然病重。

(七)临床体会

1.关于火逆证

针灸是中医重要的治疗方法。艾绒火灸和艾绒烧针至今仍是常用的方法,是有适用范围的。针灸治疗关节肌肉酸痛畏冷之痹证,效果是显著的。

《伤寒论》提出,对于外感伤寒发热病人,不宜使用火灸烧针。火邪当以清火治之为顺,如以火治则为逆。两火相逆则必然加重病情,发生口渴,烦躁,困重乏力,甚至并发谵语等症状,《伤寒论》称为火逆证。

2.火逆证的治疗

《伤寒论》提出,火逆证使用桂枝甘草龙骨牡蛎汤治疗。龙骨、牡蛎有重镇宁心功效,用以治疗烦躁、心神不安。但桂枝性温热,对于口渴烦躁未必会有效,治疗宜养阴清火。

3.《伤寒论》论述急性病

《伤寒论》论述了急性感染性疾病的辨病、辨证和治疗。太阳病的治疗以宣法、温法为主,阳明病的治疗以清法、下法为主,少阳病的治疗以和法为主,温清并用。张仲景对于三阳病,太阳病善用桂枝汤、麻黄汤加减;阳明病善用白虎汤、承气汤加减;少阳病善用大、小柴胡汤加减。

4.《伤寒论》没有论述慢性病

《伤寒论》对于慢性病阴虚内热认识不足,说明《伤寒论》并非内科学全书,不涵盖整个内科学,这为后世留下了发展创新的空间。元朝朱丹溪提出"阴常不足,阳常有余"的观点,才有了养阴清热的治法。叶天士等人发展、创新了温病学说,形成了时方学派,中医才有了流行性传染病与慢性病的理论和治疗方法。

5.《伤寒论》对临床仍有指导意义

现代发热病人一般不用火灸、烧针治疗,但临床上内火大并乏力的病人很多,使用温补的中医很多,使用大剂量黄芪改善乏力症状的中医也很多。服药后乏力非但没有改善,而且很多病人口渴烦躁上火的症状逐渐加重,因而《伤寒论》对临床仍有指导意义。

二十九、心悸证

(一)概说

《伤寒论》提出外感发热有心悸证,既有一般性的心中悸,又有脉结代的心动悸证。

(二)病因病机

太阳病发热有心悸心烦之证。太阳病风寒化热而入心损心,则发生心动悸,脉结代。少阳中风吐、下后,胃不和,则烦而悸。

(三)《伤寒论》原文摘录

伤寒二三日,心中悸而烦者,小建中汤主之。(第102条)

伤寒脉结代,心动悸,炙甘草汤主之。(第177条)

脉按之来缓,时一止复来者,名曰结;又脉来动而中止,更来小数,中有还者反动,名曰结,阴也。脉来动而中止,不能自还,因而复动者,名曰代,阴也。得此脉者,必难治。(第178条)

少阳中风,两耳无所闻,目赤,胸中满而烦者,不可吐下,吐下则悸

而惊。(第264条)

伤寒,脉弦细,头痛发热者,属少阳。少阳不可发汗,发汗则谵语,此属胃,胃和则愈,胃不和,烦而悸。(第265条)

(四)临床表现

《伤寒论》提出太阳病伤于寒邪,外感发热仅数日后,就出现心悸、烦躁,或者出现结代脉。脉一止复来者,名曰结;脉来中止,不能自还,而复动者,名曰代。结脉、代脉都属于阴脉,都有心悸的表现。

少阳病也有心烦、心悸的表现。

(五)鉴别

《伤寒论》提出心下悸的症状,心下悸并非心悸证。欲得按者,双手覆在心脘区,会感到舒适一些。"心下",应是上脘剑突区部位。用桂枝甘草汤治疗,并非用以宁心,而是温通心下上脘的阳气。

发汗过多,其人叉手自冒心,心下悸,欲得按者,桂枝甘草汤主之。

(第64条)

太阳病,小便利者,以饮水多,必心下悸;小便少者,必苦里急也。

(第127条)

(六)治疗方药

《伤寒论》提出仅仅是心中悸者,使用小建中汤治疗,脉结代者,使用炙甘草汤治疗。

小建中汤方:桂枝三两(去皮),甘草二两(炙),大枣十二枚(擘),芍药六两,生姜三两(切),胶饴一升。

上六味,以水七升,煮取三升,去滓,内饴,更上微火消解,温服一升,日三服。呕家不可用建中汤,以甜故也。

炙甘草汤方:甘草四两(炙),生姜三两(切),人参二两,生地黄一斤,桂枝三两(去皮),阿胶二两,麦门冬升半(去心),麻仁升半,大枣三十枚(擘)。

上九味,以清酒七升,水八升,先煮八味,取三升,去滓,内胶,烊消尽,温服一升,日三服。一名复脉汤。

桂枝甘草汤方:桂枝四两(去皮),甘草二两(炙)。

上二味,以水三升,煮取一升,去滓,顿服。

(七)转归和预后

《伤寒论》提出结代脉者"必难治"。

(八)临床体会

1.太阳病心悸证

太阳病发生心悸证的情况有两种:一是外感发热仅数日后,就发生心悸、烦躁,这可能是发热时的心动过速,这是常有的功能性变化,是人体功能代偿的需要。二是发热以后,心悸,并出现脉缓,结脉、代脉,这说明出现了早搏。代脉为有规律性的早搏,可能为二联律、三联律。结脉为脉缓而中止,一止复来,可能为窦性早搏或房性早搏的表现。

2.关于结、代、促、散之脉

结脉、代脉、促脉、散脉,这些都是脉律不齐的表现,这是心律失常时出现的脉搏。临床上结、代常同称,促、散常同称。

结——《脉经》:"往来缓,时一止,复来。"这是有少量早搏,有时停一次,可能为窦性早搏或房性早搏。

代——《濒湖脉学》:"动而中止,不能自还,因而复动。"这是有规律性的早搏,可能为二联律或三联律。

促——《濒湖脉学》:"来去数,时一止复来。如蹶之趣,徐疾不常。"脉搏快慢不齐,并有停搏,这可能为房颤。

散——《濒湖脉学》:"至数不齐,或来多去少,或去多少,涣散不收。"这可能为房颤、室颤,病危重。

3.治疗方法

对于心悸证心动过速,《伤寒论》提出温养中气,方用小建中汤、桂枝汤加胶饴,两方药性温热,对于外感发热引起的心悸恐怕不会有效。热退后大多数病人会自行康复。少数病人长期心悸,心动过速,宜使用治疗火逆烦躁的桂枝甘草龙骨牡蛎汤以重镇宁心。

4.脉结代的治疗

治疗脉结代,方用炙甘草汤,又名复脉汤。药物有炙甘草、地黄、阿胶、人参、麦冬、麻仁、桂枝、生姜、大枣,有通经脉、益气血的功效。炙甘草汤治疗轻症心脏病是较有效的,但对于感染性心肌炎与急性、慢性房颤,用炙甘草汤虽然没错,但是远远不够。《温病条辨》上有一加减复脉汤、二加减复脉汤,就是为了增效。

治疗免疫性心脏病,如病毒性心肌炎、狼疮性心肌炎等引起的房性早搏、室性早搏、ST-T波改变、心律不齐及房颤,炙甘草汤加减仍是重要的方剂。

5.关于炙甘草汤的君臣佐使

《伤寒论》的方剂药物,大多数是按照君臣佐使顺序排列的。其中许多方剂将君药作为方剂名称,如桂枝汤、麻黄汤等,但并不是严格按此确定君药。如炙甘草汤,有的中医认为炙甘草是君药,但他们仅仅是从理论上分析而已,炙甘草临床上治疗心悸、心动过速有效果吗? 显然没有。该方应以人参为君药,地黄、阿胶为臣药,炙甘草等是佐使药。因而,《温病条辨》将炙甘草汤改名为复脉汤,既改了方名,又尊重了《伤寒论》之意。

三十、虚证

(一)概说

伤寒三阳病发热,发汗后出现恶寒,"虚故也",即成了虚证。

(二)病因病机

伤寒发热,发汗退热为一主要的治疗方法,但发汗多了,可成为虚证。

(三)《伤寒论》原文摘录

发汗,病不解,反恶寒者,虚故也,芍药甘草附子汤主之。(第68条)

发汗后,恶寒者,虚故也。不恶寒,但热者,实也。当和胃气,与调胃承气汤。(第70条)

未持脉时,病人手叉自冒心,师因教试令咳而不咳者,此必两耳聋无闻也。所以然者,以重发汗,虚,故如此。发汗后,饮水多必喘,以水灌之亦喘。(第75条)

阳明病,法多汗,反无汗,其身如虫行皮中状者,此以久虚故也。(第196条)

太阳病,得之八九日,如疟状,发热恶寒,热多寒少,其人不呕,清便欲自可,一日二三度发。脉微缓者,为欲愈也;脉微而恶寒者,此阴阳俱虚,不可更发汗、更下、更吐也;面色反有热色者,未欲解也,以其不能得小汗出,身必痒,宜桂枝麻黄各半汤。(第23条)

(四)临床表现

《伤寒论》提出发汗后恶寒,耳聋无闻,喘气,身必痒,皮中如有虫行。

(五)鉴别

《伤寒论》提出发汗后恶寒者,为虚证;不恶寒但热者,为实证。

(六)治疗方药

《伤寒论》使用药性温热的方药改善恶寒的症状。

芍药甘草附子汤方:芍药、甘草各三两(炙),附子一两(炮,去皮,破八片)。

上三味,以水五升,煮取一升五合,去滓,分温三服。

桂枝麻黄各半汤方:桂枝一两十六铢(去皮),芍药、生姜(切)、甘草(炙)、麻黄各一两(去节),大枣四枚(擘),杏仁二十四枚(汤浸,去皮尖及两仁者)。

上七味,以水五升,先煮麻黄一二沸,去上沫,内诸药。煮取一升八合,去滓,温服六合。本云:桂枝汤三合,麻黄汤三合,并为六合,顿服。将息如上法。

(七)转归和预后

《伤寒论》提出阴阳俱虚的病人,不可再次使用汗、吐、下三法,否则会加重病情。

(八)临床体会

1.恶寒为虚证

伤寒三阳病先恶寒后发热都是实证,但发汗后恶寒,并有耳聋无闻、喘气的症状,反而成了虚证。由于恶寒,因而使用芍药甘草附子汤,整方药性温热,以改善恶寒的症状。耳聋无闻为一时性的气闭引起的,并可能与鼻塞有关,是能够自行缓解的。

2.关于"得小汗外出"

《伤寒论》提出身痒如有虫行,这是邪气滞留皮中,以其不能得小汗外出,无汗而身痒。发汗太多则虚,无汗则身痒。因而使用桂枝麻黄各半汤,以发小汗,但这是理论上的。发汗的多少与体质虚实有关,表实之人不容易出汗,即使增加麻黄、桂枝的剂量也不一定会出汗。表虚之人很容易出汗,麻黄、桂枝同用减一半量,仍然会发汗。因而出汗之人,是不宜使用麻黄的。

理论上说,麻黄根止汗,笔者过去曾用过,但也会增加出汗。因麻黄根既含有少量的止汗成分,也含有发汗的麻黄素成分,只是含量较麻黄略少一些而已。麻黄根发汗成分较止汗成分更多一些,因而麻黄根还是有弱的发汗作用。

3.关于身痒与必喘

至于身痒与饮水多必喘,与风邪有关,风为实邪,而病人体质虚弱。本方祛风解表,麻黄止喘、止痒,但身痒与血热、风血相搏有关,整方药性温热,可能难以止痒。

现代认为皮肤痒和气喘可能与过敏有关,也可能与病人的体质有关。麻黄具有抗过敏作用,是治疗皮肤痒和气喘的常用药,但抗过敏最宜清热凉血。古人说治风先治血,血行风自灭,也就是说,治血较治风更重要。

三十一、瘕瘕证

(一)概说

阳明病会并发瘕瘕证,瘕是固定的肿块,瘕为气聚瘕积。

(二)病因病机

《伤寒论》提出阳明病中寒者,胃中冷,不别水谷所致。

(三)《伤寒论》原文摘录

  阳明病,若能食,名中风;不能食,名中寒。(第190条)

  阳明病,若中寒者,不能食,小便不利,手足濈然汗出,此欲作瘕瘕,

必大便初硬后溏。所以然者,以胃中冷,水谷不别故也。(第191条)

(四)临床表现

痼瘕证有不能食,大便初硬后溏,小便不利,手足汗出等症状。

(五)鉴别

痼瘕为固定的气块,这与推之不动的症块不同。

(六)治疗方药

《伤寒论》没有提出治疗方药。

(七)临床体会

1.瘕聚是《内经》提出的病名

《素问·骨空论》:"任脉为病,男子内结七疝,女子带下瘕聚。"《神农本草经·苦参》:"治心腹结气,症瘕积聚。"《内经》最早提出症瘕积聚的病名。《金匮要略·疟病》:"此结为症瘕,名曰疟母。"这是将疟疾的巨脾证称为疟母、症瘕。

巢元方《诸病源候论》将推之不动的肿块,称为症。可动的、假的肿块称为瘕,可推移的肿块称为症瘕。症瘕为如真似假的肿块。

《诸病源候论·症瘕候》:"症瘕者,皆由寒温不调,饮食不化,与藏气相搏结所生也。其病不动者,直名为症。若病虽有结瘕,而可推移者,名为瘕。"

2.关于痼瘕

《伤寒论》提出痼瘕的病名。它既是腹中固定的肿块,又是气聚的瘕积,说明肠道中既有有形的肿块,又有无形的气聚,大便初硬后溏,这应是肠形的改变,肠道中有粪块和胀气积聚。

《伤寒论》没有提出治疗方药。可参考使用木香槟榔丸、枳实导滞丸。

3.关于中风和中寒

《伤寒论》太阳病提出中风和中寒二证,太阳经脉在体表,中风和中寒都是表证。阳明病也提出中风和中寒二证,足阳明胃经、手阳明大肠经等阳明经中风寒后,胃中冷,不别水谷,大便初硬后溏,这是胃肠受寒的病变,因而在夏天夜间睡觉时,腹部必须盖被,以免受冷而胃痛、腹泻。

三十二、肝纵证与肝横证

（一）概说

《伤寒论》依据五行理论提出肝乘脾为纵，肝乘肺为横的观点，这是伤寒发热时的一些并发症。

（二）病因病机

太阳病外感伤寒发热所发生的一些变化。

（三）《伤寒论》原文摘录

伤寒，腹满谵语，寸口脉浮而紧，此肝乘脾也，名曰纵，刺期门。（第108条）

伤寒发热，啬啬恶寒，大渴欲饮水，其腹必满，自汗出，小便利，其病欲解，此肝乘肺也，名曰横，刺期门。（第109条）

（四）临床表现

《伤寒论》提出伤寒腹满谵语，这是肝乘脾，名曰纵。肝乘肺也，伤寒发热恶寒，腹满，自汗出，小便利，其病欲解，这是肝乘肺，名曰横。

（五）治疗方药

《伤寒论》没有提出治疗方药，提出肝纵证、肝横证，针刺期门。

（六）转归和预后

肝乘肺为横，其病欲解，向缓解方向转归。

（七）临床体会

1.五行乘侮顺逆理论

这是五行的相乘相侮、纵横顺逆理论。乘为乘虚而入。肝为木，脾为土，肺为金。肝木旺则侮脾土，脾土虚则肝木乘之，这是纵向的相侮相乘。肺金盛则反侮肝木，肺金虚则肝木乘之，这是横向的相侮相乘。治疗都针刺期门，疏肝理气。因为期门为肝经之募穴。由于《伤寒论》没有明确提出这是什么病，后世也没有肝纵、肝横这个病，说明它被淘汰了。

2.关于肝纵、肝横

对于条文中的这些临床表现，《伤寒论》提出属于肝纵、肝横，这里用五行理论来解释,《伤寒论》另一些条文中有类似的临床表现,有的用阴阳理论来解释,有的用六气理论来解释,都解释得通。笔者认为对于中医理论的解释不必深究,就按照古人的意思来理解和阐释,不必勉强。

3.以刺期门为纲是不够的

前辈用治疗方法推论《伤寒论》条文中的病,以刺期门为纲,以五行生克乘侮、纵横顺逆理论,顺着条文来解释,但没有归纳是什么病。现代对于这么重的病情,可以请针灸科的医生会诊,昏迷谵语可以使用针灸治疗,但单纯地针刺期门不可能有效,控制感染是首要的,因而必定用中西医结合的方法治疗。

三十三、汗法、吐法、下法的不良反应

(一)概说

古代为了祛邪外出常常使用汗、吐、下三法,为了退热,常常使用发汗的方法。本段主要阐述汗法的不良反应。

(二)病因病机

古代的医生使用汗法不当,或者发汗太过,损伤津液。

(三)《伤寒论》原文摘录

太阳病,发汗,遂漏不止,其人恶风,小便难,四肢微急,难以屈伸者,桂枝加附子汤主之。(第20条)

发汗后,身疼痛,脉沉迟者,桂枝加芍药生姜各一两,人参三两,新加汤主之。(第62条)

发汗后,不可更行桂枝汤,汗出而喘,无大热者,可与麻黄杏仁甘草石膏汤。(第63条)

下后不可更行桂枝汤,若汗出而喘,无大热者,可与麻黄杏子甘草石膏汤。(第162条)

发汗后,腹胀满者,厚朴生姜半夏甘草人参汤主之。(第66条)

(四)临床表现

《伤寒论》提出发汗后的不良反应为恶风,恶寒,小便难,身疼痛,四肢微急,难以屈伸,汗出而喘,腹胀满等。

（五）治疗方药

《伤寒论》提出发汗后的不良反应有四种情况。一是四肢微急,难以屈伸者,使用桂枝加附子汤治疗;二是身疼痛者,使用桂枝新加汤治疗;三是汗出而喘者,使用麻杏石甘汤治疗;四是腹胀满者,使用厚朴生姜半夏甘草人参汤治疗。

桂枝加附子汤方:桂枝三两(去皮),芍药三两,甘草三两(炙),生姜三两(切),大枣十二枚(擘),附子一枚(炮,去皮,破八片)。

上六味,以水七升,煮取三升,去滓,温服一升。本云:桂枝汤,今加附子。将息如前法。

桂枝新加汤方:桂枝三两(去皮),芍药四两,甘草二两(炙),人参三两,大枣十二枚(擘),生姜四两。

上六味,以水一斗二升,煮取三升,去滓,温服一升。本云:桂枝汤,今加芍药生姜人参。

麻黄杏子甘草石膏汤方:麻黄四两,杏仁五十个(去皮尖),甘草二两(炙),石膏半斤(碎,绵裹)。

上四味,以水七升,先煮麻黄,减二升,去白沫,内诸药,煮取三升,去滓,温服一升。

厚朴生姜半夏甘草人参汤方:厚朴半斤(炙,去皮),生姜半斤(切),半夏半升(洗),甘草二两,人参一两。

上五味,以水一斗,煮取三升,去滓,温服一升,日三服。

（六）临床体会

1.发汗的不良反应

发汗自古以来是退热的常用方法,沿用至今。但发汗不当,汗出太多会出现许多不良反应。《伤寒论》提出的不良反应很多,主要为恶风、恶寒、小便难、汗出而喘、腹胀满等症状。

64条的心下悸,65条的奔豚证,75条的"耳聋"证,76条的"虚烦不得眠",心中懊恼证,122条的"胃中虚冷"呕吐证等,都是由发汗不当,汗出太多,损伤津液引起的,严重者甚至会发生虚脱证。

2.汗出太多的治疗

《伤寒论》对于汗出太多,大多使用温补的方药治疗,有附子、人参、桂枝、芍药、甘草与大枣等。对于汗出而喘者,则使用麻杏石甘汤;对于腹胀满者,则使用厚朴生姜半夏甘草人参汤。这是张仲景提出的治疗方法,代表那个时代的最高水平。因汗出过多而发生虚弱无力、虚脱,甚至血压下降,温补是正确的。人参、附子、甘草与大枣等至今仍然是首选的中药,能够迅速地恢复元气,升高血压。厚朴是治疗腹胀满的最佳中药。

3.汗多会发生虚脱

现代已经不可能出现发汗不当的情况。但炎热夏天高温作业的人大汗淋漓的情况时常发生,必须多饮水,多饮淡盐水。体质弱的人大汗后可能会发生虚脱,躺下后立即咀嚼人参片或服用人参颗粒,会有立竿见影的效果。

4.吐法和下法的不良反应

《伤寒论》记载了吐法和下法使用不当所发生的许多不良反应。下法主要指攻下法,21条、34条、91条、139条、163条,都是下法不当的不良反应。60条、61条、69条,记载了汗法和下法同用所产生的不良反应。67条记载了汗、吐、下三法同用的不良反应。这些不良反应都是当时的医生误治所致的,张仲景都记录了下来。

5.关于下法

现代下法常用于便秘、尿毒症和减肥等。除了承气汤外,十枣汤也属于攻下方。大黄是常用的攻下药,同类药有虎杖、羊蹄,通便药力较弱。元明粉用得较少。十枣汤的甘遂、芫花与大戟归逐水药,但都是峻泻药,能引起腹痛水泻,临床极少使用。

利尿虽然也属于下法,但《伤寒论》上仅有五苓散、猪苓汤,都是弱的利水方药,消不了水肿,而且《伤寒论》中这两方并不用于治疗水肿。

三十四、桂枝汤的不良反应和禁忌

(一)概说

《伤寒论》记载了使用桂枝汤时的许多不良反应和禁忌。

（二）病因病机

太阳病外感发热，使用汗、吐、下后，并用温针，仍然不解者，此为坏病，不可与桂枝汤。

（三）《伤寒论》原文摘录

太阳病三日，已发汗，若吐，若下，若温针，仍不解者，此为坏病，桂枝不中与之也。观其脉证，知犯何逆，随证治之。桂枝本为解肌，若其人脉浮紧，发热汗不出者，不可与之也。当须识此，勿令误也。（第16条）

若酒客病，不可与桂枝汤，得之则呕，以酒客不喜甘故也。（第17条）

服桂枝汤，大汗出后，大烦渴不解，脉洪大者，白虎加人参汤主之。（第26条）

伤寒脉浮，自汗出，小便数，心烦，微恶寒，脚挛急，反与桂枝，欲攻其表，此误也，得之便厥。咽中干，烦躁，吐逆者，作甘草干姜汤与之，以复其阳。若厥愈足温者，更作芍药甘草汤与之，其脚即伸。若胃气不和谵语者，少与调胃承气。若重发汗，复加烧针者，四逆汤主之。（第29条）

问曰：证象阳旦，按法治之而增剧，厥逆，咽中干，两胫拘急而谵语。师曰：言夜半手足当温，两脚当伸，后如师言。何以知此？答曰：寸口脉浮而大，浮为风，大为虚，风则生微热，虚则两胫挛，病形象桂枝，因加附子参其间，增桂令汗出，附子温经，亡阳故也。厥逆，咽中干，烦躁，阳明内结，谵语烦乱，更饮甘草干姜汤，夜半阳气还，两足当热，胫尚微拘急，重与芍药甘草汤，尔乃胫伸。以承气汤微溏，则止其谵语，故知病可愈。（第30条）

（四）临床表现

《伤寒论》提出太阳病成了坏病，不可与桂枝汤；发热汗不出者，不可与桂枝汤；酒客患太阳病，不可与桂枝汤。这些是桂枝汤的禁忌。

服桂枝汤，大汗出后，大烦渴不解，这是桂枝汤的不良反应。伤寒脉浮，自汗出，小便数，心烦，微恶寒，脚挛急，这是桂枝汤的误用。

（五）治疗方药

《伤寒论》提出服桂枝汤，汗出后，大烦渴不解者，使用白虎加人参汤治疗；烦躁吐逆者，使用甘草干姜汤治疗；若厥愈足温者，使用芍药甘草汤治疗；若胃气不和谵语者，使用调胃承气汤治疗；若重发汗，复加烧针者，使用四逆汤治疗。

　　甘草干姜汤方：甘草四两（炙），干姜二两。

　　上二味，以水三升，煮取一升五合，去滓，分温再服。

　　芍药甘草汤方：白芍药、甘草各四两。

　　上二味，以水三升，煮取一升五合，去滓，分温再服。

　　白虎加人参汤方、调胃承气汤方、四逆汤方（见有关章节条文）。

（六）临床体会

1.桂枝汤是有适应证的，并且有不良反应和禁忌

《伤寒论》第30条之问答，为第29条治之而增剧，以及病愈的原因。各医家对这一条自古以来就有不同的认识。

柯韵伯将此条文顺着文意做了一番诠释，尤其对于亡阳，认为这是亡肾中之阳，故用桂、附以回阳。尤在泾认为中间一段语意殊无伦次，是后人之文。

《伤寒来苏集》："亡肾中之阳也，故用桂附之下行者回之，从阳引阴也。"

《伤寒贯珠集》："此即前条之意。而设为问答，以明所以增剧及所以病愈之故。然中间语意殊无伦次，此岂后人之文耶。"

2.关于阳旦汤

《伤寒论》第30条："问曰：证象阳旦。"阳旦是什么意思？古代成无己做出回答，阳旦为方剂阳旦汤的名称。阳旦汤为桂枝汤的别名。

《伤寒贯珠集》："成氏云，阳旦，桂枝汤别名。"

3.发汗、吐下、温针的不良反应

笔者认为咽中干、脚挛急、两胫拘急、厥逆、烦躁、谵语，这些临床表现都是发汗、吐下、温针，并服用桂枝汤后，损伤津液所引起的不良反应，出现了严重的失水，电解质紊乱，虚脱，血压下降，甚至中毒性中枢反应。这种情况笔者年轻时在病房中看到过，输电解质后很快就缓解了。

4.难以自圆其说

《伤寒论》第12条提出桂枝汤的适应证为太阳病中风,恶寒恶风,汗自出,发热。《伤寒论》第29条又提出太阳病伤寒脉浮,自汗出,反与桂枝欲攻其表,此误也。第16条提出发热汗不出者,不可与之。

究竟是汗出者可用,还是汗出者不可用,还是汗不出者不可用? 这似乎自相矛盾。前辈虽能按照文意进行解释,但难以自圆其说,越解释越糊涂,仍然没有解释清楚。

太阳中风,阳浮而阴弱。阳浮者,热自发,阴弱者,汗自出。啬啬恶寒,淅淅恶风,翕翕发热,鼻鸣干呕者,桂枝汤主之。(第12条)

5.桂枝汤与麻黄汤退不了发热

桂枝药性辛热,《本草纲目》:"桂枝上行而发表,气厚则发热。""桂枝透达营卫,故能解肌而风邪去。"桂枝发表解肌,调和营卫,温阳散寒。早在明朝的著作中已经提出桂枝汤、麻黄汤退不了热的观点。

6.桂枝汤与麻黄汤的适应证

临床上,桂枝汤适用于治疗冬天受寒引起的普通感冒,出现畏冷、畏风、鼻塞,但并不发热。桂枝汤能解决这一类普通感冒。

麻黄汤适用于治疗冬天普通感冒出现的畏冷、咳嗽。冬天因受寒引起的普通感冒,不发热,无汗畏冷,很容易咽痒咳嗽,因冬天寒冷出汗少,与是否出汗关系不大。夏天上呼吸道感染发热,必须发汗,无汗者热度会上升,发汗才能退热。

7.桂枝汤会增热上火

如有发热咽痛,说明已经由寒化热,桂枝非但没有退热效果,而且会增热上火。芍药性平,平衡不了桂枝的热性,因而桂枝汤早就不用于治疗上呼吸道感染了。冬天普通感冒,民间服用生姜红糖汤,一碗热汤下肚出一点汗,既有效,又方便安全。对于上呼吸道感染发热则使用辛凉解表的银翘散,高热则使用白虎汤。

8.桂枝的最佳效果

桂枝的最佳效果是用于治疗痰饮积水,泡沫痰,泡沫尿,泡沫便,胸腔、腹腔、关节腔积液,手指肿胀晨僵,这些都是寒性的积液,中医称为蠲饮,非桂枝的辛热不能化去。《金匮要略》的苓桂术甘汤、肾气丸,对使用桂枝做出了示范。

桂枝和桂皮,以及桂枝汤的芍药、生姜、甘草与红枣,现今都是四川人火锅中的常用调味品,能协助散寒祛湿。

9.桂枝的不良反应

桂枝的不良反应主要是上火。内火大的人服用桂枝会出现牙龈肿痛、齿衄、鼻衄、痔疮出血,原有溃疡病的人甚至会出现上消化道出血,因此,使用桂枝必须辨证。《金匮要略》白虎加桂枝汤,桂枝与生石膏同用,可使药性平衡。

三十五、坏病

(一)概说

坏病为太阳病发热病人使用汗、吐、下三法,再加温针后所发生的不良反应。

(二)病因病机

太阳病发热使用汗、吐、下三法,病人出现表里俱虚,阴阳气并竭,成了坏病。

(三)《伤寒论》原文摘录

太阳病三日,已发汗,若吐,若下,若温针,仍不解者,此为坏病,桂枝不中与之也。观其脉证,知犯何逆,随证治之。(第16条)

太阳病,医发汗,遂发热恶寒,因复下之,心下痞,表里俱虚,阴阳气并竭。无阳则阴独,复加烧针,因胸烦,面色青黄,肤𥆧者,难治;今色微黄,手足温者,易愈。(第153条)

伤寒吐下后,发汗,虚烦,脉甚微,八九日心下痞硬,胁下痛,气上冲咽喉,眩冒,经脉动惕者,久而成痿。(第160条)

(四)临床表现

坏病的表现有发热恶寒,心下痞硬,胁下痛,虚烦,胸烦,面色青黄,肌肤𥆧动,眩冒,甚至久而成痿。

(五)治疗方药

《伤寒论》提出观其脉证,随证治之,没有提出方药。

(六)转归和预后

《伤寒论》提出面色青黄,肌肤𥆧动者,难治。因病人已处于表里俱虚,阴阳气竭的严重状态;也有可能会"久而成痿",说明这是一种严重的神经系统感染性疾病。

(七)临床体会

1.实为痰饮病,有三证三方

《伤寒论》提出"观其脉证,知犯何逆,随证治之"。本条没有提出方药,分析条文,其证为痰饮积聚,《金匮要略》称之为痰饮病或痰饮证。《伤寒论》表现有三,三者都有治疗方药,并且与《金匮要略》是相同的。

其一,"心下逆满,气上冲胸,起则头眩",《伤寒论》第67条提出茯苓桂枝白术甘草汤主之,以温化痰饮。

伤寒若吐、若下后,心下逆满,气上冲胸,起则头眩,脉沉紧,发汗则动经,身为振振摇者,茯苓桂枝白术甘草汤主之。(第67条)

其二,"心下痞硬,胁下痛",《伤寒论》第152条提出十枣汤主之,以泻出积饮。

太阳中风,下利呕逆,表解者,乃可攻之。其人漐漐汗出,发作有时,头痛,心下痞硬,引胁下痛,干呕短气,汗出不恶寒者,此表解里未和也,十枣汤主之。(第152条)

其三,"胸中痞硬,气上冲咽喉,不得息者,此为胸有寒也",《伤寒论》166条提出宜瓜蒂散吐之,以吐出寒痰。

病如桂枝证,头不痛,项不强,寸脉微浮,胸中痞硬,气上冲咽喉,不得息者,此为胸有寒也。当吐之,宜瓜蒂散。(第166条)

2.关于久而成痿

《伤寒论》第160条提出本病"久而成痿",说明这是并发了慢性痿证。痿证是《内经》提出来的,称为"痿"。《素问·痿论》提出,"阳气内伐"而成痿证,这是慢性痿证。《内经》又提出,"五藏因肺热叶焦,发为痿躄"。这里有发热,应是急性痿证。

三十六、三阳病误治的并发症

关于太阳病误治的条文很多,外感发热疾病在两千年前医疗水平还相当落后的情况下,死亡率是很高的。《素问·热论》:"今夫热病者,皆伤寒之类也,或愈或死,其死皆以六七日。"《伤寒论·张仲景原序》:"建安纪年以来,犹未十稔,其死亡者,三分有二,伤寒十居其七。"《伤寒论》记载了民间医生误诊误治的许多情况,从而出现了许多并发症,如坏病、火逆证、火迫证等。如误下,则"小便不利,直视失溲";如误火,则"微发黄色,剧则如惊痫,时瘛疭"。这些误治的案例可能加重了高热、脱水及电解质紊乱的程度,并发了中枢症状。

第七节　关于三阳病自愈、传经、合病、并病、禁忌、加减

《伤寒论》三阳病的自愈、传经、合病、并病,讨论的是六经疾病。临床上,疾病的自愈、传变、合病及并病都有可能会发生。现代基本上不是按照原著来应用的,只能从意义上来理解。

一、欲解

《伤寒论》提出三阳病欲解时,有一定的时辰。解为缓解之意。太阳病缓解的时间从巳至未上,即中午时段。阳明病缓解的时间从申至戌上,即傍晚时段。少阳病缓解的时间从寅至辰上,即凌晨时段。

> 太阳病欲解时,从巳至未上。(第9条)

> 阳明病欲解时,从申至戌上。(第193条)

> 少阳病欲解时,从寅至辰上。(第272条)

> 伤寒三日,少阳脉小者,欲已也。(第271条)

二、自愈

《伤寒论》提出太阳病有自愈者,七至十二日能够自愈。外感疾病能够自愈,中医在两千年之前已经有了认识,对于一有上呼吸道感染就滥用抗生素的医生和患者,至今仍有现实意义。临床上有的病人使用抗生素不当,出现了不良反应,原发病没有治好,还需要治疗不良反应。

> 太阳病,头痛至七日以上自愈者,以行其经尽故也。若欲作再经者,针足阳明,使经不传则愈。(第8条)

> 风家,表解而不了了者,十二日愈。(第10条)

三、自罢

罢为罢休,自罢为自己中止之意。阳明病刚得第一日,不发热汗出而恶寒者,说明病人的抵抗力较强,第二日能自止,病情不再发展。恶寒是由于汗出,只要不发热,恶寒也将会自罢。这种病情较轻、抵抗力较强而自罢的,临床上较多见。

问曰:病有得之一日,不发热而恶寒者,何也?答曰:虽得之一日,恶寒将自罢,即自汗出而恶热也。(第183条)

问曰:恶寒何故自罢?答曰:阳明居中,主土也,万物所归,无所复传,始虽恶寒,二日自止,此为阳明病也。(第184条)

四、传经和不传

传经和不传是《内经》提出的理论,传经的意思是外感疾病有传经传变的情况。这有两种类型,从太阳经传向阳明经再传向少阳经,按一经一经的顺序传,称为循经而传;如果从太阳经跳过阳明经,直接传至少阳经,称为越经而传。太阳病有传经的,也有不传的。不传则自愈。

伤寒一日,太阳受之,脉若静者,为不传;颇欲吐,若躁烦,脉数急者,为传也。(第4条)

伤寒二三日,阳明,少阳证不见者,为不传也。(第5条)

太阳病……若欲作再经者,针足阳明,使经不传则愈。(第8条)

五、传变

1.传变的意思

疾病在传经的过程中发生了变化,称为传变、传化。这是《内经》提出来的理论。《素问·生气通天论》:"故病久则传化,上下不并,良医弗为。"张仲景传承了这一观点,提出伤寒多日,无大热,邪气可由阳经传化,入于阴经,成为阴经之病。但也可能三阳传尽,而没有传化,三阴不受邪。

伤寒六七日,无大热,其人躁烦者,此为阳去入阴故也。(第269条)

伤寒三日,三阳为尽,三阴当受邪,其人反能食而不呕,此为三阴不受邪也。(第270条)

2.临床上疾病的传变

临床上疾病传变是普遍的,并有快有慢。从上呼吸道感染,向急性支气管炎、肺炎、肺脓肿传变,过去很常见;或者从上呼吸道感染,向急性支气管炎、慢性支气管炎或支气管扩张传变,再向肺气肿、呼吸衰竭、肺性脑病,或向肺心病传变、心衰传变,病情逐渐传变,逐渐加重也是常见的。上呼吸道感染没有及时治疗并发了腹腔感染,并发急性胃炎、急性肠炎、腹膜炎,诱发胰腺炎、胆囊炎等,这些都有可能会发生。

上呼吸道感染引起变态反应性疾病,如风湿病、肾炎、心肌炎,诱发和加重免疫病很常见。但并非人人都如此,许多人的病并不传经,也不传化,能够自愈。

免疫病有肺间质性改变,一旦感冒感染,咳嗽不止,从上呼吸道感染向间质性肺炎、肺气肿、呼吸衰竭演变,临床上也很常见。

3.后世已极少使用三阳传经

太阳病循经而传,或越经而传,这只能从理论上来理解。外感疾病有传变,并且很常见,但并不都是按照这种规律传变的。中医历来主张辨证论治,而不是死抠条文。后世医家已极少使用三阳传经方法来指导临床。

六、合病

两经或三经的症状同时出现,称为合病。《伤寒论》合病讲的是同一类发热疾病同时出现两条或三条不同经脉的症状,称为二阳合病或三阳合病。如太阳病与阳明病合病,太阳病与少阳病合病,阳明病与少阳病合病,以及太阳、阳明、少阳三阳合病。

临床两个或三个疾病合在一起发生很常见,《伤寒论》早已经提出来了。但现代的认识要复杂得多,已经不是两经、三经合病的问题。两个或三个免疫病同时发生,称为重叠综合征,如SLE+RA重叠、SLE+SS+桥本病重叠等。下述条文中的方剂在前面都已经抄录。

太阳与阳明合病者,必自下利,葛根汤主之。(第32条)

太阳与阳明合病者,不下利但呕者,葛根加半夏汤主之。(第33条)

太阳与阳明合病者,喘而胸满者,不可下,宜麻黄汤。(第36条)

太阳与少阳合病,自下利者,与黄芩汤;若呕者,黄芩加半夏生姜汤主之。(第172条)

阳明少阳合病,必下利,其脉不负者,为顺也。负者,失也,互相克贼,名为负也。脉滑而数者,有宿食也,当下之,宜大承气汤。(第256条)

三阳合病,腹满身重,难以转侧,口不仁,面垢,谵语遗尿,发汗则谵语,下之则额上生汗,手足逆者,白虎汤主之。(第219条)

三阳合病,脉浮大,上关上,但欲眠睡,目合则汗。(第268条)

七、并病

前一经的症状未罢,又发生后一经的症状,称为并病,有太阳与阳明并病、太阳与少阳并病。

《伤寒论》合病是两经或三经的症状同时出现,并病虽然也是同时存在,但是症状的出现有先后顺序。至于条文中的内容,已经没有必要分析了。

一个病人身上同时发生或先后出现两个或三个同类型的或者不同性质的疾病,以及并发症,这很常见。因此,合并症从理论上来讲,中医早已经记载,合并症的概念并不是从西方传进来的。

二阳并病,太阳初得病时,发其汗,汗先出不彻,因转属阳明,续自微汗出,不恶寒。若太阳病证不罢者,不可下,下之为逆,如此可小发汗。设面色缘缘正赤者,阳气怫郁在表,当解之熏之。若发汗不彻,不足言,阳气怫郁不得越,当汗不汗,其人躁烦,不知痛处,乍在腹中,乍在四肢,按之不可得,其人短气,但坐以汗出不彻故也,更发汗则愈。何以知汗出不彻? 以脉涩故知也。(第48条)

太阳与少阳并病,头项强痛,或眩冒,时如结胸,心痞下硬者,当刺大椎第一间,肺俞、肝俞,慎不可发汗;发汗则谵语,脉弦,五日谵语不止,当刺期门。(第142条)

太阳少阳并病,心下硬,颈项强而眩者,当刺大椎、肺俞、肝俞,慎勿下之。(第171条)

太阳少阳并病,而反下之,成结胸,心下硬,下利不止,水浆不下,其

人心烦。(第150条)

二阳并病,太阳证罢,但发潮热,手足漐漐汗出,大便难谵语者,下之则愈,宜大承气汤。(第220条)

(八)正证和变证

《伤寒论》论述三阳病都有正证和变证,前辈把正证称为"正方""正局"。正证为三阳病的主要临床表现。局字由于容易误解为局部、局限,因而笔者使用古人提出的正证、正治、正方。正为正面之意,而正证不称为正局,变证也不称为变局。

1.太阳病的正证

太阳病的正证为脉浮,头项强痛而恶寒。太阳病中风证的正证为发热,汗出,恶风,脉缓。太阳病伤寒的正证为或已发热,或未发热,必恶寒,体痛,呕逆,脉阴阳俱紧。

太阳之为病,脉浮,头项强痛而恶寒。(第1条)

太阳病,发热,汗出,恶风,脉缓者,名为中风。(第2条)

太阳病,或已发热,或未发热,必恶寒,体痛,呕逆,脉阴阳俱紧者,名为伤寒。(第3条)

2.太阳病的正治、正方

太阳病中风正证的治疗是使用桂枝汤,太阳病伤寒正证的治疗是使用麻黄汤,这两方古人称为正治、正方。

3.太阳病的变证、变治

太阳病中风和伤寒在传经时症状会发生一些变化,古人称为变证,前辈称为变局。治疗方法和方剂也同时变化,称为变治和变方。太阳病的变证和变方,如项背强几几,使用桂枝加葛根汤;微喘者使用桂枝加厚朴杏子汤;面色反有热色者,使用桂枝麻黄各半汤;形如疟,一日再发者,使用桂枝二麻黄一汤;热多寒少,使用桂枝二越婢一汤。

太阳病,项背强几几,反汗出恶风者,桂枝加葛根汤主之。(第14条)

太阳病,下之微喘者,表未解故也,桂枝加厚朴杏子汤。(第43条)

太阳病……面色反有热色者,未欲解也,以其不能得小汗出,身必痒,宜桂枝麻黄各半汤。(第23条)

若形如疟,一日再发者,汗出必解,宜桂枝二麻黄一汤。(第25条)

太阳病,发热恶寒,热多寒少。脉微弱者,此无阳也,不可发汗,宜桂枝二越婢一汤。(第27条)

4.阳明病的正证和变证

《伤寒论》提出阳明病的正证为正阳阳明,胃家实。其变证有二:一太阳阳明,为脾约;二少阳阳明,为胃中燥烦实,大便难。

问曰:病有太阳阳明,有正阳阳明,有少阳阳明,何谓也? 答曰:太阳阳明者,脾约是也;正阳阳明者,胃家实是也;少阳阳明者,发汗利小便已,胃中燥烦实,大便难是也。(第179条)

阳明之为病,胃家实是也。(第180条)

5.阳明病的正证、正治和方剂

阳明病正证的经证有身大热等四大症状,使用白虎汤清气分之热。阳明病正证的腑证有胃中燥,不大便,腹满、腹痛、腹硬、谵语,使用攻下法,承气汤治疗。

6.阳明病的变证、变治

阳明经证的变证为渴欲饮水,口干舌燥,使用白虎加人参汤治疗。阳明腑证的变证为第226条、第243条、第380条的胃中虚冷、哕证、食谷欲呕证,使用吴茱萸汤治疗。

7.少阳病的正证、正治

少阳病的正证有口苦、咽干、目眩,以及胁下硬满,干呕不能食,往来寒热。少阳病的正治使用和解的方法,用小柴胡汤治疗。

少阳之为病,口苦、咽干、目眩也。(第263条)

本太阳病不解,转入少阳者,胁下硬满,干呕不能食,往来寒热,尚未吐下,脉沉紧者,与小柴胡汤。(第266条)

8.少阳病的变证和变治

如第104条:伤寒潮热,实证者,使用柴胡加芒硝汤治疗;第146条:支节烦疼,心下支结者,使用柴胡加桂枝汤治疗;第147条:但头汗出,往来寒热,心烦者,使用柴胡桂枝汤治疗等。

伤寒十三日不解,胸胁满而呕,日晡所发潮热,已而微利,此本柴胡证,下之以不得利,今反利者,知医以丸药下之,此非其治也。潮热者,实也,先宜服小柴胡汤以解外,后以柴胡加芒硝汤主之。(第104条)

伤寒六七日,发热,微恶寒,支节烦疼,微呕,心下支结,外证未去者,柴胡桂枝汤主之。(第146条)

伤寒五六日,已发汗而复下之,胸胁满微结,小便不利,渴而不呕,但头汗出,往来寒热心烦者,此为未解也,柴胡桂枝干姜汤主之。(第147条)

(九)主方加减

《伤寒论》各篇中有许多主方的加减。如桂枝汤加减,有桂枝加厚朴杏子汤、桂枝加桂汤、桂枝加葛根汤、桂枝麻黄各半汤、桂枝加附子汤、桂枝去芍药汤、桂枝去芍药加附子汤、小建中汤等;白虎汤加减有白虎加人参汤、竹叶石膏汤;葛根汤加减,有葛根加半夏汤;小柴胡汤加减,有柴胡加芒硝汤、柴胡加龙骨牡蛎汤等;四逆汤加减,有茯苓四逆汤、当归四逆汤、当归四逆加吴茱萸生姜汤、四逆加人参汤、通脉四逆汤、通脉四逆加猪胆汁汤、白通汤、白通加猪胆汁汤;以及承气汤四方、泻心汤五方、栀子豉汤六方等,也都是主方的加减。

学习过《伤寒论》的中医都知晓全书有113方。但让人们记住的可能就是常用的三四十个方剂,忘记的就是那些加减方。

《伤寒论》用一证一方进行加减,充分体现了中医辨证论治的基本原则。例如,明代王纶《明医杂著》和陈实功《外科正宗》两书的辨证论治,都是用一证一方进行加减。

(十)禁忌

《伤寒论》讲的是桂枝汤和麻黄汤的禁忌。

1.桂枝汤禁忌

不可与桂枝汤或禁忌使用桂枝汤者,有三种情况:一是汗、吐、下后的坏病者,不可与桂枝汤。二是酒客者禁。酒性温热,再服桂枝汤,可能会引起吐血。三是服桂枝汤呕吐,这是药不对证。桂枝药性温热,可能会引起吐血,如为吐脓血,说明肺中原有脓痰。

太阳病三日,已发汗,若吐,若下,若温针,仍不解者,此为坏病,桂枝不中与之也。观其脉证,知犯何逆,随证治之。(第16条)

若酒客病,不可与桂枝汤,得之则呕,以酒客不喜甘故也。(第17条)

凡服桂枝汤吐者,其后必吐脓血也。(第19条)

2.麻黄汤禁忌

使用麻黄汤有九种禁忌,脉迟血少者、身重心悸者、咽喉干燥者、胃中寒冷者、淋家、疮家、衄家、亡血家、汗家。这九种情况禁忌发汗。在现代临床上仍有意义,其中部分情况是必须禁忌发汗的,如出血、汗多、心悸等,部分可作为参考。

3.桂枝汤的现代应用

桂枝汤性味辛温,现代临床上常用于阳虚畏寒的内科疾病,极少用于上呼吸道感染的发热疾病,发热病人使用桂枝汤非但退不了热,而且会上火,出现鼻子、齿龈出血,甚至大便出血。饮酒者和恶心呕吐的患者不宜使用桂枝,但可以使用芍药、生姜、甘草与大枣。

4.麻黄汤现代应用

麻黄汤性味辛温,用于上呼吸道感染发热控制后,患者仍然咳嗽,痰多或有气喘,中医辨证为余邪未尽,需宣肺止咳,祛邪外出。用得更多的是麻黄汤的衍变方,如小青龙汤、麻杏石甘汤、三拗汤等。麻黄的不良反应为血压升高和心动过速,因此,有这两类病情的患者宜谨慎使用。笔者临床发现炙麻黄与生黄芩同用能够增效减毒,黄芩的剂量为炙麻黄的三倍左右,即炙麻黄9g,黄芩30g,同煎。

5.发汗是中医重要的治疗方法

中医前辈提出有汗用桂枝,无汗用麻黄。对于感染性发热,中医非常重视出汗问题。病人无汗不行,汗多了也不行。实际上发汗是中医祛邪外出、退热和消肿的一个重要的治疗方法。

出汗多一些,只要不引起虚脱、血压下降就问题不大。笔者在治疗关节炎肿痛时,常使用大剂量羌活发汗镇痛。病人出汗,关节和皮下的肿胀积液有了出路,汗后立即会感到肿痛僵硬得到改善,而且不会引起乏力、虚脱。汗多容易受凉感冒,揩干汗液或温水洗个澡就可以了。

第三章 《伤寒论》三阴病

《伤寒论》三阴病论述的是急性腹泻证,包括急性胃肠炎和急性菌痢的临床表现和治疗方药,以及急性腹泻的并发症,包括失水、虚脱、休克等的临床表现、治疗方药和预后。

第一节 辨太阴病脉证并治

一、概说

太阴病为太阴脾经之腹泻证,并有腹满、腹痛的症状。

二、病因病机

《伤寒论》提出太阴病为太阳病外感风寒,伤于寒邪,医反下之,这是治疗失误引起的腹泻、腹痛,以及太阴脾经原有虚寒之故。

三、《伤寒论》原文摘录

太阴之为病,腹满而吐,食不下,自利益甚,时腹自痛。若下之,必胸下结硬。(第273条)

自利不渴者,属太阴。以其藏有寒故也。当温之,宜服四逆辈。(第277条)

伤寒脉浮而缓,手足自温者,系在太阴。太阴当发身黄,若小便自利者,不能发黄。至七八日,虽暴烦下利日十余行,必自止,以脾家实,腐秽当去故也。(第278条)

本太阳病,医反下之,因尔腹满时自痛者,属太阴也,桂枝加芍药汤主之。大实痛者,桂枝加大黄汤主之。(第279条)

太阴为病,脉弱,其人续自便利,设当行大黄芍药者,宜减之,以其

人胃气弱,易动故也。(第280条)

四、临床表现

太阴病有自利腹泻,腹满、腹痛,呕吐,食不下,胸下上腹部结硬等症状。太阴病有虚证和实证之分。自利而不渴者,为脾之虚寒证,宜服四逆汤一类的方药。太阴病实证为伤寒至七八日,虽暴烦下利日十余行,必自止,肠中腐秽当去之故。《伤寒论》称为脾家实之证。太阴当发身黄,为面黄肌瘦之黄,不是黄疸。

五、鉴别

《伤寒论》提出太阴病脉浮者,为继发中风,可发汗,宜使用桂枝汤。

太阴病,脉浮者,可发汗,宜桂枝汤。(第276条)

六、治疗方药

太阴病篇中治疗脾虚腹泻证使用桂枝加芍药汤与理中丸;治疗脾实证使用桂枝加大黄汤。

桂枝加芍药汤方:桂枝三两(去皮),芍药六两,甘草二两(炙),大枣十二枚(擘),生姜三两(切)。

上五味,以水七升,煮取三升,去滓,温分三服。本云:桂枝汤,今加芍药。

桂枝加大黄汤方:桂枝三两(去皮),大黄二两,芍药六两,生姜三两(切),甘草二两(炙),大枣十二枚(擘)。

上六味,以水七升,煮取三升,去滓。温服一升,日三服。

理中丸方:人参、干姜、甘草(炙)、白术各三两。上四味,捣筛,蜜和为丸,如鸡子黄许大。以沸汤数合,和一丸,研碎,温服之,日三四,夜二服。腹中未热,益至三四丸,然不及汤。汤法,以四物,依两数切,用水八升,煮取三升,去滓,温服一升,日三服。若脐上筑者,肾气动也,去术,加桂四两。

七、转归和预后

《伤寒论》提出太阴病欲解时从亥至丑上,在半夜里;并提出太阴病继发于风寒之邪,四肢烦疼,脉阳微阴涩而长者,为欲愈。这是指继发于风寒,四肢烦疼之,欲愈。

> 太阴中风,四肢烦疼,阳微阴涩而长者,为欲愈。(第274条)

> 太阴病,欲解时,从亥至丑上。(第275条)

八、临床体会

1.关于太阴病腹泻证

《伤寒论》论述的都是外感急性病。太阴病腹泻证的病因病机是由于外感风寒之邪,以及医生用下法治疗失误所致,当为急性腹泻,并不是慢性脾虚腹泻。

太阴病腹泻证的临床表现为伤寒四五日至七八日,有呕吐、食不下、腹痛、腹满、腹泻等,这些显然都是急性胃肠炎的症状,或者是脾胃本虚受寒后,慢性胃肠炎急性发作。由于呕吐、腹泻是风寒所伤,并非不洁饮食所伤,这应为功能性急性胃肠炎、病毒性急性胃肠炎,或者慢性免疫性肠炎,受寒冷刺激后引发的急性腹泻。

2.太阴病有脾虚证和脾实证之分

《伤寒论》提出太阴病有脾虚证和脾实证之分。肠中有腐秽宿食,当为饮食所伤,大便很臭,而且排之不畅,《伤寒论》提出这是脾家实之证。"以脾家实,腐秽当去故也。""下利日十余行,必自止。"伤寒脾实证的特点是大便十余次,腐秽排净,腹泻能够自止。不能自止者,使用桂枝加大黄汤,在温中和脾的基础上,采用通因通用之法,通过多次大便,排出腐秽。

3.关于胃强脾弱证

临床上有一些病人,纳食如常,有时便溏次多,有时数天不通,但不成形,中医辨证为胃强脾弱,虚中有实。治法是在健脾的基础上缓泻,加用小剂量的生大黄或制大黄,虽然大便次数增多了,但病人通便后会感觉轻松一些。

4.脾寒证使用温中和脾之法

脾寒证,前辈解释是由于寒气直中脾胃,或者是脾胃素来虚寒。因而《伤寒论》提出温中和脾之法,使用桂枝加芍药汤治疗,桂枝汤疏散风寒之邪,温中和脾,重用芍药以缓和腹痛。至今临床上治疗脾胃虚寒、胃痛、腹痛与腹泻,常用桂枝与芍药。

《伤寒论》霍乱篇中的理中丸更适合治疗慢性脾胃虚寒性腹泻证,或者与桂枝、芍药同用。

> 霍乱……寒多不用水者,理中丸主之。(第386条)

5.后世阐述太阴病以脾胃虚寒证为多

后世阐述脾虚证、脾胃虚寒证较多,很少提及脾实证。宋元时期产生了许多治疗脾虚泄泻的方子,如参苓白术散、健脾资生丸和香砂六君子汤等,尤其李东垣提出饮食劳倦,脾虚发热的理论和证治,对脾胃病的治疗做出了新的贡献。

6.笔者的经验

笔者临床上认为慢性免疫病本身是虚证,但也有实的一面,按照脾实证治疗,使用生地、虎杖和羊蹄等缓泻药,一天大便三五次,病人会感到腹中和全身一下子轻松许多。缓泻药用几天就可以了,排便次数过多,会损伤脾气、损伤正气。大黄泻下力较强,并常引起腹痛反应。虎杖、羊蹄泻下力较弱,一般没有腹痛反应。

第二节　辨少阴病脉证并治

一、少阴病腹泻主证主治

(一)概说

少阴病论述的急性腹泻,是以下利清谷,手足逆冷,但欲寐,脉微细为主的疾病。

(二)病因病机

《伤寒论》提出少阴病下利清谷是由于被火邪所劫,上则口渴,引水自救;下则下焦虚寒,不能制水,下利清谷。全身则心烦,手足逆冷,但欲寐,脉微细。

(三)《伤寒论》原文摘录

> 少阴之为病,脉微细,但欲寐也。(第281条)
>
> 少阴病,欲吐不吐,心烦,但欲寐,五六日自利而渴者,属少阴也,虚故引水自救。若小便色白者,少阴病形悉具。小便白者,以下焦虚有

寒,不能制水,故令色白也。(第282条)

　　病人脉阴阳俱紧,反汗出者,亡阳也,此属少阴,法当咽痛而复吐利。(第283条)

　　少阴病,咳而下利谵语者,被火气劫故也,小便必难,以强责少阴汗也。(第284条)

(四)临床表现

少阴病的临床表现有里寒外热,或腹痛,或恶心,干呕,呕吐,腹泻,下利清谷,口渴,烦躁,但欲寐,手足厥逆,谵语,脉微细欲绝等,并有亡阳的表现。但欲寐说明衰弱得没有一点点精神,只想睡觉,起不了床,处于虚脱状态。

　　少阴病,吐利,手足逆冷,烦躁欲死者,吴茱萸汤主之。(第309条)

　　脉浮而迟,表热里寒,下利清谷者,四逆汤主之。(第225条)

　　少阴病,脉沉者,急温之,宜四逆汤。(第323条)

　　少阴病,饮食入口则吐,心中温温欲吐,复不能吐。始得之,手足寒,脉弦迟者,此胸中实,不可下也,当吐之。若膈上有寒饮,干呕者,不可吐也,当温之,宜四逆汤。(第324条)

　　少阴病,下利清谷,里寒外热,手足厥逆,脉微欲绝,身反不恶寒。其人面色赤,或腹痛,或干呕,或咽痛,或利止脉不出者,通脉四逆汤主之。(第317条)

　　下利清谷,里寒外热,汗出而厥者,通脉四逆汤主之。(第370条)

(五)治疗方药

1.主证主方

少阴病篇中方剂很多,对于少阴病的主证下利清谷、手足厥逆、脉微欲绝的治疗,其主方为吴茱萸汤、四逆汤、通脉四逆汤。

　　吴茱萸汤方:吴茱萸一升,人参二两,生姜六两(切),大枣十二枚(擘)。

　　上四味,以水七升,煮取二升,去滓,温服七合,日三服。

　　四逆汤方:甘草二两(炙),干姜一两半,附子一枚(生用,去皮,破八片)。

　　上三味,以水三升,煮取一升二合,去滓,分温再服。强人可大附子一枚,干姜三两。

通脉四逆汤方:甘草二两(炙),附子大者一枚(生用,去皮,破八片),干姜三两(强人可四两)。

上三味,以水三升,煮取一升二合,去滓,分温再服,其脉即出者愈。

2.四逆汤加减

在太阳病篇中有四逆汤加减三方。一方用于治疗太阳病汗、下后,无表证,身无大热,脉沉微者,类似于少阴病的下利,烦躁不得眠,脉微者,使用干姜附子汤治疗,即四逆汤去甘草。二方用于治疗太阳病发汗后,病不解,反恶寒振寒,阳虚内外俱虚之故,使用芍药甘草附子汤治疗,即四逆汤去干姜,加芍药。三方用于治疗太阳病汗下后,烦躁者,使用茯苓四逆汤治疗,即四逆汤加茯苓、人参。

对于感染发热汗、下后的这些临床表现,这三个方子不加减,附子、干姜、芍药、茯苓、甘草与人参全部合在一起使用也是可以的。

下之后,复发汗,必振寒,脉微细。所以然者,以内外俱虚故也。(第60条)

下之后,复发汗,尽日烦躁不得眠,夜而安静,不呕不渴,无表证,脉沉微,身无大热者,干姜附子汤主之。

干姜附子汤方:干姜一两,附子一枚(生用,去皮,切八片)。

上二味,以水三升,煮取一升,去滓,顿服。(第61条)

发汗,病不解,反恶寒者,虚故也,芍药甘草附子汤主之。

芍药甘草附子汤方:芍药、甘草(炙)各三两,附子一枚(炮,去皮,破八片)。

上三味,以水五升,煮取一升五合,去滓,分温三服。(第68条)

发汗,若下之,病仍不解,烦躁者,茯苓四逆汤主之。

茯苓四逆汤方:茯苓四两,人参一两,附子一枚(生用,去皮,破八片),甘草二两(炙),干姜一两半。

上五味,以水五升,煮取三升,去滓,温服七合,日二服。(第69条)

（六）转归和预后

1.缓解和自愈

《伤寒论》提出少阴病,自下利,脉突然微弱,手足反温者,这说明亡阳虚脱将要缓解,并会自愈。说明下利并非重症。少阴病中于风邪,脉阳微阴浮者,为将要自愈。对于少阴病下利,能够自止者,虽然恶寒而卧,有些烦躁,但这种情况可以治疗。少阴病将要缓解的时段是子时至寅时。

少阴病,脉紧,至七八日,自下利,脉暴微,手足反温,脉紧反去者,为欲解也,虽烦下利,必自愈。(第287条)

少阴病,下利,若利自止,恶寒而蜷卧,手足温者,可治。(第288条)

少阴病,恶寒而蜷,时自烦,欲去衣被者,可治。(第289条)

少阴中风,脉阳微阴浮者,为欲愈。(第290条)

少阴病,欲解时,从子至寅上。(第291条)

2.不死

《伤寒论》提出少阴病,虽有吐利,手足不逆冷,反发热者,说明没有发生血压下降和休克,因而为不死。可以灸少阴七壮,有助于回阳救逆。

少阴病,吐利,手足不逆冷,反发热者,不死。脉不至者,灸少阴七壮。(第292条)

3.难治

《伤寒论》提出少阴病,但厥而无汗,强以发汗,引起出血。这可能是误用了桂枝汤,加速血行,因而并发小便出血,口鼻出血,眼出血,此为下厥上竭,为难治。

少阴病,八九日,一身手足尽热者,以热在膀胱,必便血也。(第293条)

少阴病,但厥无汗,而强发之,必动其血,未知从何道出,或从口鼻,或从目出者,是名下厥上竭,为难治。(第294条)

4.不治

《伤寒论》提出少阴病,恶寒身蜷而利,手足逆冷者,为不治。不治,并不一定立即死亡,有可能转为慢性病,过一段时间还是会死亡。

少阴病,恶寒,身蜷而利,手足逆冷者,不治。(第295条)

5.死亡

《伤寒论》提出少阴病,五种病情会死亡,其一是吐利躁烦,四逆者,死。其二是下利止而头眩,时时自冒者,死。其三是四逆恶寒而身蜷,脉不至,不烦而躁者,死。其四是六七日,息高者,死。其五是脉微细沉,但欲卧,汗出不烦,自欲吐者,死。这些都是发生了严重的并发症,主要是脱水、虚脱、休克、电解质紊乱、呼吸困难及头眩烦躁等。

少阴病,吐利躁烦,四逆者死。(第296条)

少阴病,下利止而头眩,时时自冒者死。(第297条)

少阴病,四逆,恶寒而身蜷,脉不至,不烦而躁者死。(第298条)

少阴病,六七日,息高者死。(第299条)

少阴病,脉微细沉,但欲卧,汗出不烦,自欲吐,至五六日自利,复烦躁,不得卧寐者死。(第300条)

(七)药食禁忌

《伤寒论》提出少阴病,病在里,不可发汗。阳已虚者,不可下之。

少阴病,脉细沉数,病为在里,不可发汗。(第285条)

少阴病,脉微,不可发汗,亡阳故也。阳已虚,尺脉弱涩者,复不可下之。(第286条)

(八)临床体会

1.少阴病腹泻证

下利现称为腹泻。下利清谷现称为水泻、泻水样便。既有腹痛、自利腹泻、下利清谷、呕吐等急性胃肠道炎症表现,肠黏膜水肿渗出,肠蠕动增快而水泻不止,同时出现手足逆冷、但欲寐、卧、烦躁欲死、恶寒、里寒外热、脉微细、脉微欲绝等全身性临床表现。可能为急性胃肠炎、食物中毒及其并发症,包括脱水、血容量不足、虚脱、休克、电解质紊乱等。

2.关于自利腹泻

少阴病的自利腹泻,下利清谷,如果是风寒之邪所引起,当为急性病毒性胃肠炎,服用中药是可以治愈的。如果是湿热之邪所引起,当为急性细菌性胃肠炎,用中药效果不佳。少阴病篇针对不同的病情有不同的方药,在三阴病各种证型中已阐述。

3.关于主方主药

少阴病的主证下利清谷和手足逆冷的治疗,主方为吴茱萸汤、四逆汤与通脉四逆汤。吴茱萸、生姜、干姜,温中缓痛;吴茱萸、人参、附子,回阳救逆。这些中药单用或同用,现已经证实具有强心、升高血压的作用。病重时三方同用,效果更好。

4.关于四逆汤、通脉四逆汤

这两方都有甘草、干姜与附子三味药,仅仅后者中干姜的剂量增加了一倍,理论上增强了通脉的功效,两方回阳救逆药力最强的是附子,生姜、干姜与之同用可以增效。实际上干姜起着温化寒饮的功效,下利清谷,必须重用干姜才有效。

笔者临床上常常由于使用大剂量生地而发生滑肠水泻,加用干姜、炮姜可以促使大便成形,起到温化固涩的作用,但不能减少大便次数。

5.下利清谷的治疗

吴茱萸汤与四逆汤重在治疗手足逆冷,但是这些方药止泻功效尚显不足,生姜与干姜温化水饮,抑制肠道水肿,可减轻水泻,但不能完全解决严重的自利腹泻、下利清谷。对于水泻,有《伤寒论》第306条提到的桃花汤以及后世创制的真人养脏汤,只有固涩药与之同用,才有可能达到完全止泻的目的。

6.严重的并发症

少阴病的严重并发症,主要有脱水、电解质紊乱、虚脱,以及中毒性并发症、头眩烦躁、呼吸困难、休克等。这些都是重症急性细菌性感染的并发症,两千年前这种病的死亡率是很高的。

现代西医治疗这些严重的并发症,成功率显著提高,死亡率显著下降。现在遇到这种病人,都会立即使用西药,中药已处于辅助性治疗地位。

二、少阴病的各种临床表现

(一)各种下利证

1.下利逆冷证

(1)关于白通汤:少阴病的主要症状是下利及其并发症。仅仅有下利清谷,水泻,脉微,但没有出现并发症或并发症尚轻时,可使用白通汤治疗。附子、干姜是四逆汤的主药,可以治疗下利的并发症——手足逆冷。对于水泻,附子、干姜有作用,但不能止泻。四逆汤去甘草,加用葱白四根,可以治疗水泻逆冷,葱白与附子、干姜同用可以增效,葱白单用不会有效,其药力远不及附子、干姜,因而后世将青葱用于烧菜调味,葱白用于治疗普通感冒的轻症。

少阴病,下利,白通汤主之。

白通汤方:葱白四茎,干姜一两,附子一枚(生,去皮,破八片)。

上三味,以水三升,煮取一升,去滓,分温再服。(第314条)

(2)关于白通加猪胆汁汤:白通汤加猪胆汁和人尿,热药与寒药并用。附子、干姜用于治疗厥逆无脉;对于干呕、烦者,"服汤脉暴出者死,微续者生",脉搏逐渐恢复者生,这是正气在逐渐恢复。脉搏突然发生重大变化,这不是正常现象,这是正气逆乱、阴阳离决之象,故而死亡。

人尿和猪胆汁理论上是清热药。那么重的病情,加用后也不一定有效。"服汤脉暴出者死",说明死亡的可能性很大。因而后世将人尿和猪胆汁另有所用,温病使用童尿,治疗高热不退。猪胆汁用于治疗慢性胆囊炎和慢性支气管炎。

少阴病,下利脉微者,与白通汤。利不止,厥逆无脉,干呕烦者,白通加猪胆汁汤主之。服汤脉暴出者死,微续者生。

白通加猪胆汁汤方:葱白四茎,干姜一两,附子一枚(生,去皮,破八片),人尿五合,猪胆汁一合。

上五味,以水三升,煮取一升,去滓,内胆汁、人尿,和令相得,分温再服。若无胆,亦可用。(第315条)

(3)使用灸法:《伤寒论》少阴病,下利,脉微涩,处于休克状态,使用灸法,以温其阳气。

少阴病,下利,脉微涩,呕而汗出,必数更衣,反少者,当温其上,灸之。(第325条)

2.下利脓血证

《伤寒论》提出少阴病,下利便脓血者,使用桃花汤治疗,其主药为赤石脂。赤石脂有固涩功效,宜用于治疗下利清谷,水泻不止。笔者临床常用于治疗服用养阴清热药引起的滑肠水泻,赤石脂与炮姜、石榴皮同用,可收敛肠液。如果急性肠炎,水泻不止,赤石脂、炮姜的药力尚不能止泻,必须使用涩肠收敛药。如果大便出血,也可使用赤石脂。

文中所谓的脓血有两种:一为白色黏冻,有时肠黏膜带血,为溃疡性结肠炎,属虚证,可以使用桃花汤。一为大便与血混在一起的脓血,为菌痢,属实证,不可使用赤石脂。肠癌也常有脓血或便血,虚实兼有,可以在复方中使用赤石脂。因此,并非所有的大便脓血都用桃花汤治疗。笔者认为,桃花汤的适应证,下利便血较下利脓血更为适合。

少阴病,下利便脓血者,桃花汤主之。(第306条)

少阴病,二三日至四五日,腹痛,小便不利,下利不止,便脓血者,桃花汤主之。(第307条)

少阴病,下利便脓血者,可刺。(第308条)

桃花汤方:赤石脂一斤(一半全用,一半筛末),干姜一两,粳米一升。

上三味,以水七升,煮米令熟,去滓,温服七合,内赤石脂末方寸匕,日三服。若一服愈,余勿服。

3.自利清水证

《伤寒论》提出,少阴病,得之二三日,六七日,自利清水,色纯青,心下必痛,口咽干燥者,或腹胀不大便者,宜大承气汤急下之。

前辈阐释自利清水,色纯青,皆为污秽,为邪热内盛,热结旁流。这与下利清谷不同,清谷为完谷不化,为虚寒之证。自利清水为实热之证,故须急下之,使用大承气汤。急性肠炎、急性食物中毒,水泻不止,并且很臭,这是湿热之证,予大承气汤,理论上可以自圆其说,临床上却很难掌握。

笔者过去对于急性菌痢、里急后重者,曾使用白头翁汤加大黄,用通因通用之法,当天腹泻次数增多,第二天腹泻停止,发热消退,较抗生素作用明显,但是不用芒硝。对于六七日腹胀不大便者,单用大黄尚解决不了,必须与芒硝同用,当然可用大承气汤。

少阴病,得之二三日,口燥咽干者,急下之,宜大承气汤。(第320条)

少阴病,自利清水,色纯青,心下必痛,口干燥者,可下之,宜大承气汤。(第321条)

少阴病,六七日,腹胀不大便者,急下之,宜大承气汤。(第322条)

少阴病,下利,脉微涩,呕而汗出,必数更衣,反少者,当温其上,灸之。(第325条)

(二)外感风寒证

1.外感发热证

少阴病为下利证,应没有发热。《伤寒论》提出下利证始得之二三日,反而有发热,这是继发了外感风寒,为少阴太阳两感证。因而使用麻黄细辛附子汤和麻黄附子甘草汤,先解表,微发汗,再温阳,但这两方并不治疗下利。

少阴病,始得之,反发热脉沉者,麻黄细辛附子汤主之。(第301条)

少阴病,得之二三日,麻黄附子甘草汤,微发汗。以二三日无证,故微发汗也。

麻黄细辛附子汤方:麻黄二两(去节),细辛二两,附子一枚(炮,去皮,破八片)。

上三味,以水一斗,先煮麻黄,减二升,去上沫,内诸药,煮取三升,去滓,温服一升,日三服。

麻黄附子甘草汤方:麻黄二两(去节),甘草二两(炙),附子一枚(炮,去皮,破八片)。

上三味,以水七升,先煮麻黄一两沸,去上沫,内诸药,煮取三升,去滓,温服一升,日三服。(第302条)

2.恶寒疼痛证

《伤寒论》提出少阴病,身体痛,骨节痛,手足寒,背恶寒者,这是并发了风湿痛,可使用附子汤,并可温灸治疗。

少阴病,得之一二日,口中和,其背恶寒者,当灸之,附子汤主之。（第304条）

少阴病,身体痛,手足寒,骨节痛,脉沉者,附子汤主之。

附子汤方:附子二枚(炮,去皮,破八片),茯苓三两,人参二两,白术四两,芍药三两。

上五味,以水八升,煮取三升,去滓,温服一升,日三服。（第305条）

3.外感咽痛证

少阴病为下利证,不论肠炎和菌痢,腹泻与咽痛都没有直接关系。咽喉炎和扁桃体炎有咽痛表现,只有在受寒发生外感疾病时,既有上呼吸道感染症状,又有腹泻症状,这也属于少阴太阳两感证。

咽痛的治疗以宣肺解毒为主,如桔梗汤、甘草汤、猪肤汤、半夏散及半夏汤。桔梗与甘草是治疗咽喉炎的常用药,但方中的白粉、白蜜、醋、猪皮与蛋清,这些仅可作为食疗和调味使用,是解决不了咽痛的。《金匮要略》的射干麻黄汤有效。白粉据前辈注解为白米粉。

少阴病,下利、咽痛、胸满、心烦,猪肤汤主之。（第310条）

猪肤汤方:猪肤一斤。

上一味,以水一斗,煮取五升,去滓,加白蜜一升,白粉五合熬香,和令相得,温分六服。

少阴病,二三日,咽痛者,可与甘草汤,不差,与桔梗汤。

桔梗汤方:桔梗一两,甘草二两。

上二味,以水三升,煮取一升,去滓,温分再服。（第311条）

少阴病,咽中痛,半夏散及汤主之。

半夏散及汤方:半夏(洗),桂枝(去皮),甘草(炙)。

上三味,等分,各别捣筛已,合治之,白饮和服方寸匕,日三服。若

不能散服者,以水一升,煎七沸,内散两方寸匕,更煮三沸,下火,令小冷,少少咽之。半夏有毒,不当散服。(第313条)

《伤寒论》指出"半夏有毒,不当散服"。即使是炮制后的制半夏,煎汤后其药渣仍然有毒。现知半夏的有毒成分不能溶解于水,因而汤液无毒。《伤寒论》"若不能散服者"将药末煎汤服用。自古以来使用半夏的复方很多,绝大多数是煎汤服,偶尔有散剂,必定是剂量极小,并经特殊加工。

4.外感喉疮证

《伤寒论》提出少阴病,咽喉生疮,不能言语,声不出者,使用苦酒汤治疗。

咽喉生疮的疾病可为感染性疾病,如化脓性扁桃腺炎,也可为咽喉溃疡。免疫病白塞病可有口腔溃疡和咽喉溃疡,表现出咽喉痛。咽喉生疮并失声使用苦酒汤。苦酒,《本草纲目》记载为酸醋。苦酒汤治疗咽喉生疮是否有效很难说。以前唱戏的演员每天服用鸡蛋清和鸡子壳的内膜,即中药凤凰衣,再喝一口米醋保养嗓子。但对于已经失声者,苦酒汤不会有效。半夏为常用药,可化去咽喉中的少量痰液,但治疗咽痛失声也不会有效。

现在用的胖大海,最早在越南发现,又称安南子,我国"两广"(广东、广西)也产,为治疗失声的最佳中草药。

白塞病有咽喉溃疡,可参照《金匮要略》的狐惑病。

少阴病,咽中伤,生疮,不能语言,声不出者,苦酒汤主之。

苦酒汤方:半夏十四枚(洗,破如枣核),鸡子一枚(去黄,内上苦酒,着鸡子壳中)。

上二味,内半夏,著苦酒中。以鸡子壳置刀环中,安火上,令三沸,去滓,少少含咽之,不差,更作三剂。(第312条)

(三)水气证

1.关于少阴病水气证

《伤寒论》提出太阳病和少阴病都有水气证的表现。少阴病水气证病人有腹痛、小便不利、四肢沉重疼痛、自下利的症状。

腹泻患者常有失水的情况,体内出现水气积聚、水气泛滥的情况较特殊,只有并发了心衰或肾病,才会出现四肢浮肿沉重、小便不利的症状,甚至发生腹水。真武汤加减为治疗心衰水肿证和肾病水肿的常用方药。

> 少阴病,二三日不已,至四五日,腹痛,小便不利,四肢沉重疼痛,自下利者,此为有水气,其人或咳,或小便利,或下利,或呕者,真武汤主之。(第316条)

2.关于太阳病和厥阴病水气证

太阳病水气证有发热,心下悸,头眩,肌肉跳动,摇摇欲坠如欲倒地,使用真武汤治疗。

> 太阳病发汗,汗出不解,其人仍发热,心下悸,头眩,身𬌗动,振振欲擗地者,真武汤主之。(第82条)

3.关于真武汤加减

《伤寒论》太阳病篇中真武汤是没有加减的,但在少阴病篇中有加减,说明经方是可以加减的,而不是一成不变的。

> 真武汤方:茯苓三两,芍药三两,白术二两,生姜三两(切),附子一枚(炮,去皮,破八片)。

> 上五味,以水八升,煮取三升,去滓,温服七合,日三服。若咳者,加五味子半升,细辛一两,干姜一两;若小便利者,去茯苓;若下利者,去芍药,加干姜二两;若呕者,去附子,加生姜,足前为半斤。(第316条)

4.《金匮要略》水气病篇中的治水气

《金匮要略》水气病篇论述的水肿病,治疗方药中没有真武汤。但真武汤中的五味药,在《金匮要略》水气病的治疗方药中,如防己茯苓汤、麻黄附子汤、越婢汤与越婢加术汤中全部都有。因而水气病的水肿病也是真武汤的适应证。

5.关于厥而心下悸,先治水

《伤寒论》提出厥阴病水气证,因水渍入胃而心下悸,宜先治水,使用茯苓甘草汤。《伤寒论》同一类的方子很多,治水治饮都可以使用。其主药应是桂枝,而茯苓、甘草应是辅佐药。

> 伤寒厥而心下悸,宜先治水,当服茯苓甘草汤,却治其厥;不尔,水

溃入胃,必作利也。

茯苓甘草汤方:茯苓二两,甘草一两(炙),生姜三两(切),桂枝二两(去皮)。

上四味,以水四升,煮取二升,去滓,分温三服。(第356条)

(四)咳呕而渴证

1.下利咳呕

少阴病,下利六七日后,咳呕,口渴,心烦,并影响到睡眠,使用猪苓汤治疗。咳嗽是呼吸道的症状,下利和呕吐是胃肠道的症状,二者怎么会同时发生? 实际上这是下利未止,继发了上呼吸道感染,持续不停地咳嗽,直到咳呕出痰液或食物才止,临床上较常见。《伤寒论》称为下利咳呕,这时必然咳得口渴。

少阴病,下利六七日,咳而呕渴,心烦不得眠者,猪苓汤主之。(第319条)

2.关于猪苓汤的用法

在太阳病腑证小便不利一段中,已对猪苓汤进行了阐述。太阳病是表证、阳证,有发热、口渴欲饮、小便不利症状,为失水所引起。少阴病是里证、阴证,有下利、口渴症状。并提出猪苓汤可治疗咳呕、心烦不得眠。而少阴病下利证和水气病,都有小便不利症状。这一条中,下利已有六七日之久,应有失水和小便不利的症状,因而使用猪苓汤治疗。但猪苓汤并非用于治疗咳呕。

猪苓汤虽说可利小便,但《伤寒论》与《金匮要略》并非用它治疗水气病的水肿,而是用它治疗小便不利的失水证。失水时没有小便,病情是非常危重的,服猪苓汤既可以补充水液,也可以利尿。

少阴病篇猪苓汤的方药剂量、煮法、服法与太阳病篇都是相同的。

(五)出血证

《伤寒论》提出少阴病,并发口鼻眼出血和大小便出血等证,此为下厥上竭,为少阴病难治之证,使用黄连阿胶汤治疗。

口鼻眼出血,后世称为衄证。少阴病下利,大便出血可以理解,怎么会发生小便出血、口眼出血? 说明这是医生用了桂枝等热药和活血药引起了出血,或者是个别病人原有溶血性疾病,因药物使用不当而引起出血。

原文第303条,少阴病,心中烦,不得卧,使用黄连阿胶汤,清心养血,是有效的。但后世将此方移用于大便出血和大便脓血,也用于小便出血和齿衄、鼻衄及目衄。

《伤寒论》提出"以热在膀胱,必便血也"。此便血有人解释为热在膀胱,当为小便出血,以及心移热于小肠而尿血。但腹泻患者,不论肠炎、菌痢,或者是肠道免疫病,都可能会有大便出血的症状,但都没有血尿的并发症。因而笔者认为这是少阴病并发各部位的出血,包括大便出血、小便出血。不论大便、小便出血,临床上清热止血,使用黄连阿胶汤加减都是有效的。

用同一个方剂治疗不同的病,中医称为异病同治。

少阴病,八九日,一身手足尽热者,以热在膀胱,必便血也。(第293条)

少阴病,但厥无汗,而强发之,必动其血,未知从何道出,或从口鼻,或从目出者,是名下厥上竭,为难治。(第294条)

少阴病,得之二三日以上,心中烦,不得卧,黄连阿胶汤主之。

黄连阿胶汤方:黄连四两,黄芩二两,芍药二两,鸡子黄二枚,阿胶三两。

上五味,以水六升,先煮三物,取二升,去滓,内胶烊尽,小冷,内鸡子黄,搅令相得,温服七合,日三服。(第303条)

(六)手足发冷

四逆证,手足发冷,临床上有四种情况。

1.少阴病、厥阴病的四逆证

《伤寒论》提出少阴病,下利清谷,手足逆冷,但欲寐,脉微细;厥阴病也是手足厥寒,脉细欲绝,二者都是重病。

2.少阴病四逆证也有轻病

《伤寒论》又提出少阴病四逆证,有四肢逆冷,但没有严重的全身表现,病轻。

3.老人阳虚的四逆证

临床上手足发冷不温的人很多,一是老年人阳气衰退,冬天怕冷,手足发冷不温;二是有一些慢性病后期病人,怕冷,中医辨证为阳虚,主要是脾肾阳虚。这两种情况不是《伤寒论》提出的四逆证,这是第三种四逆证。

4.妇女冬天的四逆证

第四种情况是有一些妇女冬天内火很大,但手足是冷的。她们并没有病。这是由于阳气郁于体内,不能达于四肢,因而手足发冷。这种情况也称为四逆证,但与少阴病内寒肢冷不同,这不是病,是功能失调,可使用四逆散调理。柴胡既清热,又疏肝解郁。芍药、枳实疏肝理气,调和气血,将体内的火气引到四肢,可促使阴阳寒热平衡,临床上是有效的。

少阴病,四逆,其人或咳,或悸,或小便不利,或腹中痛,或泄利下重者,四逆散主之。

四逆散方:甘草(炙),枳实(破,水渍,炙干),柴胡,芍药。

上四味,各十分,捣筛,白饮和服方寸匕,日三服。咳者,加五味子、干姜各五分,并主下利;悸者,加桂枝五分;小便不利者,加茯苓五分;腹中痛者,加附子一枚,炮令坼;泄利下重者,先以水五升煮薤白三升。煮取三升,去滓,以散三方寸匕内汤中,煮取一升半,分温再服。(第318条)

第三节 辨厥阴病脉证并治

一、厥阴病的主证和主治

(一)概说

《伤寒论》提出厥者为手足逆冷之病,该病阴气最盛,病气最为复杂,故称为厥阴病,分寒厥、热厥、深厥、微厥、阴厥、阳厥、气厥、蛔厥等,以寒厥为主。

厥者,手足逆冷者也。(第337条)

(二)病因病机

《伤寒论》提出厥证是由于阴阳气不相顺接,手足逆冷而成了厥阴病。

凡厥者,阴阳气不相顺接,便为厥。(第337条上)

（三）《伤寒论》原文摘录

厥阴之为病,消渴,气上撞心,心中疼热,饥而不欲食,食则吐蛔。下之利不止。（第326条）

伤寒一二日至四五日厥者,必发热。前热者,后必厥;厥深者,热亦深;厥微者,热亦微。厥应下之,而反发汗者,必口伤烂赤。（第335条）

手足厥寒,脉细欲绝者,当归四逆汤主之。（第351条）

若其人内有久寒者,宜当归四逆加吴茱萸生姜汤。（第352条）

（四）临床表现

厥阴病的临床表现有发热、腹泻、下重、大便脓血、呕吐脓血、厥逆、手足逆冷与脉细欲绝等。厥阴病并发症有烦躁、口渴、下利及谵语等。

（五）鉴别

少阴病也有手足厥冷之证,表现为下利清谷、水泻及脉微。厥阴病的厥冷由多种厥证所引起。

（六）治疗方药

1.回阳救逆

厥阴病手足厥冷的治疗为回阳救逆,并分为两个层次。第一层次主方为当归四逆汤和当归四逆加吴茱萸生姜汤,用以治疗手足厥冷之轻症;第二层次主方为四逆汤和通脉四逆汤,用以治疗手足厥冷之重症。

当归四逆汤使用当归、桂枝、芍药等药,在于活血通阳,仅用桂枝、细辛,未效者则使用附子、干姜,对于下利清谷重一些的手足厥冷,还得使用治疗少阴病厥冷的四逆汤或通脉四逆汤。

伤寒脉促,手足厥逆,可灸之。

当归四逆汤方:当归三两,桂枝三两(去皮),芍药三两,细辛三两,甘草二两(炙),通草二两,大枣二十五枚(擘,一法十二枚)。

上七味,以水八升,煮取三升,去滓,温服一升,日三服。

当归四逆加吴茱萸生姜汤方:当归三两,芍药三两,甘草二两(炙),通草二两,桂枝三两(去皮),细辛三两,生姜半斤(切),吴茱萸二升,大枣二十五枚（擘）。

上九味，以水六升，清酒六升和，煮取五升，去滓，温分五服。（第349条）

大汗出，热不去，内拘急，四肢疼，又下利厥逆而恶寒者，四逆汤主之。（第353条）

大汗，若大下利，而厥冷者，四逆汤主之。（第354条）

下利清谷，里寒外热，汗出而厥者，通脉四逆汤主之。（第370条）

呕而脉弱，小便复利，身有微热，见厥者难治，四逆汤主之。（第377条）

2.救里与救表

太阳病与少阴病，少阳病与厥阴病，肾与膀胱相表里，肝与胆相表里，一阴一阳相表里。太阳病医下之而下利清谷，引起手足厥逆，这与少阴病厥阴病之下利清谷而手足厥逆是一致的。因而治疗方药是相同的。救里宜四逆汤，救表宜桂枝汤。临床上有时表里分不清楚，两方可同用。

伤寒，医下之，续得下利，清谷不止，身疼痛者，急当救里；后身疼痛，清便自调者，急当救表。救里宜四逆汤，救表宜桂枝汤。（第91条）

病发热头痛，脉反沉，若不差，身体疼痛，当救其里，宜四逆汤。（第92条）

下利腹胀满，身体疼痛者，先温其里，乃攻其表。温里宜四逆汤，攻表宜桂枝汤。（第372条）

（七）转归和预后

1.自愈和缓解

厥阴病病情有轻重缓急之分，其轻症可自愈。缓解之时从丑至卯上，在后半夜。这个时段阴气寒气最重，病人死亡率高。即将天明，阳气回归，病情随之而逐渐缓解。

厥阴病，欲解时，从丑至卯上。（第328条）

厥阴中风，脉微浮为欲愈。（第327条）

厥阴病，渴欲饮水者，少少与之愈，不浮为未愈。（第329条）

伤寒始发热六日,厥反九日而利。凡厥利者,当不能食,今反能食者,恐为除中。食以索饼,不发热者,知胃气尚在,必愈。恐暴热来出而复去也。后日脉之,其热续在者,期之旦日夜半愈。所以然者,本发热六日,厥反九日,复发热三日,并前六日,亦为九日,与厥相应,故期之旦日夜半愈。后三日脉之,而脉数,其热不罢者,此为热气有余,必发痈脓。(第332条)

伤寒病,厥五日,热亦五日,设六日当复厥,不厥者自愈。厥终不过五日,以热五日,故知自愈。(第336条)

下利,有微热而渴,脉弱者,今自愈。(第360条)

下利,脉数,有微热汗出,今自愈,设复紧,为未解。(第361条)

2.复发

伤寒病人先厥后发热并下利者,病情可以自止,如果出现厥证,下利可复发。临床上治疗不及时,病情好转了又复发的情况是有的。

伤寒,先厥后发热而利者,必自止,见厥复利。(第331条)

3.难治七日下利而厥,病情顽固一些,就会难治一些。

发热而厥,七日下利者,为难治。(第348条)

4.死亡

《伤寒论》提出厥阴病六种情况为病重,会死亡。其一为厥冷证,灸后厥不还者,死。其二为发热下利厥逆病重,烦躁不得卧者,死。其三为发热,下利严重,厥不止者,死。下利严重,脉证不符,脉反实者,死。其四为有阴无阳,发热下利,汗出不止者,死。其五为亡血证,下之死,这是误治。其六为除中证,由于病重,清热误治而加重了病情,发生了腹中冷,当不能食,今反能食,这应是回光返照,必死。说明厥阴病在当时的死亡率是很高的。

伤寒六七日,脉微,手足厥冷,烦躁,灸厥阴,厥不还者,死。(第343条)

伤寒发热,下利厥逆,躁不得卧者,死。(第344条)

伤寒发热,下利至甚,厥不止者,死。(第345条)

伤寒六七日,不利,便发热而利,其人汗出不止者,死。有阴无阳故

也。(第346条)

伤寒脉迟六七日,而反与黄芩汤彻其热。脉迟为寒,今与黄芩汤,复除其热,腹中应冷,当不能食,今反能食,此名除中,必死。(第333条)

下利,手足厥冷,无脉者,灸之不温,若脉不还,反微喘者,死。少阴负跌阳者,为顺也。"" 少阴负跌阳"为少阴脉负于跌阳脉,其意思为阳气胜于阴气,因而为顺。少阴脉为太溪脉。跌阳脉在足阳明脉。(第362条)

下利后脉绝,手足厥冷,晬时脉还,手足温者,生,脉不还者,死。(第368条)

伤寒不利,日十余行,脉反实者,死。(第369条)

5.禁忌

诸四逆厥者,不可使用下法,尤其是虚证病人。

诸四逆厥者,不可下之,虚家亦然。(第330条)

(八)临床体会

1.厥和厥阴之意

厥为尽之意。厥为手足厥冷,四肢厥逆,以及昏厥之意。《素问·至真要大论》:"帝曰:厥阴何也?岐伯曰:两阴交尽也。"两阴指太阴和少阴,两阴交尽即是厥阴,厥阴为三阴之尾,阴尽便阳生。

《灵枢·阴阳系日月》:"戌者九月,主右足之厥阴;亥者十月,主左足之厥阴,此两阴交尽,故曰厥阴。"

2.《伤寒论》的厥阴病

风寒邪气从太阳经脉传至阳明、少阳,再传至太阴、少阴,最后传至厥阴经脉。厥阴阴气最盛,阳气最微,因而其病情最重,死亡率最高。但这时阴气交尽,阳气渐生,病人要么死亡,要么阳气回归,逐渐好转而缓解。

3.治疗厥阴病的主方

治疗厥阴病的主方为当归四逆汤和当归四逆加吴茱萸生姜汤,其核心方药为四逆汤,回阳救逆,药用当归、桂枝、细辛、吴茱萸与生姜等,这些中药已证实具有强心、升压作用。

吴茱萸现已证实具有升高血压的作用,临床上使用吴茱萸9g,就能够促使血压升高,因而治疗胃痛时,吴茱萸的用量在3g以下。

4.厥阴病篇中有四大类厥逆证

(1)热厥。《伤寒论》335条:"厥深者热亦深。"这是急性感染发热所致的中毒性休克,称为热厥。

(2)寒厥。《伤寒论》337条下:"厥者,手足逆冷者是也。"这是急性肠道感染下利所致的中毒性休克和脱水性虚脱,以及庸医误治,滥用汗、吐、下三法所致的脱水性休克,称为寒厥。

(3)蛔厥。《伤寒论》338条:"蛔厥者,其人当吐蛔。"蛔虫病所致的疼痛性休克,称为蛔厥。

(4)脏厥。《伤寒论》338条:"此为脏厥。"五脏厥逆,将不久于人世。此外,亡血相当于出血所致的失血性休克。血容量不足,血虚而厥,《伤寒论》称为亡血,没有提出血厥的概念,也没有提出治疗方药。《伤寒论》337条讲,由于阴阳气不相顺接,而发生手足逆冷,这也称为四逆证,此为功能性厥逆证,属于气厥。此外尚有气得发厥,此为精神性休克,俗称为气厥,但《伤寒论》没有此证。

有的妇女在冬天内火很大,同时常有手足逆冷之证,这种情况属于阳气内郁,不达四肢,可使用少阴病篇中的四逆散调理,但这不是治病,不属于《伤寒论》厥阴病的范畴。

现代由于疾病谱发生了变化,以及治疗方法的进步,失水、失血,电解质紊乱,休克,虚脱,血容量不足,都能够得到及时的抢救、纠正,死亡率已经显著下降。上述这些方药,临床上都在使用,有助于病人康复。

二、厥阴病的各种临床表现

(一)厥逆

1.发热与厥逆,厥深热亦深

《伤寒论》提出外感多日发厥者,前有发热,随后发厥。病情发生了变化,高热时本应全身发烫,如果手足发冷,这是并发了厥证。厥深者热亦深,厥微者热亦微。厥应下之,而反发汗者,必然会失水而口干。口伤烂赤是失水后非常干渴,发生口腔继发性感染和溃疡。

> 伤寒一二日至四五日厥者,必发热。前热者,后必厥;厥深者,热亦深;厥微者,热亦微。厥应下之,而反发汗者,必口伤烂赤。(第335条)

2.厥证的进退和加重

《伤寒论》提出外感多日反复发热发厥,热少厥多,正不胜邪,其病为进,病情加重。寒气多,热气少,阳气消退,阴寒之气增多,因而病在加重。

> 伤寒厥四日,热反三日,复厥五日,其病为进。寒多热少,阳气退,故为进也。(第342条)

(二)下利

1.下利和下利脓血

《伤寒论》提出外感多日反复发热发厥,这是下利脓血的并发症,并提出病人大下后,泄利不止者,为难治,使用麻黄升麻汤治疗。条文中的"必清脓血"的"清"字有两种解释,其一为既下利清谷,又下利脓血;其二,"清"通"圊",大便之意,"清脓血"意为大便脓血。"必便脓血"为必然大便脓血。

原文"大下后"之意,应为疾病大下后。"下"指大便水泻,不是使用大下法治疗之后。大下并有脓血,并发手足厥冷,脉不至,这是严重的痢疾,并发血压下降、休克、脱水。如此严重的疾病,使用麻黄升麻汤先升高血压,维持生命,是正确的。在古代,脱水、血容量不足和电解质失衡必须待喝药、饮水、进食后才能慢慢缓解。

"大下后"之意,说明腹泻已轻,或者泄下基本上已经停止,因而主要不是治疗腹泻。但大便脓血不治疗是不可能自愈的,手足厥冷解决后,还需要继续治疗下利脓血。

至于喉咽不利和喉痹、唾脓血,并非下利脓血、便脓血的并发症,可能是上呼吸道发生了感染。

> 下利,寸脉反浮数,尺中自涩者,必清脓血。(第363条)
>
> 下利,脉数而渴者,今自愈。设不差,必清脓血,以有热故也。(第367条)

伤寒发热四日,厥反三日,复热四日,厥少热多者,其病当愈。四日至七日,热不除者,必便脓血。(第341条)

伤寒先厥后发热,下利必自止,而反汗出,咽中痛者,其喉为痹。发热无汗,而利必自止,若不止,必便脓血,便脓血者,其喉不痹。(第334条)

伤寒六七日,大下后,寸脉沉而迟,手足厥逆,下部脉不至,喉咽不利,唾脓血,泄利不止者,为难治,麻黄升麻汤主之。

麻黄升麻汤方:麻黄二两半(去节),升麻一两一分,当归一两一分,知母十八铢,黄芩十八铢,玉竹十八铢(一作菖蒲),芍药六铢,天门冬六铢(去心),桂枝六铢(去皮),茯苓六铢,甘草六铢(炙),石膏六铢(碎,绵裹),白术六铢,干姜六铢。

上十四味,以水一斗,先煮麻黄一两沸,去上沫,内诸药,煮取三升,去滓,分温三服,相去如炊三斗米顷,令尽汗出愈。(第357条)

2.热利下重

《伤寒论》提出下利并有下重,欲饮水者,为有热之故,称热利下重,下重现称为里急后重,使用白头翁汤治疗。

白头翁汤四味药,笔者曾用于治疗急性细菌性痢疾、阿米巴痢疾、慢性细菌性肝脓肿、慢性阿米巴肝脓肿、急性尿路感染,以及急性肺支气管感染。细菌培养为杆菌感染,如痢疾杆菌、大肠杆菌、沙门氏杆菌及绿脓杆菌等。方药为白头翁30g～60g,秦皮30g～60g,黄连12g,黄柏12g,加二陈汤以和胃调味。肠道疾病必须加用小承气汤,以通因通用。肺支气管疾病必须加用大青龙汤,以宣清痰热。

下利,脉沉弦者,下重也;脉大者为未止;脉微弱数者,为欲自止,虽发热,不死。(第365条)

热利下重者,白头翁汤主之。(第371条)

下利欲饮水者,以有热故也,白头翁汤主之。

白头翁汤方:白头翁二两,黄柏三两,黄连三两,秦皮三两。

上四味,以水七升,煮取二升,去滓,温服一升,不愈,更服一升。(第373条)

3.下利清谷

厥阴病下利主要为下利脓血,并有里急下重的症状,少阴病下利主要为下利清谷。下利清谷与下利脓血不同,下利清谷为水泻,没有里急下重症状。厥阴病也有下利清谷的症状,本条提出不可攻里,因为下利清谷很容易引起或加重脱水、厥逆,并引起下虚之戴阳证。

下利清谷,不可攻表,汗出必胀满。(第364条)

4.下利谵语

厥阴病病人下利并发谵语,说胡话,《伤寒论》说这是腹中有燥屎。腹中有积滞,使用小承气汤以泻下。下利后并发谵语、燥屎,说明发生了伤津脱液证,即脱水和电解质紊乱,因而说胡话。

下利谵语者,有燥屎也,小承气汤主之。(第374条)

5.复利而呕吐

反复下利,身热,厥逆,并有呕吐,《伤寒论》使用四逆汤治疗。厥逆有可能会影响生命,所以应先治疗厥逆。

呕而脉弱,小便复利,身有微热,见厥者难治,四逆汤主之。(第377条)

6.转气欲自利

厥阴病病人腹痛,如果转气少腹,腹中有肠鸣转气,此将要自利。能够肠鸣、矢气,一般病情较轻。水泻严重时是不可能会矢气的,能够矢气说明水泻在减轻,病情在好转。《伤寒论》没有提出治疗方药。可用后世创制的香连丸、戊己丸。

伤寒四五日,腹中痛,若转气下趋少腹者,此欲自利也。(第358条)

(三)呕吐证

1.呕吐涎沫证

《伤寒论》无论三阳证还是三阴证,都可能会发生呕吐。本病是厥阴病发生的干呕、吐涎沫,说明胃中是空的,没有食物呕吐出来。涎沫为胃液,由于炎症刺激而分泌过多,因而《伤寒论》使用吴茱萸汤治疗。吴茱萸与人参配伍治疗手足厥冷;吴茱萸与生姜配伍温中和胃,治疗厥逆是适宜的,并能化去涎沫。但本方既不能消除炎症,也不能止住呕吐,也不能治疗头痛。

《金匮要略》呕吐篇除了使用吴茱萸汤外,尚有半夏泻心汤、小半夏汤与黄芩加半夏生姜汤,使用半夏与生姜止呕,其较吴茱萸汤更适合。

葛洪《肘后备急方》提出吴茱萸与黄连同用,用于止呕解痛,朱丹溪取名为左金丸,这是后世的发展。

干呕,吐涎沫,头痛者,吴茱萸汤主之。

吴茱萸汤方:吴茱萸一升(汤洗七遍),人参三两,大枣十二枚(擘),生姜六两(切)。

上四味,以水七升,煮取二升,去滓,温服七合,日三服。(第378条)

2.寒格呕吐

《伤寒论》提出寒格呕吐的概念。厥阴病本有上热下寒的表现。医生误治,再次使用吐下法,上下寒热之气相隔,不能上下升降,《伤寒论》称为寒格。格为格拒之意。其表现为食物入口即吐,使用干姜黄芩黄连人参汤。

饮食入口即吐的寒格呕吐有轻重缓急之分,上消化道炎症和功能紊乱,使用本方,温中清热和胃,治疗可能会有效。上焦膈证也有这种表现,尤其是食道癌、贲门癌,格拒更为严重。癌症使用本方则不会有效。

伤寒本自寒下,医复吐下之,寒格更逆吐下,若食入口即吐,干姜黄芩黄连人参汤主之。

干姜黄芩黄连人参汤方:干姜、黄芩、黄连、人参各三两。

上四味,以水六升,煮取二升,去滓,分温再服。(第359条)

3.呕而发热

对于厥阴病病人,《伤寒论》还提出除了呕吐,尚有许多同时发生的症状,发热使用小柴胡汤治疗,既能退热,又能止呕。小柴胡汤的适应证就有心烦喜呕,说明小柴胡汤并非仅仅用于治疗少阳病,它还能治疗各种发热和呕吐。方中柴胡能退热,半夏、黄芩与生姜都是治呕的良药,但一般不用人参。

呕而发热者,小柴胡汤主之。(第379条)

4.痈脓证并发呕吐

《伤寒论》还提出呕吐是患有痈脓病者的并发症,不可治呕,出脓则愈。对于呕吐下利,身热,厥冷者,先治疗厥证。这些都是正确的。

呕家有痈脓,这是痈脓并发的全身性症状,当然先治疗痈脓。脓疡出脓则愈,呕吐可随之而愈。

呕家有痈脓者,不可治呕,脓尽自愈。(第376条)

(四)心下烦满等证

1.心下烦满

《伤寒论》提出厥阴病和太阳病病人有寒邪结在胸中,心下烦满或痞硬的表现。厥阴病为心下烦满,饥不能食。太阳病为胸中痞硬,气上冲咽喉。烦满、痞硬都是实证。

胸中、心下是什么部位?《金匮要略》明确指上脘。什么邪气结在上脘?此当为寒性实邪,如痰涎、积饮和宿食。这些实邪所在部位较高,当须使用吐法治疗,宜瓜蒂散。现代极少使用吐法,如有需要,则使用插管洗胃的方法。

瓜蒂为甜瓜蒂,研末吞服则引起呕吐,水煎服有保肝效果。现知甜瓜蒂含瓜蒂素和葫芦素B。瓜蒂素少量即可引起呕吐。水煎后瓜蒂素被破坏,溶解出葫芦素B,具有保肝降酶的作用,可用于治疗各种肝炎引起的转氨酶升高。

病人手足厥冷,脉乍紧者,邪结在胸中,心下满而烦,饥不能食者,病在胸中,当须吐之,宜瓜蒂散。(第355条)

病如桂枝证,头不痛,项不强,寸脉微浮,胸中痞硬,气上冲喉咽,不得息者,此为胸有寒也。当吐之,宜瓜蒂散。(第166条)

瓜蒂散方:瓜蒂一分(熬黄)、赤小豆一分。

上二味,各别捣筛,为散已,合治之,取一钱匕,以香豉一合,用热汤七合,煮作稀糜,去滓,取汁和散,温顿服之。不吐者,少少加,得快吐乃止。诸亡血虚家,不可与瓜蒂散。

2.胸胁烦满并便血

《伤寒论》提出伤寒热少微厥的轻症。热除,欲得食,其病为愈。若厥而呕,胸胁烦满者,其后必便血。此便血当为大便出血。

伤寒热少微厥,指头寒,嘿嘿不欲饮食,烦躁,数日小便利,色白者,

此热除也,欲得食,其病为愈。若厥而呕,胸胁烦满者,其后必便血。(第339条)

3.心下悸

《伤寒论》提出厥阴病厥而心下悸。心下悸是由于心下有水气。厥阴病既有厥逆,又有水气,水气则加重了厥逆,并引起心下悸,因此宜先治水,使用茯苓甘草汤治疗,温阳利水。

心下悸不是心悸,心下当为上、中二焦之间。少阴病则使用真武汤治疗,也是温阳利水。临床上桂枝和附子二药可分可合。附子偏重于心源性水肿,桂枝偏重于肺源性水肿。脾源性水肿、肾源性水肿则桂附二药同用。

伤寒厥而心下悸,宜先治水,当服茯苓甘草汤,却治其厥;不尔,水渍入胃,必作利也。(第356条)

茯苓甘草汤方:茯苓二两,甘草一两(炙),生姜三两(切),桂枝二两(去皮)。

上四味,以水四升,煮取二升,去滓,分温三服。

少阴病,二三日不已,至四五日,腹痛,小便不利,四肢沉重疼痛,自下利者,此为有水气,其人或咳,或小便利,或下利,或呕者,真武汤主之。

真武汤方:茯苓三两,芍药三两,白术二两,生姜三两(切),附子一枚(炮,去皮,破八片)。

上五味,以水八升,煮取三升,去滓,温服七合,日三服。若咳者,加五味子半升,细辛一两,干姜一两;若小便利者,去茯苓;若下利者,去芍药,加干姜二两;若呕者,去附子,加生姜,足前为半斤。(第316条)

4.心下悸并下利

《伤寒论》提出"水渍入胃,必作利也"。水气向下入于下焦,必然作利。下利也可以由水气引起。少阴病316条文中明确为"自下利者,此为有水气"。心源性和肺源性腹水,可引起肠道水肿性腹泻,这是真武汤和茯苓甘草汤的适应证,两方可同用。

茯苓甘草汤也用于治疗太阳病的水气证。

伤寒,汗出而渴者,五苓散主之;不渴者,茯苓甘草汤主之。(第73条)

（五）热证

1.里热证

厥阴病篇中提出,伤寒脉滑而厥,为有里热,一方面手足厥冷,脉滑,有内热,使用白虎汤以清内热。不要以为白虎汤只能治疗高热,实际上低热、内热都可以使用白虎汤。笔者临床常常使用生石膏、知母与生地等,治疗免疫病内火旺盛。

伤寒脉滑而厥者,里有热,白虎汤主之。(第350条)

2.痈脓证

《伤寒论》提出脉数,其热不罢,热气有余者,必发痈脓。痈脓与厥阴病没有直接关系。厥阴病反复发热发厥,抵抗力降低,很容易继发皮肤感染。痈脓必有发热,更可能会加重厥逆。说明古代卫生条件差,皮肤感染性疾病多。

故期之旦日夜半愈。后三日脉之,而脉数,其热不罢者,此为热气有余,必发痈脓也。(第332条)

（六）虚证

1.虚烦证

厥阴病病人下利后更烦,此为虚烦,按之心下濡软,说明上腹无积滞,为虚证。这与太阳病治疗"虚烦不得眠"使用栀子豉汤是相同的。

下利后更烦,按之心下濡者,为虚烦也,栀子豉汤主之。(第375条)

2.亡血证

《伤寒论》提出亡血者,血虚而厥。腹中濡软,没有积滞,不可使用下法,血虚证使用下法治疗,则会加重病情,甚至死亡。《伤寒论》没有给出治疗方药。

伤寒五六日,不结胸,腹濡,脉虚复厥者,不可下,此亡血,下之死。(第347条)

3.戴阳证

戴阳证的症状有腹泻,下利清谷,面赤,身有微热,微厥,"其面戴阳,下虚故也"。中医将手足厥冷、升火面赤、上盛下虚称为戴阳证。这不但见于严重的水泻患者,也见于其他疾病患者,如高血压病及其危象、系统性红斑狼疮等。《伤寒论》没有给出方药,后世针对高血压病提出引火归元的治法。系统性红斑狼疮则使用滋阴化瘀法。

> 下利,脉沉而迟,其人面少赤,身有微热,下利清谷者,必郁冒汗出而解,病人必微厥。报以然者,其面戴阳,下虚故也。(第366条)

4.冷结关元膀胱证

症状有手足厥冷,小腹满,按之痛,"此冷结在膀胱关元也"。《伤寒论》中没有方药,后世提出使用温里法,使用桂枝附子汤等。膀胱为储藏津液之腑。关元为任脉的穴位,丹田之气沉于气海、关元,其深部可达膀胱。厥阴病阴寒之气下沉关元和膀胱,因而一方面手足厥冷,并有小腹满、按之痛的表现。冷结膀胱可有小便清长的症状。冷结关元,男子可有阳痿、死精的表现,女子可有痛经、闭经的症状。临床上热结膀胱,小便短赤者较多,小便清长为肾虚的表现,后世一般不提冷结关元、冷结膀胱。

> 病者手足厥冷,言我不结胸,小腹满,按之痛者,此冷结在膀胱关元也。(第340条)

5.脏厥证

《伤寒论》提出脏厥的概念,伤寒厥阴病脉微而厥,全身皮肤发冷,其人阴气重而阳气微,阳气欲绝;烦躁没有暂时的安息,此为脏厥。脏厥为内脏厥冷。全身内外皆阴寒厥冷,此人恐将不久于人世。《伤寒论》没有提出方药。

> 伤寒脉微而厥,至七八日肤冷,其人躁,无暂安时者,此为脏厥,非蛔厥也。(第338条上)

(七)蛔厥证

厥阴病还可能发生呕吐蛔虫的症状。蛔厥证,包括肠道蛔虫症和胆道蛔虫症。

《伤寒论》乌梅丸治疗胆道蛔虫症是有效的。经研究,其方中十味中药,没有一味具有杀灭或抑制蛔虫的作用,而是通过改变胆道内环境,促使蛔虫退回肠道并排出体外。后世改称乌梅安蛔丸,安蛔而不是杀灭蛔虫。

条文中的"脏寒",前辈注解为胃寒,因而发生蛔厥。蛔虫从胃中呕出。但胃是腑,不是脏。此"脏寒"泛指内脏。

> 蛔厥者,其人当吐蛔。令病者静,而复时烦者,此为脏寒。蛔上入其膈,故烦,须臾复止,得食而呕,又烦者,蛔闻食臭出,其人常自吐蛔。蛔厥者,乌梅丸主之。

> 乌梅丸方:乌梅三百枚,细辛六两,干姜十两,黄连十六两,当归四两,附子六两(炮,去皮),蜀椒四两(出汗),桂枝(去皮)六两,人参六两,黄柏六两。

> 上十味,异捣筛,合治之,以苦酒渍乌梅一宿,去核,蒸之五斗米下,饭蒸捣成泥,和药令相得,内臼中,与蜜杵二千下,丸如梧桐子大,先食饮服十丸,日三服,稍加至二十丸,禁生冷滑物臭食。(第338条下)

(八)厥阴病危重症

1.哕证

哕证现代称为呃逆,民间称为"打嗝"。《伤寒论》分虚哕、实哕两证。

(1)实哕:有腹满、大便或小便不利的症状,通利后即可治愈,但《伤寒论》提出通利方法,没有提出治疗方药。《金匮要略》上有相同的条文,并提出用橘皮汤和橘皮竹茹汤治疗。

> 伤寒哕而腹满,视其前后,知何部不利,利之即愈。(第381条)

《金匮要略·呕吐哕》:"干呕、哕,若手足厥者,橘皮汤主之。""哕逆者,橘皮竹茹汤主之。"现代孩子吃饭时吸了凉气,然后打嗝,这是功能性膈肌痉挛,吃一口热饭就会缓解。这属于实呃,如果反复发作,服用丁香柿蒂汤可以缓解。

(2)虚哕:《伤寒论》提出"胃中寒冷",多引起慢性经常性呃逆。因膈肌痉挛引起的慢性呃逆,服用丁香柿蒂汤可以缓解。顽固的呃逆,刀豆子的效果更好。《本草纲目》记载:"刀豆治呃,优于柿蒂。"以前曾遇到贲门癌放疗后反复呃逆一月余,中西药物都无效,在原方丁香柿蒂汤中加入刀豆子一两,呃逆很快就停止。肝癌、胃癌晚期,呃逆不停,病情危重,为"极虚"之呃,说明胃气将绝,即将死亡。

> 伤寒大吐大下之,极虚,复极汗者,其人外气怫郁,复与之水,以发其汗,因得哕。所以然者,胃中寒冷故也。(第380条)

（3）朱丹溪的观点：丹溪提出后世称哕为呃，分热呃、寒呃，并提出寒呃最危，与《伤寒论》极虚之呃是一致的。

《丹溪心法·咳逆》："古谓之哕，近谓之呃，乃胃寒所生，寒气自逆而呃上，此证最危。亦有热呃，已见伤寒证。"

2.除中证

《伤寒论》提出除中的概念，除中证的症状有发热、腹冷、厥逆，"当不能食，今反食者，此名除中，必死"。书中没有方药。后世早已不用除中的证名。

伤寒脉迟六七日，而反与黄芩汤彻其热。脉迟为寒，今与黄芩汤复除其热，腹中应冷，当不能食，今反能食，此名除中，必死。（第333条）

伤寒始发热六日，厥反九日而利。凡厥利者，当不能食，今反能食者，恐为除中。食以索饼，不发热者，知胃气尚在，必愈，恐暴热来出而复去也。（第332条）

第四节　三阴病腹泻证的各种临床表现和区别

一、胃肠道症状

1.下利

下利为腹泻的意思。下利清谷现称为水泻、泻下水样便，为严重的水泻。这是急性肠炎或食物中毒的临床表现。

太阴病篇有"暴烦下利日十余行，必自止"，虽然腹泻次数较多，但还不到下利清谷，不能自止的严重程度。

少阴病篇有"下利清谷""下利不止""自利清水，色绝青"，水泻不止，便色绝青，这是严重的水泻。

厥阴病篇有"大下利""泄利不止""下利清谷"的记载，说明水泻也非常严重。

2.下重

下重后世称为里急后重，这是细菌性痢疾和阿米巴痢疾的临床表现。少数免疫病肠炎患者和肠癌病人也可能会有不典型的里急后重症状。

太阴病和少阴病都没有"下重"的记载。厥阴病篇有"热利下重",说明太阴病下利和少阴病下利为急性肠炎或食物中毒之腹泻,厥阴病下利为痢疾之腹泻。古代卫生条件较差,急性肠道感染性疾病多。

3.大便脓血和便血

少阴病篇只有一条记载"下利便脓血",厥阴病篇有许多条文记载"必便脓血"和"便血"的症状。大便脓血是细菌性痢疾和阿米巴痢疾的临床表现。

大便黏冻样、带血也可能是免疫病肠炎和肠癌的临床表现,但这些都是慢性病,而且都是非感染性肠病,不是《伤寒论》论述的内容。

太阴病篇下利,没有大便脓血和便血的症状,排除了痢疾的可能性,显然这是肠炎腹泻。

4.腹痛、腹满

腹痛、腹满,各种急性、慢性肠病都会发生,是非特异性症状。三阴病都有腹痛、腹满的症状。太阴病篇有"腹满时痛",少阴病篇有"腹痛",厥阴病篇有"腹满,按之痛""哕而腹满"的症状。

5.呕吐

三阴病都有呕吐,太阴病篇有"腹满而吐",少阴病篇有"自欲吐""吐利",厥阴病篇有"若厥而呕""若食入口即吐""干呕吐涎沫"的症状。

三阴病呕吐主要是急性胃炎和食物中毒的症状。上消化道梗阻性呕吐是慢性病,有一个逐渐形成并加重的过程,这与《伤寒论》的内容不符。

二、全身性症状

1.发热、恶寒

胃肠病一般不发热,只有在急性炎症、出现毒血症时,才会有发热、恶寒症状,尤其是急性细菌性痢疾会有中毒性高热。胃肠型流感,既有发热、恶寒,又有腹痛、腹泻,是常见的临床表现。太阴病没有发热症状,少阴病和厥阴病都有发热的症状。太阴病下利病情较轻,没有中毒性症状。少阴病、厥阴病病情较重,并有发热、恶寒等中毒性症状。

太阴病有"脏有寒""手足自温",没有发热、恶寒的症状。

少阴病有"少阴病,始得之,反发热""背恶寒""四逆恶寒而身蜷";厥阴病有"必发热""下利厥逆而恶寒""寒多热少""内有久寒""里寒外热"的症状。

2.少尿

体内失水可引起少尿,现代通过输液基本能解决。太阴病"小便自利",没有少尿的症状。因此,太阴病腹泻较轻,没有失水的情况。少阴病有"下利不止,小便不利""小便必难"的症状。这是体内失水的表现。厥阴病没有尿少的症状,而有"数日小便利,色白者""小便复利"的记载。由于厥阴病以大便脓血和便血为主,失水较少,服汤药就能补充水分。但厥阴病也有下利清谷的症状,因此也可能会引起失水。

3.口渴

太阴病有"自利不渴者,属太阴",口不渴,说明没有失水的情况。

少阴病有"故饮水自救""自利而渴者,属少阴也""口燥咽干者,急下之""口干燥者"等记载,说明有较严重的失水情况。

厥阴病有"下利欲饮水"的记载,但没有口渴的记载,说明有失水的情况,但较少阴病轻。

三、三阴病腹泻证的并发症

(一)关节痛

三阴病腹泻证并发关节痛,情况有两种:一是外感风寒,肠道感冒,有一些病人有这种症状;二是肠病性关节炎,是肠病的并发症。这些都是变态反应引起的,虽然不是常见病,但临床上还是存在的。

太阴病有"四肢烦疼"的记载。少阴病有"身体痛,手足寒""骨节痛""四肢烦疼""四肢沉重疼痛"的记载。厥阴病有"四肢痛""身体疼痛"的记载。

(二)但欲寐,烦躁,谵语

谵语,只欲睡觉,烦躁,是神志症状。这是菌血症和毒血症,或者是电解质紊乱引起的,是重症的表现。少阴病、厥阴病并发神志症状,在当时死亡率可能是较高的。但这不是中毒性脑病。

太阴病没有但欲寐、烦躁、谵语症状,虽有"四肢烦疼",但这是四肢疼痛不舒而烦,因痛而烦,与单纯的心情烦躁不同。

少阴病有"脉微细,但欲寐""心烦,但欲寐""吐利躁烦""复烦躁不得卧寐者,死"。少阴病烦躁欲寐说明病情很重。

厥阴病有"烦躁""下利谵语""下利厥逆,躁不得卧者,死"。厥阴病烦躁说明病情也很重。

(三)手足逆冷

1.三阴病的手足逆冷

手足逆冷为手足清冷、寒冷的意思。四肢逆冷证简称四逆证,是上吐下泻的并发症,为脱水、虚脱、休克的表现。它在古时是重危之症,且死亡率颇高。现在一般都能治愈。

太阴病"手足自温",没有四肢逆冷的症状。少阴病有"吐利,手足逆冷,烦躁欲死者,吴茱萸汤主之"。说明病情虽重,尚能治疗,但也可能会死亡。

厥阴病有"下利手足厥冷,无脉者灸之,不温,若脉不还,反微喘者死""下利后脉绝,手足厥冷,晬时脉还,手足温者生,脉不还者死"的记载。说明厥阴病下利后手足厥冷,脉绝,病人处于休克状态,服用吴茱萸汤后,脉还者血压上升,能够生存,脉不还者血压不能上升,会死亡。现代研究证实,吴茱萸汤具有升压作用,但现在有更好更快的升压方法,服用吴茱萸汤有助于巩固疗效。

2.关于四逆汤和四逆散

《伤寒论》少阴病篇名四逆的方剂有两个,四逆汤和四逆散。四逆汤适用于里外寒冷之证,在太阳病、阳明病、太阴病、少阴病和厥阴病中都有描述。四逆散与四逆汤不同,适用于内热外寒之证。临床上有这样的情况,患者一方面手足清冷,另一方面体内有火,这是由于阳气内郁于里,不能达于四肢。这是阴阳失调,寒热不和,而不是阴虚阳虚。对于这种情况,使用寒药会更加怕冷,使用温药会更加怕热。这需要使用经方四逆散加减,柴胡、芍药、枳壳与甘草等,以及后世的逍遥散,将内郁之阳气疏解引导,达于四肢,从而使整个人体达到外不冷、内不热,阴平阳秘的状态。

（四）厥证和厥逆证

1.《内经》关于厥的概念

《内经》提出厥的概念,厥证由阳气逆乱所致,令人暴不知人。张景岳诠释为突然发生眩仆脱绝表现,病名为厥。阳气逆乱的意思为阴阳不和,阳气乱而逆上,阴气内夺而发厥。阴阳二气尚不到离决的程度,经抢救有生存的可能。

《素问·厥论》:"厥或令人腹满,或令人暴不知人,或至半日远至一日乃知人者何也……逆则阳气乱,阳气乱则不知人也。"王冰注:"厥,谓气逆上也。"

2.《伤寒论》对厥的解释

《伤寒论》提出厥为阴阳气不相顺接,手足逆冷之证。

《伤寒论》:"凡厥者,阴阳气不相顺接,便为厥。厥者,手足逆冷者是也。"

3.关于逆冷、厥冷、厥逆

《伤寒论》对于逆冷、厥冷、厥逆的论述,三者在用词上的差别,古代注解就有不同。厥为阳气逆乱,可能发生昏厥之意,逆为逆冷之意。厥逆证既有厥,又有逆冷,并且较单纯的厥证和单纯的逆冷证的病情更为严重。

4.昏厥之意

昏厥不是昏迷。严重的腹泻患者有可能会昏厥,可发生一时性的轻度神志不清,但一般不会发生昏迷。

5.三阴病的厥逆

三阴病有厥和厥逆的表现,其轻重程度有很大的区别。太阴病没有厥证和厥逆的表现。少阴病没有厥证,但有厥逆证,厥逆为下利的严重并发症,并且很严重。"利不止,厥逆,无脉,干呕烦者,白通加猪胆汁主之,服汤药脉暴出者死,微续者生"。厥阴病既有厥证,又有厥逆证,都是重症、危症,病人可能会死亡,但现在都可以纠正。

6.厥证有寒热之分

厥证有热厥、寒厥之分。热厥使用白虎汤治疗,寒厥使用当归四逆汤和温灸治疗。说明这些厥证都能够使用方药医治,虽病重,但尚不是危症。

"厥深者,热亦深;厥微者,热亦微""伤寒脉滑而厥者,里有热,白虎汤主之",

这是关于热厥的记载。

"手足厥寒,脉细欲绝者,当归四逆汤主之""伤寒脉促,手足厥逆,可灸之",这是关于寒厥的记载。

7.厥证厥逆证有危重症

严重的下利并发厥逆厥不止之证,为危重症,《伤寒论》提出会死亡。厥阴病"下利至甚,厥不止者,死""下利厥逆,躁不得卧者,死"。

四、三阴病的脉象

《内经》有脉论四篇,对脉象非常重视。《伤寒论》也非常重视脉象,在那个时代,对于急性腹泻,脉象的快慢、强弱、有无,的确能反映人体的情况,如热度、血压、心脏等相关病情的轻重缓急。这些变化现代都可以使用器械测定,并都有客观数据。中医传统是依据望闻问切四诊来诊治病情,其中把脉就显得非常重要。现代有了理化检查,脉象可以作为参考,与器械检测互补。

1.太阴病

太阴病的脉象为"阳微阴涩而长""脉浮""脉浮而缓""脉弱"。这些脉象反映太阴病的病情较轻,尚没有并发症。

2.少阴病

少阴病的脉象可分为轻重两种情况。

(1)轻症:通过治疗能缓解或治愈者为轻症。"脉阳微阴浮者,为欲愈""脉沉细数,病为在里""尺脉弱涩者,复不可下之""自下利,脉暴微,手足反温,脉紧反去者,为欲解也""始得之,脉沉者""手足寒,脉弦迟者,此胸中实""下利微涩……灸之"。

(2)重症:出现阴竭阳亡的严重并发症,反映在脉象上主要是脉微,脉微细,脉微欲绝,脉不至,无脉,这显然是虚脱休克时的脉象,这在两千年前的条件下,死亡的可能性当然是很大的。《伤寒论》提出先无脉后暴出者死,这可能是回光返照。

《伤寒论》少阴病无脉不是真的没有脉搏,是微弱得连医生都摸不出来,现代器械能检测出有脉搏。现在无脉是血栓栓塞引起的,是真正的没有脉搏,会并发缺血性坏死。

"脉阴阳俱紧,反汗者,亡阳也。""脉微,不可发汗,亡阳故也。""手足厥逆,脉微欲绝……或利止脉不出者。""少阴病,脉微细沉……复烦躁不得卧者,死。""脉不至,不烦而躁者,死。""下利脉微者……厥逆无脉,服汤脉暴出者,死。"

3.厥阴病

厥阴病病情复杂,其主证为手足厥冷,分为四证,热厥、寒厥、脏厥、蛔厥。厥阴病有轻有重,热厥、蛔厥为轻症,寒厥、脏厥为重症,危重症可能会死亡。其预后由病情轻重决定,可反映在脉搏上。

(1)轻症:厥阴病脉微浮、脉数、脉弱、脉沉弦、脉微弱数者,能够自愈,虽发热而不死,当为轻症,非重症。

"厥阴中风,脉微浮为欲愈。""下利有微热而渴,脉弱者,今自愈。""下利脉数,有微热汗出,今自愈。设复紧,为未解。""下利脉沉弦者,下重也;脉大者,为未止。脉微弱数者,为欲自止,虽发热不死。"

(2)重症:主要脉象为脉细欲绝、脉微弱、无脉、脉不还等,这反映了病人处于衰竭和休克状态,在古代,出现这些脉象死亡率一定会很高。

寒厥虽然"难治",但使用四逆汤温其里,还可救治。

厥阴病脏厥证"脉微而厥",五脏厥冷,说明病人处于衰竭状态,恐不久于人世。除中证"脉迟为寒""必死",为死亡前的回光返照。

《伤寒论》没有记载蛔厥证脉象,疼痛虽重,但不会死亡。附《伤寒论》原文:"手足厥寒,脉细欲绝""呕而脉弱""脉微,手足厥冷""下利手足厥冷,无脉""若脉不还,反微喘者,死""下利后脉绝,手足厥冷,晬时脉还,手足温者生;脉不还者死""伤寒不利日十余行,脉反实者死""下利脉沉弦者,下重也;脉大者,为未止。脉微弱数者,为欲自止,虽发热不死"。

(3)关于舌苔

《内经》没有论述舌苔。《伤寒论》仅有个别条文记载了舌苔。直到明末清初温病学说兴起后,才有关于舌苔的专著。实际上呼吸道感染性疾病和胃肠病的舌质和舌苔变化还是较多的。但免疫性疾病病人绝大多数已经服用了激素,舌质都是红的,舌苔都是薄白腻的,已变成了假象,没有参考价值。

五、三阴病的预后

1. 太阴病的预后

由于太阴病的病情较轻,预后也较好。书中认为有自行"欲愈"的倾向,以及"腐秽"去后,腹泻能"自止"的情况。没有失水引起的口渴、尿少、烦躁、手足逆冷等并发症。

2. 少阴病的预后

少阴病的轻症有"自愈""欲愈""可治""不死"的情况,说明少阴病部分病人服用中药是能够救活并治愈的。

少阴病的重症,有严重的呕吐腹泻与严重的并发症,在张仲景所处的时代死亡率是很高的,书中记载了许多"难治""不治""死"的情况。

3. 厥阴病的预后

其轻症"其病当愈""故知自愈";病情复杂者"为难治";其重症"厥不还者,死""必死"。

第五节　三阳病、三阴病腹泻的十大治法

《伤寒论》提出腹泻的十大治法,为后世治疗各种腹泻奠定了基础。

一、《伤寒论》关于腹泻的十大治法

1. 祛风解表

太阳病篇有"太阳与阳明合病者,必自下利,葛根汤主之"。厥阴病篇有"下利,腹胀满……攻表宜桂枝汤"。使用麻黄、桂枝、葛根和芍药等辛温解表的药物,用散风祛寒的方法治疗腹泻,对于上呼吸道感染引起的腹泻,至今仍有临床指导意义。

后世的痛泻要方,防风与芍药同用,祛风解表,治疗风邪引起的腹痛、腹泻,对过敏性结肠炎,较麻黄、桂枝更为切合。

2.表里兼治法

太阳病篇对既有表证,又有"协热利"者,用葛根芩连汤,解表清里,表里兼治。葛根芩连汤是治疗急性肠炎的常用方药,有表证可用,没有表证也可用。葛根、黄芩的常用剂量为15g～30g,没有不良反应。

少阴病既有发热的表证,又有下利的里证,使用麻黄细辛附子汤,温经散寒,表里兼治。但麻黄细辛附子汤后世并不用于治疗外感,也不治疗下利,而用于回阳救逆的虚脱证。

3.清热解毒法

太阳病篇有"太阳与少阳合病,自下利者,与黄芩汤"。厥阴病篇有"热利下重者,白头翁汤主之"。

白头翁汤的白头翁、秦皮、黄连和黄柏四药,以及黄芩,都是治疗急性细菌性痢疾和阿米巴痢疾的常用中药,效果较好。笔者用白头翁、秦皮、黄芩的常用剂量为15g～30g,不良反应很轻。对于其他脏器的杆菌感染性疾病,效果也较好。

笔者将白头翁汤与四逆散同用,曾治疗3例肝脓肿,外科抽取脓液后,脓液再次增多,或剩余少量脓液不能定位抽取的患者,服用中药后都治愈了,热也消退了。B超检查证实痊愈。

笔者将白头翁汤与三拗汤同用,治疗急性支气管炎,发热,咳嗽,黄痰,血液白细胞升高,病人服用3帖药后,发热消退,咳嗽、黄痰明显减轻,白细胞下降,共服用14帖药治愈。CT检查证实痊愈。

笔者近年将白头翁汤与八正散同用,治疗3例免疫病继发急性尿路感染,都没有使用抗生素,病人服药后当夜发热消退,尿频、尿急、尿痛的症状缓解,第三天复诊,小便化验白细胞由满视野转为3～5个/HP,尿培养阴性。

4.温阳利水法

少阴病篇中的真武汤,治疗少阴病"有水气""自下利"(第316条)。说明这是治疗阳虚泄泻的重要方剂。真武汤方中只有茯苓和白术有健脾利水的功效,利尿的效果很弱。附子、芍药、生姜都不是利水药。因此,后世方剂学家认为真武汤温阳利水,是治疗肾虚水肿的代表方剂,而不用于治疗泄泻。

中医有利小便所以实大便的理论。后世对水湿引起的腹泻,使用利水化湿的方剂,多用胃苓汤、实脾散等。但不用它们治疗感染性腹泻,而用它们治疗腹水渗出初期肠壁水肿时的腹泻。

对于病毒引起的感冒腹泻,感染性腹泻,水泻过多,毒素已排出,成为寒泻者,以及药物引起的滑肠便稀者,至今临床还在复方中使用桂枝、芍药、附子、生姜、甘草与大枣等。生姜可改为炮姜或干姜,抑制肠壁水肿、渗出,效果更好。

5.健脾理中法

理中丸为霍乱病篇的方剂,后世有附子理中丸、黄连理中汤等衍变方,使用党参、白术、茯苓、炮姜和甘草等,治疗慢性腹泻,大便溏薄,腹痛隐隐,辨证为脾虚泄泻者。健脾的方剂后世尚有参苓白术散等。

炮姜与白术有燥湿功效,具有抑制肠壁水肿的作用,因此,能促使稀薄的大便成形。人参、党参与黄芪等健脾补气药,能改善全身的气虚和肠功能减退的脾虚,有助于大便成形。但对于感染性腹泻,即使大剂量使用这些药,也无济于事。

6.益肾温阳法

太阳病篇有"利下不止,心下痞硬,表里不解者,桂枝人参汤主之"。少阴病篇有"少阴病,下利,白通汤主之"。

使用桂枝、干姜等热药治疗慢性腹泻,大便有泡沫,腹中冷痛,辨证为脾肾阳虚者。后世对于肾虚泄泻,一般使用四神丸和右归丸。治疗泡沫便的寒泻,当用炮姜、干姜、姜黄、吴茱萸和桂枝等热药为好。老人慢性腹泻当与五味子、补骨脂、吴茱萸和鹿角片等补肾药四神丸或右归丸同用为好。但四神丸的肉豆蔻与桃仁相似,能引起滑肠,因此,四神丸用于大便既不成形,又不通畅的病人较为适宜。肉豆蔻不适用于慢性泡沫便的脾虚及肾虚寒泻。

7.疏肝理气法

阳明病篇有"阳明病,发潮热,大便溏……与小柴胡汤"。少阴病篇有"少阴病……或腹中痛,或泄利下重者,四逆散主之"。使用柴胡、白芍、枳实及黄芩,以及后世的痛泻要方,用疏肝理气的方法,或与清热解毒药相结合,治疗肝气横逆、肝木侮脾而腹痛腹泻的患者,至今临床上还在使用。

疏肝理气法治疗腹泻尚感不足,主要是解除腹泻时的腹痛,常加用木香、砂仁等,以加强理气止痛的效果。

8.清热止血法

少阴病篇有黄连阿胶汤(黄连、黄芩、芍药及阿胶等),治疗"心中烦,不得卧"之证。后世将黄连阿胶汤用于治疗久痢脓血之证。该方治疗溃疡性结肠炎,经常腹泻,带有黏冻和出血的患者有效。

《金匮要略》上有"下利肺痛,紫参汤主之"。紫参又名石见穿,有清热凉血的功效,民间用于治疗肠炎腹泻和肝炎,效果一般。民间中草药人苋和地锦草,二药又名血见愁,有清热化瘀的功效,笔者将其用于治疗肠炎、细菌性痢疾和溃疡性结肠炎的腹泻。

9.固涩止泻法

太阳病篇有"伤寒服汤药,下利不止""此利在下焦,赤石脂禹余粮汤主之"。少阴病篇有"下利便脓血者,桃花汤主之"《金匮要略》上有诃梨勒散,诃梨勒又名诃子。后世还用真人养脏汤止泻。

赤石脂与禹余粮温肠固涩,止泻止血。对于水泻不止的患者,非固涩不能止泻,这两种药是有效的。重症水泻,使用煨诃子与罂粟壳,效果更好。

笔者对于免疫病服用生地、生石膏、虎杖和五加皮等药引起的滑肠便稀的患者,以及肠道免疫病,有腹痛、腹胀及腹泻等症状的患者,常在复方中加入石榴皮、芡实、金樱子、赤石脂、灶心土、黄连及炮姜炭等,以涩肠止泻,减少水分和便次。

10.通因通用法

太阳病篇有"大便反溏,腹微满……与调胃大承气汤"。少阴病"下利清谷"有"急下之,宜大承气汤"的治疗方法。厥阴病篇有"下利谵语者,有燥屎也,小承气汤主之"。使用三承气汤治疗腹泻,主要中药是大黄,为《内经》提出的通因通用法。但这是有条件的,一是有里急后重的症状,二是有腹泻并有燥屎的情况。

对于溃疡性结肠炎,既有腹泻、大便脓血,又有大便不畅难解的症状,在复方中加入虎杖与羊蹄,无效者,则加入大黄,这也是通因通用之法。

发热,腹泻,在失水的情况下,大便反而变得干燥难解,使用泻下的方药治疗,后世中医称为急下存阴,急下存津。但现代通过静脉输液,这种情况已极少发生。急下存津是理论上的,泻下会加重伤津脱液。

对于急性细菌性痢疾患者发热、大便次数频多、里急后重、不畅难下、水泻、腹痛,笔者将小承气汤和白头翁汤同用,有很好的疗效。一帖药后,大便次数虽然多了,但畅通了,高热随之消退,腹痛随之缓解,第二天腹泻停止。这比抗生素的效果更好更快,这也属于通因通用之法。至于丢失水分和电解质,可输液补充。

二、腹泻并发症的治法

1.回阳救逆法

对于少阴病"手足厥逆,脉微欲绝,或无脉"的患者,并发虚脱、休克的症状,《伤寒论》使用四逆汤、通脉四逆汤,或白通汤、白通加猪胆汁汤,用回阳救逆法治疗。药物有附子、干姜、甘草、葱白和猪胆汁。回阳救逆,升高血压的中药主要有人参、吴茱萸、附子和干姜等。猪胆汁并不能治疗虚脱、休克,而是用来纠正电解质紊乱。现代通过输液和抗休克治疗,绝大多数病人可抢救过来。

2.降逆温胃法

少阴病以呕吐为主的患者,使用吴茱萸汤治疗,以吴茱萸为君药,配合人参、生姜与大枣,温胃降逆。

后世对于呕吐的治疗,有更多的方药,如二陈汤、温胆汤及左金丸等。吴茱萸与生姜仍是常用药,一般不用人参。

3.温经散寒法

这是针对少阴病背寒、骨节痛的患者,附子汤以附子为主,还有人参、白术、茯苓与芍药诸药。现对于关节疼痛的痹证,大都使用乌头汤,很少使用附子汤。附子和乌头是同类药,都可用来治疗关节痛,乌头的效果更好一些。笔者常使用关白附,其抗炎镇痛的效果更好,而且安全,没有不良反应。

第六节 学习《伤寒论》的体会

最后,笔者再谈一点体会。《伤寒论》是中医的经典著作,对于以前的中医来说,是必读的书籍。

一、《伤寒论》经方的运用

1.《金匮要略》运用的主要方剂

《伤寒论》和《金匮要略》两书都是张仲景的著作。《伤寒论》六经病中有许多重要方剂,在《金匮要略》中被大量运用,用来治疗内科杂病。

《伤寒论》三阳病的主方,如桂枝汤、麻黄汤、葛根汤、白虎汤、大小青龙汤、大小承气汤、大小柴胡汤、大小建中汤、泻心汤、茵陈蒿汤、栀子豉汤、抵当汤、桃核承气汤、十枣汤、猪苓汤、五苓散和瓜蒂散等;三阴病的主方,如四逆汤、真武汤、吴茱萸汤、白头翁汤与乌梅丸等,在《金匮要略》中都被运用了。

2.元朝对《伤寒论》方药的运用

《伤寒论》中的方药,虽然张仲景在《金匮要略》中早已用来治疗内科杂病,但后世用来治疗各种疾病还需要提高到理性上来认识。

元朝先有王海藏《阴证略例》,提出将《伤寒论》的经方扩大应用范围,用于治疗温病和内科杂病的观点。后有王安道《医经溯洄集》说得非常明白:"夫仲景立法,天下后世之权衡也。故可借焉以为他病用。虽然,岂特可借以治温暑而已。凡杂病之治,莫不可借也。"他们的观点,对于后世《伤寒论》经方扩大运用范围至内科杂病、温病产生了重大的影响。

3.温病学派的运用

明朝、清朝,温病学派和时方学派兴起,温病学说是在传承《伤寒论》的基础上发展起来的,其代表性著作有叶天士的《临证指南医案》和吴鞠通的《温病条辨》。两书都大量运用《伤寒论》的方剂,并在此基础上创新了系统性理论,研制了一系列的新型方剂。

4.现代治疗感染性疾病的水平早已提高

三阳病的感染性发热疾病、三阴病的感染性腹泻疾病及细菌感染性疾病高死亡率的时代早已过去。现代对于这类感染性疾病,即使是重症和并发症,通过中西医结合治疗,绝大多数的患者都能够抢救过来。

现代对于病毒感染性疾病、真菌感染性疾病,或者是混合感染性疾病的治疗,尚有难度,还有一定的死亡率,《伤寒论》的经方尚有用武之地。

5.笔者提出运用经方治疗免疫病

《伤寒论》中的大量方药,笔者不仅用于治疗三阴三阳病,还将经方运用到风湿免疫病中,能够显著地提高疗效。如使用桂枝汤加减治疗关节肿胀、积液,使用麻黄汤、大小青汤龙加减治疗间质性肺炎继发感染引起的顽固性咳嗽低热;白虎汤治疗成人斯蒂尔病持续性高热不退;大柴胡汤加减治疗免疫性肝病;泻心汤加减治疗溃疡性结肠炎等。不学习《伤寒论》,开方子都无从着手。

6.《伤寒论》要学以致用

笔者曾在医院带教青年中医时,他们对于《伤寒论》的认识仅是在《方剂学》中学了一些经方,至于这些经方如何应用,则一无所知。

学医死记硬背、不求甚解的时代已经过去,中医重要的理论、观点和方药我们必须在理解的基础上记住。如何结合临床做好《伤寒论》的阐释,这是我作为老师的任务。笔者在本书中做了一些探讨,对于整理文献和临床应用有一定的指导意义。

二、免疫病及感染性发热的经方运用

1.免疫病发热的经方运用

免疫病发热有自身的免疫性发热与继发感染引起的发热。白虎汤是最佳的退热药。生石膏的剂量和服法必须参考《伤寒论》,书上生石膏的剂量是一斤,温服一升,日三服。古制换算,约为六两,温服一大杯,一日三大杯。

笔者的体会是免疫病高热,不论是原发病的高热,还是激素减量后的反弹性高热,生石膏的用量是90g～120g,先煎15～30分钟,每日分3～4次服用,连服数天后才能够有效,高热是能够逐渐消退的。

2.感染性发热的经方运用

对于病毒感染性发热,如上呼吸道感染、肺支气管感染等引起的发热,白虎汤、麻杏石甘汤与大青龙汤都是有效的方剂。

对于杆菌感染性发热,如急性肠道、胆道、泌尿道和呼吸道感染引起的发热等,白头翁汤与葛根芩连汤等都是有效的方剂。两方各药的剂量,书上是二两至半斤。古制换算后,较现今书上和临床的常用剂量大得多。

对于胆道、胰腺感染性发热等,小柴胡汤、大柴胡汤、黄芩汤与白头翁汤等,都是有效的方剂。笔者的体会是白头翁、秦皮、黄芩和葛根,抗感染的常用剂量为30g~60g才能有效。但柴胡、黄连与黄柏的剂量增大了,会有明显的消化道反应,宜用常规剂量。

笔者以前在病房中,在未用抗生素的情况下,单纯应用这些方剂加减,并且增大主药剂量,对急慢性肠炎、急性细菌性痢疾、急慢性肺支气管炎、急性胆道感染、急性单纯性胰腺炎、慢性肝脓肿及急慢性尿路感染等,采用祛邪外出的方法,都取得了很好的疗效。但前提必须是邪有出路,并且没有严重的并发症,患者的体质较好。在大多数情况下,中药与抗生素同用一是能增强抗感染的力度,二是能加速毒素的排泄,三是增强了免疫功能,因此可以明显增效。

第四章　霍乱与劳复

第一节　辨霍乱病脉证并治

一、概说

《伤寒论》提出霍乱病，有呕吐、下利症状的名为霍乱。

问曰：病有霍乱者，何？ 答曰：呕吐而利，此名霍乱。（第382条）

二、病因病机

《伤寒论》认为霍乱属于外感病，为伤于寒邪所引起。

三、《伤寒论》原文

问曰：病发热头痛，身疼恶寒吐利者，此属何病？ 答曰：此名霍乱。霍乱自吐下，又利止，复更发热也。（第383条）

恶寒，脉微而复利，利止亡血也，四逆加人参汤主之。（第385条）

霍乱，头痛发热，身疼痛，热多欲饮水者，五苓散主之；寒多不用水者，理中丸主之。（第386条）

吐利止，而身痛不休者，当消息和解其外，宜桂枝汤小和之。（第387条）

吐利汗出，发热恶寒，四肢拘急，手足厥冷，四逆汤主之。（第388条）

既吐且利，小便复利，而大汗出，下利清谷，内寒外热，脉微欲绝者，四逆汤主之。（第389条）

吐已下断，汗出而厥，四肢拘急不解，脉微欲绝者，通脉四逆加猪胆汤主之。（第390条）

四、临床表现

霍乱除了呕吐、下利症状外,还可有发热恶寒、头痛身疼的症状。《伤寒论》第383条后的条文指出,呕吐、下利已经停止,针对六种不同的临床表现和并发症,提出六种治疗方法,六张不同的方剂。

1.霍乱利止而亡血

《伤寒论》第385条提出,霍乱恶寒,反复下利,利止,脉微而亡血者,使用四逆加人参汤治疗。

2.热多欲饮水

《伤寒论》第386条提出,霍乱,头痛发热,身疼痛,热多欲饮水者,使用五苓散治疗。五苓散并非用于治疗上吐下泻,而是治疗热多欲饮水,小便不利者。

3.寒多不用水

《伤寒论》第386条提出,霍乱,寒多不用水者,使用理中丸治疗。理中丸并非用于治疗霍乱上吐下泻,而是调理中焦虚寒。后世用于治疗慢性脾虚泄泻。

4.身痛不休

《伤寒论》第387条提出,霍乱吐利停止,而身痛不休者,说明外感风寒未解,宜使用桂枝汤和解其表。

5.吐利,手足厥冷

《伤寒论》第388条、389条提出,霍乱吐利汗出,发热恶寒,四肢拘急,下利清谷,手足厥冷,内寒外热,脉微欲绝者,使用四逆汤治疗。这是在治疗霍乱的并发症。

6.汗出而厥

《伤寒论》第390条提出,吐已下断,汗出而厥,四肢拘急不解,脉微欲绝者,使用通脉四逆加猪胆汤治疗。这是在治疗霍乱的并发症。

五、鉴别

《伤寒论》提出霍乱与伤寒相鉴别。伤寒由阳经转为阴经,必然下利,呕吐下利者,不可治。

大便硬,矢气,能食者愈,此属阳明。阳明病者,十三日愈。手足六经,十二经,日传一经,十二日传经已尽,因而至第十三日愈。如果不愈者,不属于阳明。

伤寒,其脉微涩者,本是霍乱,今是伤寒,却四五日至阴经,上转入阴,必利,本呕下利者,不可治也。欲似大便,而反矢气,仍不利者,此属阳明也。便必硬,十三日愈。所以然者,经尽故也。下利后,当便硬。硬则能食者愈。今反不能食,到后经中,颇能食,复过一经能食,过之一日当愈,不愈者,不属阳明也。(第384条)

六、治疗方药

《伤寒论》提出治疗霍乱的六张方剂。

四逆加人参汤方:甘草二两(炙),附子一枚(生,去皮,破八片),干姜一两半,人参一两。

上四味,以水三升,煮取一升二合,去滓,分温再服。

五苓散方:猪苓(去皮)、白术、茯苓各十八铢,桂枝半两(去皮),泽泻一两六铢。

上五味,为散,更治之,白饮和服方寸匕,日三服,多饮暖水,汗出愈。

理中丸方:人参、干姜、甘草(炙)、白术各三两。

上四味,捣筛,蜜和为丸,如鸡子黄许大。以沸汤数合,和一丸,研碎,温服之,日三四,夜二服。腹中未热,益至三四丸,然不及汤。汤法:以四物,依两数切,用水八升,煮取三升,去滓,温服一升,日三服。若脐上筑者,肾气动也,去术,加桂四两。吐多者,去术加生姜三两。下多者,还用术。悸者,加茯苓二两。渴欲得水者,加术,足前成四两半。腹中痛者,加人参,足前成四两半。腹满者,去术,加附子一枚。服汤后如食顷,饮热粥一升许,微自温,勿发揭衣被。

桂枝汤方:见前。

四逆汤方:见前。

通脉四逆加猪胆汤方:甘草二两(炙),干姜三两(强人可四两),附子一枚(生,去皮,破八片),猪胆汁半合。

上四味,以水三升,煮取一升二合,去滓,内猪胆汁,分温再服,其脉即来,无猪胆,以羊胆代之。

七、转归和预后

吐利发汗,有一些小的烦躁,脉平,这是吐利后病人在康复,再以发汗,发生新虚,脾胃不胜谷气,尚不能进食。这时宜喝一些粥汤之类,待胃气渐渐恢复。

吐利发汗,脉平小烦者,以新虚,不胜谷气故也。(第391条)

《温病条辨》提出:"关系非轻,伤人于顷刻之间。"说明烈性传染病霍乱在当时死亡率很高。

八、临床体会

1.霍乱的概念是《内经》提出的

《内经》最先提出霍乱的概念,为阴阳营卫之气逆乱,清浊之气相干,乱于五脏,则五脏患病;乱于肠胃,则为霍乱。《内经》中虽有病机,但没有病因,也没有症状,并提出用针灸治疗。但《内经》明确提出霍乱为肠胃突然逆乱之病。霍为霍然、突然、快速之意。

《灵枢·五乱》:"清气在阴,浊气在阳,营气顺脉,卫气逆行,清浊相干,乱于胸中,是谓大悗。故气乱于心,则烦心密嘿,俯首静伏……乱于肠胃,则为霍乱。"

2.《伤寒论》霍乱的概念

《伤寒论》提出霍乱上有呕吐,下有腹泻,下利清谷,水泻不止,并有发热恶寒、头痛身疼等全身性症状。因此,霍乱是一种胃肠道突然逆乱、吐泻不止的病。

《伤寒论》所描述的霍乱症状,可能真的是霍乱和副霍乱。因这些症状符合霍乱弧菌感染所致的上吐下泻,但也可能是急性胃肠炎和急性食物中毒所致的上吐下泻。

3.西医的霍乱

西医的霍乱,是一种由霍乱弧菌所致的烈性传染病,有严重的上吐下泻症状。西医借用了中医"霍乱"的名称。

4.《伤寒论》提出治疗霍乱的并发症

《伤寒论》并没有提出治疗霍乱病的方药。如果发生霍乱和副霍乱,《伤寒论》提出的六张方剂是不会有效的。

《伤寒论》霍乱篇的十条中提出六张方剂,其共同的特点是温中回阳与健脾利水。六张方剂中没有一味是治疗急性呕吐下利的中草药。为什么？这是由于《伤寒论》中"霍乱自吐下,又利止""利止,亡血也""吐利止""吐已下断",说明呕吐、下利已经基本上停止了。但由于"下利清谷"(严重水泻)后,出现了"四肢拘急""手足厥冷""脉微欲绝"的临床表现。这是严重的失水、血容量不足、电解质紊乱、血压下降、休克等并发症尚未得到解决,因而使用回阳救逆的方法以促使血压上升。健脾利水的方药,既能促使康复,又能补充水分、血容量与电解质。

5.关于方剂

霍乱篇中的六张方剂,其中理中丸成为后世治疗中焦脾胃虚寒证的代表方剂。至宋朝以后研制了附子理中丸、枳实理中丸与连理汤,都是以人参、白术和干姜为主的组方。六张方剂中有一些是《伤寒论》中的常用方,如桂枝汤和四逆汤加减。

6.关于《温病条辨》所描述的霍乱

《温病条辨》所描述的霍乱与《伤寒论》所描述的霍乱相同,治疗方药也相同。《温病条辨》中的霍乱症状为呕吐腹泻,腹痛,发热恶寒,或不寒热,身痛。其严重的并发症为发热恶寒,四肢拘急,手足厥逆,为中焦寒湿损伤脾阳胃阳所引起。

《温病条辨》:"湿伤脾胃两阳,既吐且利,寒热身痛,或不寒热,但腹中痛,名曰霍乱。寒多,不欲饮水者,理中汤主之。热多,欲饮水者,五苓散主之。吐利汗出,发热恶寒,四肢拘急,手足厥逆,四逆汤主之。吐利止而身痛不休者,宜桂枝汤小和之。"

7.《温病条辨》指出霍乱的严重性

在《温病条辨》的诠注中,反映了清朝中期霍乱的发病和医疗情况。那时中医对于传染病认识的水平普遍不高,常有误诊误治的情况发生,因而那时霍乱的死亡率很高。直到民国时期,死亡率仍然很高。

《温病条辨》诠注:"按霍乱一证,长夏最多,本于阳虚寒湿凝聚,关系非轻,伤人于顷刻之间。奈时医不读《金匮》,不识病源,不问轻重,一概主以藿香正气散。轻者原有可愈之理,重者死不旋踵;更可笑者,正气散中加黄连、麦冬,大用西瓜治渴欲饮水之霍乱,病者岂堪命乎!"

8.霍乱的治疗

《伤寒论》论述了霍乱。《金匮要略》上有呕吐哕下利一节,并没有提到霍乱,其下利的治疗只有温中回阳与健脾利水几个方法,与《伤寒论》相同。

《温病条辨》传承了《伤寒论》的方剂五苓散、理中汤与四逆汤等。此外,提出大毒峻猛之药急攻其邪的观点,而不是温中健脾。又提出使用《外台秘要》走马汤,巴豆、杏仁。"故用巴豆极热大毒峻猛之剂,急攻其邪,佐杏仁以利肺与大肠之气,使邪从后阴,一扫尽除,则病得愈"。

第二节　辨阴阳易差后劳复病脉证并治

一、概说

《伤寒论》提出阴阳易之病,前辈注解为伤寒才好转就进行房事,易复发疾病,成为劳复之病。

二、病因病机

伤寒病后由于疲劳和过早地进行房事,身体虚弱,抵抗力减弱而发病。

三、《伤寒论》原文

伤寒阴阳易之为病,其人身体重,少气,少腹里急,或引阴中拘挛,热上冲胸,头重不欲举,眼中生花,膝胫拘急者,烧裈散主之。(第392条)

大病差后劳复者,枳实栀子豉汤主之。(第393条)

伤寒差以后,更发热,小柴胡汤主之。脉浮者,以汗解之;脉沉实者,以下解之。(第394条)

大病差后,从腰以下有水气者,牡蛎泽泻散主之。(第395条)

大病差后,喜唾,久不了了,胸上有寒,当以丸药温之,宜理中丸。(第396条)

伤寒解后,虚羸少气,气逆欲吐,竹叶石膏汤主之。(第397条)

病人脉已解,而日暮微烦,以病新差,人强与谷,脾胃气尚弱,不能

消谷,故令微烦,损谷则愈。(第398条)

四、临床表现

1.阴阳易之病,其人身体重,少气,少腹里急,或引阴中拘挛,热上冲胸,头重不欲举,眼中生花,膝胫拘急。

2.劳复者:大病好后由于疲劳而复发者,使用枳实栀子豉汤治疗。

3.更发热:伤寒好以后,再次发热者,使用小柴胡汤治疗。

4.有水气:大病好后,从腰以下有水气者,使用牡蛎泽泻散治疗。

5.胸上有寒:大病好后,胸上有寒,喜唾,久不了了,使用理中丸温之。

6.虚羸少气:伤寒解后,虚弱气短,气逆欲吐,使用竹叶石膏汤治疗。

五、鉴别

本篇论述了伤寒刚好转,发生的两种不同的病,一是阴阳易之病,一是劳复之病,以及治疗方药。这是在对两种病进行鉴别。

六、治疗方药

枳实栀子豉汤:枳实三枚(炙),栀子十四个(擘),豉一升(绵裹)。

上三味,以清浆水七升,空煮取四升,内枳实、栀子,煮取二升,下豉,更煮五六沸,去滓,温分再服,覆令微似汗。若有宿食者,内大黄如博棋子五六枚,服之愈。

小柴胡汤:见前。

牡蛎泽泻散:牡蛎(熬)、泽泻、蜀漆(暖水洗,去腥)、葶苈子(熬)、商陆根(熬)、海藻(洗,去咸)、栝楼根各等分。

上七味,异捣,下筛为散,更于臼中治之,白饮和服方寸匕,日三服,小便利,止后服。

理中丸方:见前。

竹叶石膏汤方:竹叶二把,石膏一升,半夏半斤(洗),麦冬一升(去心),人参二两,甘草二两(炙),粳米半升。

上七味,以水一斗,煮取六升,去滓,内粳米,煮米熟,汤成去米,温服一升,日三服。

七、转归和预后

疾病刚刚治愈,家人勉强给予谷食,病人脾胃之气尚虚弱,不能消化谷食,故病人有一些烦躁,减少谷食就能好转。这种情况,民间常常给予粥和容易消化的食物,以清淡素食为主,让病人的脾胃功能逐渐康复。

> 病人脉已解,而日暮微烦,以病新差,人强与谷,脾胃气尚弱,不能消谷,故令微烦,损谷则愈。(第398条)

八、临床体会

1.关于阴阳易病

前辈注解者认为阴阳易病指伤寒刚好转,就进行房事而发病,这种可能性是有的。大病初复之人,身体虚弱,不论男女,性交后身体都会受到损害,从而再次发病。

有诠释者提出男子为阳易之病,女子为阴易之病,女阴男阳,但《伤寒论》总称为阴阳易病。其临床表现都是一些身体虚弱的症状,并未分为阳易病和阴易病,而且其症状是不分男女的。

有注解者提出,阴阳易病为男女性交而相互传染。笔者认为这并非性病,不可能相互之间传染。

阴阳易不是男女性交所致的性病,可能是男女性交时受寒受累所引发的病。《伤寒论》记载的这些症状,都是阴阳寒热虚实错杂的表现,劳累、寒冷常常可以诱发此病。

《伤寒论》提出阴阳易病有少腹里急,或引阴中拘挛的表现,这种症状不一定与性交有关,而与疝气相似,劳累后疝气很容易发作。

2.关于大病愈后劳复

劳复为大病后由于疲劳而复发,使用枳实栀子豉汤、小柴胡汤与牡蛎泽泻散治疗。此外,理中丸治疗脾胃虚弱之证,传承至今。竹叶石膏汤是张仲景提出来的方剂,既清热又扶正,益气养阴,治疗虚热、内热,病程长,病人虚弱乏力,至今还在使用。

九、全书小结

《伤寒论》共398条,论述了三阳病三阴病的症状和治疗,共有113方,传承了1800多年,指导着中医临床。《伤寒论》为我国人民的健康做出了贡献。

《伤寒论》第一次系统性地论述了外感伤于寒邪致病的理论及其治疗方药,即感染性发热疾病和感染性腹泻疾病的六经辨证论治。六经辨证已经成为中医四大辨证理论之首。

《伤寒论》中既有单方,也有大量的小复方、大复方,为中医使用复方治病做出了示范,自此以后,中医临床基本上都使用复方治病。